Andrea Sokol · Dr. med. Kerstin Schick

GEFÄß GEFLÜSTER

Für ein starkes Herz und ein gesundes Leben

riva

INHALT

Teil zwei Lifestyle

Kapitel 3 Lifestyle für gesunde Gefäße

Kapitel 4 Herzenssache Ernährung

AUFBRUCH ZU STARKEN GEFÄẞEN – GEMEINSAM UNTERWEGS!

Hand aufs Herz: Gefäße sind selten Gesprächsthema Nummer eins bei einer Abendeinladung. Niemand sagt: »Und, was machen eigentlich deine Venen so?« Dabei sind es genau diese stillen, unsichtbaren Strukturen, die unser Leben Tag für Tag am Laufen halten – ohne dass wir groß darüber nachdenken.

Doch unsere Gefäße sind nicht stumm. Sie flüstern uns ständig kleine Botschaften zu: manchmal ein Ziehen, manchmal Müdigkeit, manchmal ein sanftes Pulsieren. Dieses leise Gefäßgeflüster wollen wir in diesem Buch gemeinsam hörbar machen und in eine Sprache übersetzen, die Ihnen Mut macht, verständlich ist und Lust auf Veränderung weckt.

Wir haben uns zusammengetan, weil wir finden: Es wird höchste Zeit, dass die Gefäße ihren verdienten Platz im Rampenlicht bekommen! Wir, das sind Andrea Sokol und Kerstin Schick, ein starkes Team von zwei energiegeladenen Fachfrauen: Die eine bringt als bekannte Ernährungs- und Lifestyle-Expertin alles mit, was Ihren Alltag leichter, leckerer und bewegter macht. Und die andere erklärt Ihnen als renommierte Gefäßchirurgin, wie Ihre Gefäße und Ihr Herz ticken, welche Erkrankungen drohen können und wie man diese mit Wissen, Aufmerksamkeit und einer guten Portion Selbstfürsorge in Schach hält. Das Leben hat uns beide durch Zufälle zusammengebracht und uns dann gemeinsam in den OP-Saal und in die Küche geführt. Aus diesen Begegnungen ist die Idee entstanden, unser Wissen und unsere Erfahrungen zu bündeln und ein Buch zu schreiben, das Medizin und Alltag verbindet, Fachwissen und Leichtigkeit, Klarheit und Humor. Es ist damit nicht nur ein Blick auf Herz und Gefäße, sondern eine Einladung, das Leben in seiner Fülle bewusst und ganzheitlich zu betrachten.

Warum braucht es unser *Gefäßgeflüster*? Weil Herz-Kreislauf-Erkrankungen nach wie vor die Todesursache Nummer eins in Deutschland sind. Millionen Menschen sind betroffen, jedes Jahr sterben Hunderttausende. Und das, obwohl wir längst wissen, dass wir durch Ernährung, Bewegung und einen bewussteren Lebensstil unglaublich viel selbst steuern können. Neuere wissenschaftliche Erkenntnisse zeigen sogar: Wer seine Risikofaktoren kennt und aktiv gegensteuert, kann nicht nur das Leben verlängern, sondern auch die Lebensqualität massiv verbessern.

In der Politik hat man zuletzt darüber nachgedacht, ein »Gesundes-Herz-Gesetz« einzuführen. Es wäre ein wichtiger Schritt, um Prävention und Aufklärung endlich systematisch zu fördern. Doch wie so oft ist ein guter Plan wieder in der Schublade verschwunden. Das ist schade. Aber es bedeutet auch: Umso wichtiger sind wir alle als Einzelne! Das gilt auch für Bücher wie dieses: Denn Veränderung beginnt immer im Kleinen, nämlich bei uns selbst.

Ein Schlagwort unserer heutigen Zeit ist Body-Positivity. Aber wo bitte fängt das eigentlich an? Die meisten würden wohl sagen, das beginnt beim äußeren Erscheinungsbild. Wir beide sagen aber: Body-Positivity beginnt schon tief in unserem Inneren. Und deshalb machen wir Blut in diesem Buch zur Chefsache. Und zwar nicht nur, wenn wir unser Blut tatsächlich sehen können, etwa wenn wir uns verletzt haben. Sondern wir wollen unser Blut als faszinierendes Lebenselixier in unserem Gefäßsystem betrachten, das unseren ganzen wundervollen Körper versorgt. Und wenn Sie genau hinhören, dann hören Sie Ihre Gefäße jetzt schon flüstern: »Nimm mich wahr, kümmere dich um mich! Vergiss mich nicht!« Wir geben unseren Gefäßen in diesem Buch eine Stimme. Unser Buch ist mehr als eine Sammlung fundierter Fakten, sinnvoller Übungen und leckerer Rezepte. Es ist eine Einladung, dem eigenen Gefäßgeflüster zu lauschen und damit die Signale Ihres Körpers ernst zu nehmen. Und alles, was Sie in diesem Buch finden, ist nicht nur Theorie, es ist unser Alltag. Wir leben das, was wir hier mit Ihnen teilen!

Wir möchten wachrütteln – raus aus dem Trott, rein ins Handeln. Mit Herz, Hirn und Humor. Denn wir beide glauben fest daran: Gesunde Gefäße bedeuten nicht nur weniger Risiko für Herzinfarkt, Schlaganfall oder Thrombose. Gesunde Gefäße bedeuten auch mehr Energie, mehr Lebensfreude und mehr Freiheit, und zwar in jedem Alter. Und das, finden wir, ist Grund genug, gleich jetzt damit zu beginnen. Genau dabei begleiten wir Sie!

Ihre Andrea Sokol und Kerstin Schick

TEIL EINS

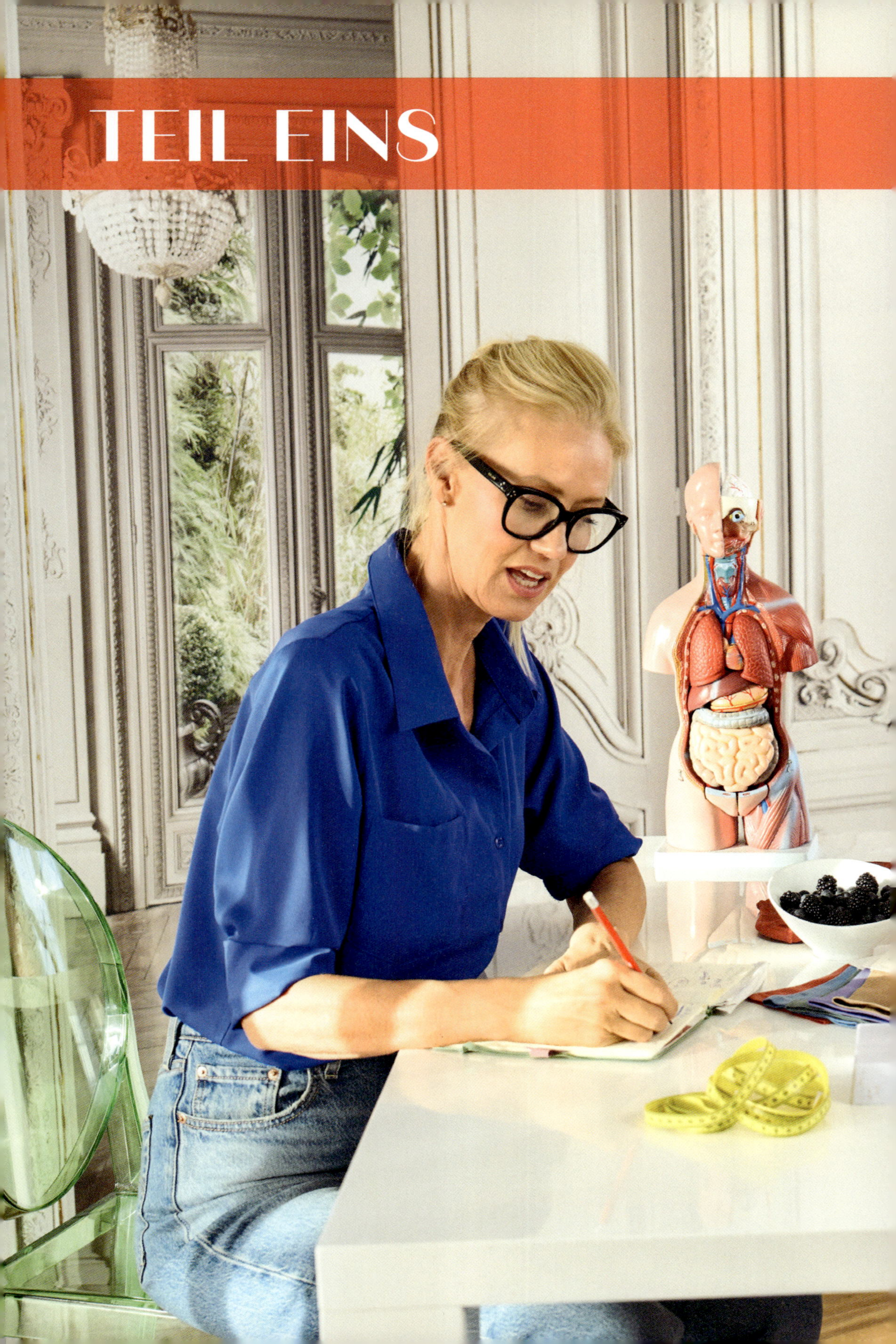

ANATOMIE

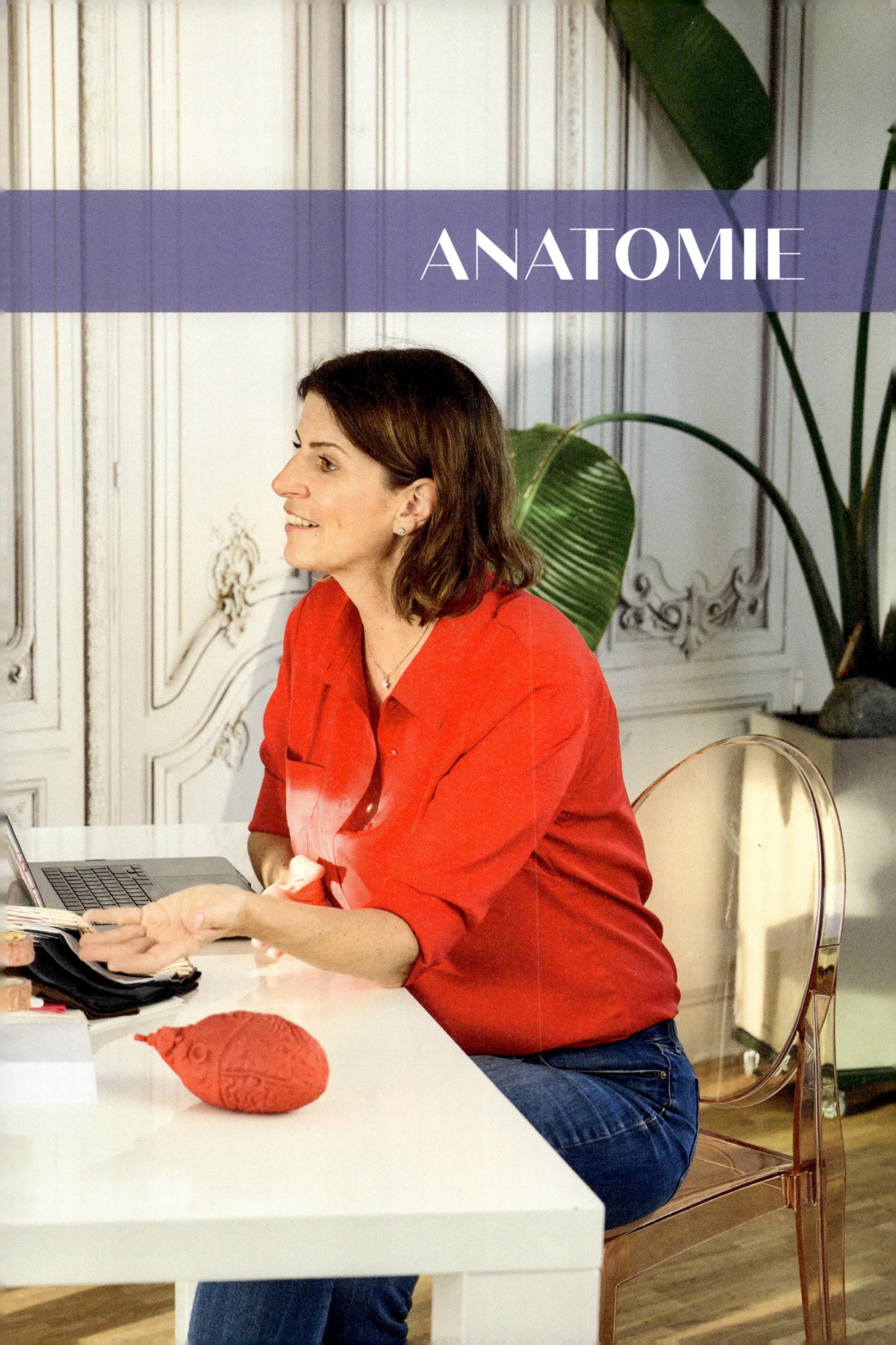

KAPITEL 1

UNSER LEBENSNETZ

Manchmal habe ich das Gefühl, wir vergessen einfach, was in unserem Körper eigentlich jeden Tag still und zuverlässig arbeitet. Kaum jemand denkt im Alltag an seine Gefäße. Warum auch? Solange sie tun, was sie sollen, melden sie sich ja nicht. Aber genau das ist es, was ich so unglaublich faszinierend finde: Ohne dieses gesamte Netzwerk aus Arterien, Venen und winzigen Kapillaren würde keine einzige Zelle in unserem Körper überleben.

Kerstin hat mich komplett mit ihrer Begeisterung für unsere Gefäße angesteckt. Und plötzlich weiß ich nicht nur, dass ich ein Herz und ein Gefäßsystem habe, nein, ich spüre sogar alles. Zum Beispiel nach einem flotten Spaziergang mit meinem Hund oder wenn ich bewusst die Treppe laufe. Es ist ein wirklich schönes Gefühl, fast wie ein kleines Hallo von innen. Und es fühlt sich unglaublich lebendig an.

Ihr Herz ist dabei der Motor. Mit jedem Schlag pumpt es Blut in die Arterien, die wie kräftige elastische Rohre durch den Körper verlaufen und in jede Ecke Sauerstoff sowie Nährstoffe bringen. Die Venen sammeln das Blut wieder ein und bringen es zurück zum Herzen, damit es frisch aufgefüllt wird. Und die Kapillaren – diese winzigen, kaum sichtbaren Gefäße – sorgen dafür, dass alles, was die Zellen brauchen, auch wirklich ankommt. Das Gefäßsystem ist ein kleines logistisches Wunder, das pausenlos läuft – selbst während wir schlafen.

Ich lade Sie ein, mit mir gemeinsam einen genaueren Blick auf dieses erstaunliche System zu werfen. Wir schauen uns an, wie der Kreislauf organisiert ist, was Arterien und Venen unterscheidet und warum es so wichtig ist, gut auf unsere Gefäße zu achten. Denn je besser wir unser eigenes Netz des Lebens verstehen, desto leichter fällt es, es im Alltag zu unterstützen und zu schützen.

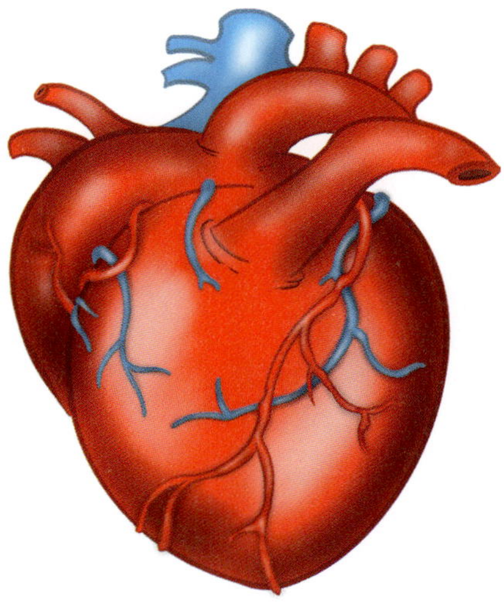

Das Herz ist der Motor unseres Kreislaufs und hält mit jedem Schlag das feine Zusammenspiel der Gefäße am Leben.

ARTERIE, VENE UND LYMPHGEFÄẞ – DREI HELDINNEN IM INNEREN

Wenn wir mit anderen über unseren Körper und seine Wehwehchen sprechen, gibt es Bereiche, über die fast jeder gerne redet, die salontauglich und fast sexy erscheinen: Bandscheibenvorfälle, Gelenkbeschwerden, Sportverletzungen. Gefäße werden eher selten erwähnt. Und doch sind sie so wichtig für uns, denn ohne diese stillen, unsichtbaren Bahnen, die alles miteinander verbinden, wäre unser Körper gar nicht denkbar. Darum wollen wir ihnen hier einmal unsere Aufmerksamkeit schenken.

Die Arterien sind kraftvolle Energiespenderinnen, sie transportieren Blut voller Sauerstoff und Nährstoffe vom Herzen in alle Körperregionen. Die Venen sind unsere verlässlichen Rückholerinnen, sie bringen das verbrauchte Blut wieder zurück zum Herzen. Und die Lymphgefäße sind die stillen Aufräumerinnen, sie sammeln überschüssige Flüssigkeit, Eiweiße und Abwehrzellen und unterstützen so unser Immunsystem.

Jede von ihnen hat ihre eigene Aufgabe, ihre eigenen Stärken, und alle zusammen sorgen dafür, dass wir leben, denken, fühlen, lachen und lieben können. In diesem Kapitel möchte ich Ihnen diese drei faszinierenden Gefäßheldinnen einmal vorstellen und zeigen, warum sie so unglaublich wichtig für unser Wohlbefinden sind.

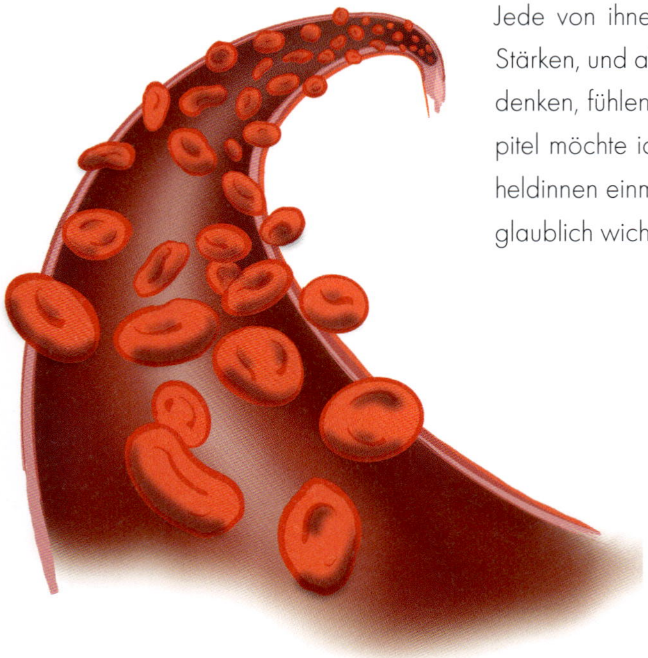

Der stetige Blutstrom verteilt Sauerstoff, Nährstoffe und Botenstoffe im gesamten Körper.

Beginnen wir mit der Energielieferantin: die Arterie

Ohne Arterien stünde unser Leben buchstäblich still. Arterien sind die Energiebahnen des Körpers. Mit jedem Herzschlag schicken sie sauerstoffreiches Blut in alle Winkel, vom Gehirn bis in die Zehenspitzen. Ohne diesen ständigen Nachschub würden unsere Zellen innerhalb weniger Minuten schlappmachen.

Arterien sind keine starren Röhren, sondern elastische Wunderwerke. Ihre Wände bestehen aus drei Schichten:

- einer stabilen Außenschicht, die Halt gibt,
- einer Muskelschicht, die sich zusammenziehen oder entspannen kann und
- einer glatten Innenschicht, an der das Blut reibungslos entlangfließt.

Dieses Zusammenspiel sorgt dafür, dass der Blutdruck reguliert wird und der Kreislauf stabil bleibt.

Außerdem gibt es einen ganz spannenden Trick, den nur die Arterien draufhaben: den Windkesseleffekt oder die Art, wie Arterien den Herzschlag dämpfen. Dieser Trick ist sinnvoll, weil das Herz nicht gleichmäßig, sondern in kräftigen, rhythmischen Stößen pumpt. Würde das Blut so ungefiltert durch den Körper schießen, wäre der Blutstrom ein ständiges Auf und Ab. Doch die Arterien fangen diese Druckwellen elegant ab. Bei jedem Schlag dehnt sich die Arterienwand ein Stück weit aus und speichert Energie. In der Pause zwischen zwei Schlägen zieht sie sich wieder zusammen und schiebt das Blut gleichmäßig weiter. Das Ergebnis ist ein stetiger, zuverlässiger Strom – ganz so, als würden die Arterien die Power des Herzens in feine Portionen verpacken.

Fühlen Sie mal! Wenn Sie gerade jetzt Ihren Puls am Handgelenk tasten, dann spüren Sie genau diese Welle – den Moment, in dem Ihre Arterie das Blut weiterträgt und damit Sauerstoff zu allen Zellen Ihres Körpers, von der Hirnzelle bis in die letzte Zelle der Großzehen, transportiert.

Weiter geht es mit der verlässlichen Rückholerin: die Vene

Während die Arterien das Blut voller Energie in alle Körperbereiche bringen, übernehmen die Venen den Rücktransport: Sie bringen das Blut wieder nach Hause, zurück zum Herzen. Sie sind das Rückgrat unseres Kreislaufs; ohne sie würde alles buchstäblich liegen bleiben.

Im Vergleich zu Arterien sind die Wände der Venen dünner, denn sie müssen dem kräftigen Druck des Herzschlags nicht standhalten. Trotzdem sind sie erstaunlich stabil und flexibel:

- Die Innenschicht ist glatt, damit das Blut ungehindert fließt und sich keine Klümpchen bilden.
- Die Muskelschicht ist zart, kann sich aber bei Bedarf anpassen, etwa bei plötzlicher körperlicher Belastung.
- Die Außenschicht gibt Halt und schützt die Vene vor Überdehnung.

Und das Ganze funktioniert wunderbar effizient: Rund 70 Prozent des gesamten Blutes befinden sich zu jedem Zeitpunkt in den Venen. Die Venen sind also Weltmeisterinnen im Speichern und können so das Herz entlasten und im Notfall blitzschnell mehr Blut bereitstellen.

Doch ihr eigentlicher Job ist ein echter Kraftakt, besonders in den Beinen. Denn hier müssen die Venen das Blut gegen die Schwerkraft nach oben pumpen, Richtung Herz. Damit das gelingt, gibt es zwei brillante Unterstützer: Venenklappen und die sogenannte Muskelpumpe, ein perfekt eingespieltes Duo.

Die Venenklappen fungieren wie kleine Rückschlagventile. Sie öffnen sich, wenn das Blut nach oben fließt, und schließen sofort, wenn es zurückrutschen will. So wandert das Blut Etappe für Etappe Richtung Herz – ganz gleich, ob Sie liegen, sitzen oder stehen.

Die Muskelpumpe wird bei jeder Bewegung aktiv: Wenn Sie gehen, Ihre Beine bewegen oder einfach mal kurz aufstehen, drücken Ihre Muskeln die Venen sanft zusammen. Das Blut wird nach oben gepresst, die Klappen öffnen sich und beim Entspannen schließen sie sich wieder. So funktioniert Ihr Kreislauf, auch wenn Sie stundenlang stehen oder sitzen.

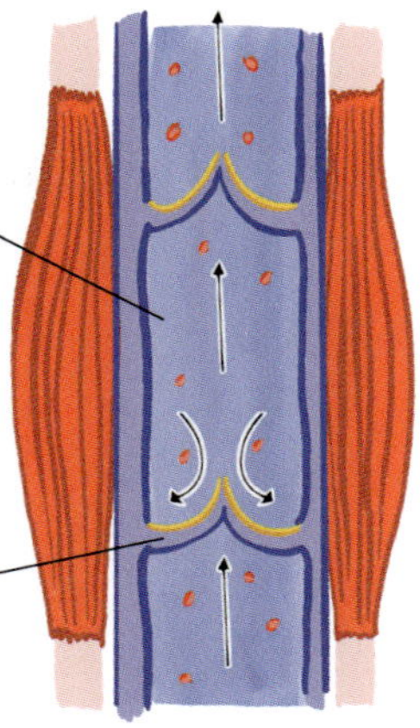

Venenklappen wirken wie Rückschlagventile und sichern den Fluss des Blutes zurück zum Herzen.

Das ist übrigens der Grund dafür, warum kleine Bewegungen im Alltag, ein kurzer Spaziergang, ein paar Wadenkreise unter dem Schreibtisch, ein Stück zu Fuß statt Aufzug so viel bewirken können. Jede Bewegung hilft den Venen, Ihr Blut wieder in den Fluss zu bringen. Und Ihr Herz dankt es Ihnen mit jedem Schlag.

Und dann gibt es die stille Aufräumerin: das Lymphgefäß

Während Arterien und Venen den Lebensstrom transportieren, arbeitet im Hintergrund ein stilles, aber unverzichtbares System – das Lymphsystem. Es ist so etwas wie das unsichtbare Reinigungsteam Ihres Körpers, das aufräumt, schützt und das Gleichgewicht bewahrt.

Seine Aufgabe lässt sich in drei Worten zusammenfassen: sammeln, transportieren, schützen. Täglich befördert es rund zwei bis drei Liter Flüssigkeit aus dem Gewebe zurück in den Blutkreislauf, eine Leistung, die fast unbemerkt geschieht und doch lebenswichtig ist. Dabei nimmt es Eiweiße, Zellreste, Abwehrzellen und Stoffwechselabfälle mit, überprüft sie und sorgt dafür, dass alles wieder an seinen Platz gelangt.

Seine wichtigsten Stationen sind:

- Lymphkapillaren, das heißt winzig kleine, hauchdünne Röhrchen, die mitten im Gewebe beginnen. Sie saugen wie Mini-Pipetten überschüssige Flüssigkeit.
- Lymphkollektoren sind größere Gefäße, die die Flüssigkeit weiterleiten. Sie besitzen ebenfalls kleine Klappen, die verhindern, dass die Lymphe zurückfließt.
- Lymphknoten fungieren als Kontrollzentren. Hier halten sich spezialisierte Immunzellen auf, die jede Probe prüfen und bei Gefahr sofort Abwehrmaßnahmen einleiten.
- Lymphstämme und -gänge stellen die Hauptabflüsse dar, über die das gereinigte Lymphwasser schließlich in die großen Venen zurückfließt.

Wenn Ihre Lymphknoten einmal anschwellen, zum Beispiel bei einer Erkältung, dann ist das kein Grund zur Panik, sondern ein Zeichen dafür, dass Ihre Immunabwehr auf Hochtouren läuft.

Das Lymphsystem ist ein Wunderwerk der Feinarbeit: so präzise verzweigt, dass es einzelne Blutzellen »sehen« kann, und doch stark genug, um große Flüssigkeitsströme zu bewegen. Es schützt Sie vor Schwellungen, indem es überschüssiges Wasser aus dem Gewebe ableitet, und es hilft bei jeder Entzündung, jeder kleinen Infektion, und zwar still und zuverlässig. Dieses System steht selten in unserem Bewusstsein, aber sorgt täglich dafür, dass alles im Gleichgewicht bleibt.

Jetzt haben Sie die drei Heldinnen in Ihrem Inneren kennengelernt: Arterie, Vene und Lymphgefäß. Und diese drei sind ein echtes Powerteam, das Tag für Tag für Sie arbeitet und dafür sorgt, dass alles fließt. Schenken Sie Ihren Gefäßen daher von zu Zeit zu Zeit ein Lächeln, einen kleinen Dank und ein bisschen Aufmerksamkeit – denn sie sollen stark und belastbar bleiben.

UNSER LEBENSSTROM IN BEWEGUNG

Ihr Kreislauf ist mehr als nur ein Transportweg. Er ist ein wahres Wunderwerk, das Ihren Körper täglich am Leben hält. Kommen Sie mit auf eine kleine Reise durch dieses pulsierende System, das alles in Bewegung hält!

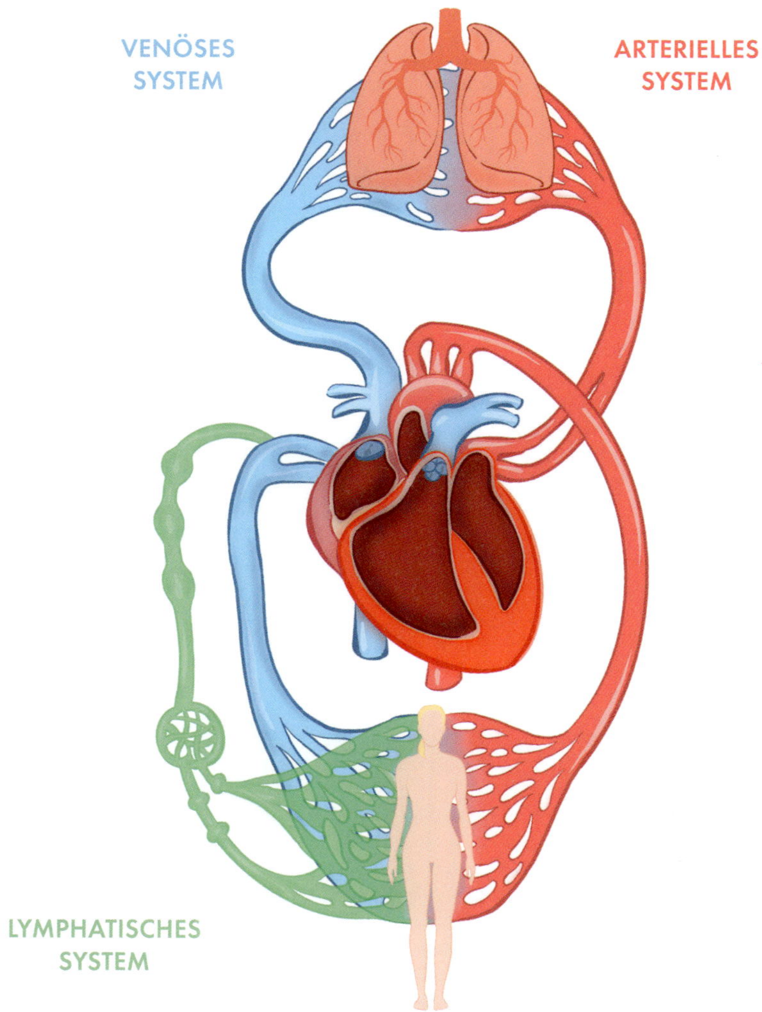

Arterien, Venen und Lymphgefäße bilden gemeinsam das lebenswichtige Netzwerk für den ganzen Körper.

Auf großer Fahrt durch Ihr Lebensnetz

Stellen Sie sich vor, Sie setzen sich in ein winziges Blutkörperchen-Taxi. Wendig düsen Sie durch Ihr eigenes Gefäßsystem. Startpunkt: Ihr Herz, die unermüdliche Pumpstation. Tag und Nacht sorgt es dafür, dass Ihr Körper bestens versorgt wird.

Herz: der Motor Ihres Lebens

Ballen Sie einmal Ihre linke Hand zur Faust: etwa so groß ist Ihr Herz. Es ist recht klein, kompakt, dabei kraftvoll und pumpt jeden Tag rund 7000 Liter Blut durch den Körper. Das ist genug, um einen kleinen Swimmingpool zu füllen! Ihr Herz hat vier Räume: zwei Vorhöfe, zwei Kammern. Die Vorhöfe nehmen Blut auf, die Kammern schicken es weiter in den großen und den kleinen Kreislauf. Und die Herzklappen dazwischen sorgen dafür, dass nichts zurückfließt.

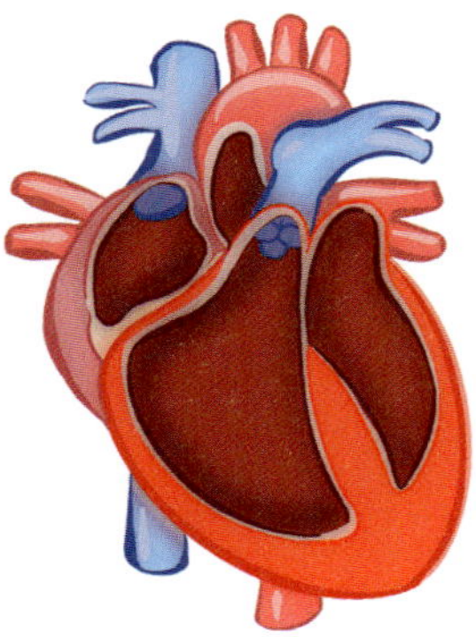

Ein Blick ins Herz zeigt seine vier Kammern, Klappen und Gefäße – der Motor unseres Kreislaufs.

Wussten Sie, dass Ihr Herz im Leben über drei Milliarden Mal schlägt? Und das ohne Pause. In Ruhe pumpt es etwa 60- bis 80-mal pro Minute, bei Aufregung, also wenn vielleicht jemand, den Sie mögen, plötzlich vor Ihnen steht, schlägt es schneller. Ein paar tiefe Atemzüge helfen dann, wieder runterzukommen.

Aorta: die Königin der Gefäße

Vom Herz geht es weiter in die Aorta, Ihre Hauptschlagader. Sie ist so dick wie ein Gartenschlauch und puffert jeden Herzschlag ab, wie Stoßdämpfer bei einem Sportwagen. Über die Aorta strömen täglich enorme Blutmengen in den Körperkreislauf. Wer einmal den Puls am Handgelenk spürt, erlebt diese Energie direkt. Ein beruhigendes Klopfen: Alles fließt.

Arterien und Arteriolen: die großen Verteiler

Von der Aorta fließt das Blut in die Arterien, dann in kleinere Arteriolen. Stellen Sie sich das wie Landstraßen abseits der Autobahn vor, die das Blut direkt zu Muskeln, Organen und Geweben bringen. Die Arteriolen sind übrigens ziemlich clever: Sie können sich weiten oder verengen, je nachdem, wo gerade mehr Blut gebraucht wird, und so den Strom anpassen.

Kapillaren: das Wunderwerk des Austauschs

Jetzt wird es winzig: die Kapillaren. Sie sind so schmal, dass die roten Blutkörperchen hintereinander im Gänsemarsch hindurchfließen müssen. Hier passiert der eigentliche Austausch: Sauerstoff und Nährstoffe verlassen das Blut, Abfallprodukte kehren zurück. Wussten Sie, dass alle Kapillaren eines Erwachsenen zusammen fast einmal um die Erde reichen würden? Unglaublich!

Venolen und Venen: die Rückfahrt beginnt

Nachdem das Blut seine Ladung abgegeben hat, geht es zurück über Venolen in die Venen. Anders als die Arterien brauchen die Venen Ihre Hilfe: Bewegung, jeder Schritt, sogar Ihre Atmung unterstützen den Rückfluss. Kleine Venenklappen verhindern das Zurückfließen, wie Schleusen auf einem Kanal. Spüren Sie beim Sport, wie sich die Beine warm und lebendig anfühlen? Ein Zeichen: Alles ist im Fluss!

Die Hohlvene: das große Finale

Schließlich erreicht das Blut die obere und untere Hohlvene, die große Rückreiseautobahn. Alles sammelt sich hier, bevor es zurück ins Herz fließt, und zwar in den rechten Vorhof und dann weiter in die rechte Kammer. Von dort geht es in die Lungenarterie – bereit für die nächste Etappe.

Kleiner Kreislauf: das Lungenabenteuer

In der Lunge holt sich das Blut frischen Sauerstoff aus der eingeatmeten Luft und gibt Kohlendioxid ab. Es verteilt sich auf 300 bis 400 Millionen Lungenbläschen auf einer Fläche von etwa 100 Quadratmetern – so groß wie ein Tennisplatz! Dann kehrt es sauerstoffreich ins linke Herz zurück und ist bereit für die große Rundreise von vorn.

Ein Kreislauf voller Wunder

Jeder Herzschlag, jedes Gefäß, jede Klappe erfüllt ihre Aufgabe – harmonisch, zuverlässig, voller Energie. Ihr Blut ist das Transportmittel, Ihr Herz der Motor, Ihre Gefäße das Netzwerk, das alles verbindet. Und während Sie diese Zeilen lesen, fließt Ihr Blut unermüdlich weiter, auch an diesem heutigen Tag erneut auf rund 19 000 Kilometer durch den großen und kleinen Kreislauf. Ich finde das einfach unglaublich faszinierend, was meinen Sie?

DER FLUSS STEHT STILL: METABOLISCHES SYNDROM

Meistens läuft in unserem Körper einfach alles rund. Herz und Gefäße arbeiten Hand in Hand, Blut, Sauerstoff und Nährstoffe fließen wie in einem gut eingespielten Team: leise, zuverlässig, perfekt abgestimmt. Und dann gibt es Phasen, in denen das System ein wenig aus dem Takt gerät. Der Blutdruck steigt, die Zuckerwerte klettern, das Cholesterin spielt verrückt, das Gewicht will nicht so recht runter und ehe man sich versieht, entsteht ein Kreislauf, der sich selbst verstärkt. Das ist kein Drama, aber ein deutliches Warnsignal.

Schon vor über hundert Jahren bemerkten Ärzte, dass bestimmte Kombinationen aus Übergewicht, hohem Blutdruck und Zuckerproblemen das Risiko für Herzinfarkt und Schlaganfall massiv erhöhen. In den 1980er-Jahren bekam dieses Zusammenspiel sogar einen Namen: Syndrom X, später bekannt als Metabolisches Syndrom. Hinter diesem sperrigen Begriff verbirgt sich etwas ganz Alltägliches: das Zusammenspiel unserer modernen Lebensweise mit unserem Körper.

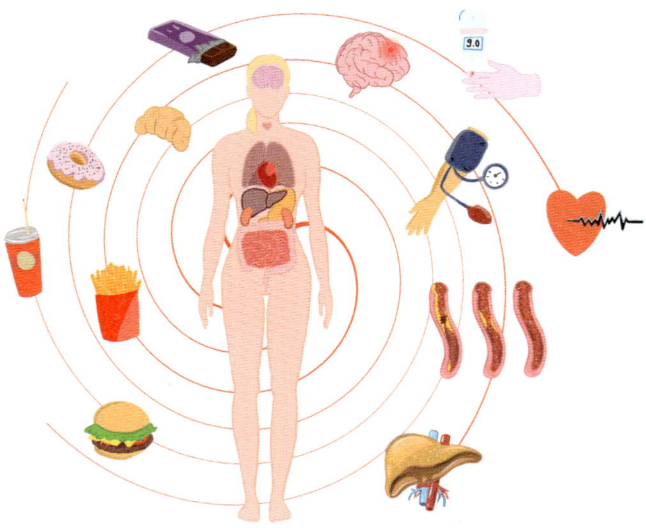

Heute ist dieser »Teufelskreis« aktueller denn je. Denn weniger Bewegung, mehr Stress, schnelle Mahlzeiten, lange Bildschirmzeiten – unser Lebensstil fordert Herz und Gefäße heraus. Das metabolische Syndrom ist also nicht nur eine Diagnose, sondern auch ein Spiegel unserer Zeit. Es zeigt, wie eng Gesundheit, Alltag und Gewohnheiten miteinander verflochten sind.

Aber die gute Nachricht ist: Sie können gegensteuern, und zwar deutlich einfacher, als viele denken. Wer seine Blutwerte kennt, sich regelmäßig bewegt, achtsam isst und kleine Routinen einbaut, kann diesen Kreislauf nicht nur stoppen, sondern umkehren. Jeder Spaziergang, jede bewusste Mahlzeit, jede ruhige Minute ist ein kleiner Schritt Richtung Balance und ein großes Geschenk an Ihren Körper.

Ich sage meinen Patientinnen und Patienten oft: »Ihr Körper ist nicht Ihr Gegner. Er sendet Signale, weil er gehört werden möchte.« Wenn Sie das Metabolische Syndrom verstehen, können Sie nicht nur Ihre Gefäße schützen, sondern auch Ihr Wohlbefinden und Ihre Lebensfreude langfristig stärken.

In diesem Kapitel schauen wir gemeinsam auf die einzelnen Bausteine, was dahintersteckt, wie sie sich gegenseitig beeinflussen und vor allem, wie Sie Schritt für Schritt aus diesem Kreislauf aussteigen können.

Risikofaktor 1: Bluthochdruck

Bluthochdruck, medizinisch Hypertonie genannt, gleicht einer ständigen Spannung im Körper, er ist leise und oft unbemerkt. Viele Menschen spüren ihn jahrelang nicht, und genau das macht ihn so gefährlich. Während Sie sich noch gesund fühlen, arbeitet Ihr Herz längst unter Hochdruck. Mit jedem Schlag pumpt es das Blut etwas kräftiger durch die Gefäße, als es eigentlich müsste. Am Anfang merkt man davon nichts: kein Schmerz, kein Brennen, kein Warnsignal. Es ist nur ein Körper, der Tag für Tag ein bisschen mehr leisten muss.

Wussten Sie, dass Ihr Herz heute etwa 100 000 Mal für Sie schlagen wird? Bei Bluthochdruck arbeitet es, als würde es ständig einen Marathon laufen, auch wenn Sie gemütlich auf dem Sofa sitzen. Mit der Zeit hinterlässt diese Dauerbelastung Spuren: Die Gefäßwände werden steifer, kleine Risse entstehen und winzige Ablagerungen setzen sich fest. Das passiert still und unsichtbar, bis eines Tages Beschwerden auftreten, die man gar nicht mehr so leicht ignorieren kann.

Ich sehe in meiner Praxis immer wieder Menschen, die überrascht sind, wenn wir einen erhöhten Blutdruck feststellen. »Aber ich fühle mich doch gut«, sagen viele. Und genau das ist das Tückische: Bluthochdruck kündigt sich selten laut an. Er schleicht sich an, fast unbemerkt, und genau deshalb lohnt es sich, ihn regelmäßig zu messen, vielleicht gerade dann, wenn man denkt, es sei alles in Ordnung.

Wie entsteht dieser dauerhaft erhöhte Druck? Eine genetische Veranlagung kann eine Rolle spielen. In den meisten Fällen gerät der Blutdruck jedoch durch den Lebensstil aus dem Gleichgewicht: zu wenig Bewegung, zu viel Salz, chronischer Stress und Schlafmangel stören das feine Zusammenspiel von Anspannung und Entlastung im Kreislauf. Häufig kommen mehrere dieser Faktoren zusammen.

Risikofaktor 2: Zuckererkrankung

Zucker ist grundsätzlich nicht unser Feind. Im Gegenteil – er ist unser Treibstoff. Jede einzelne Zelle in Ihrem Körper braucht ihn, um arbeiten zu können: das Herz, die Muskeln, das Gehirn. Ohne Glukose läuft gar nichts. Aber wie so oft im Leben entscheidet die Menge darüber, ob etwas guttut oder schadet. Zu viel Zucker über längere Zeit kann Ihre Gefäße belasten, und zwar still, langsam und oft unbemerkt.

Wussten Sie, dass Ihr Gehirn rund 120 Gramm Glukose am Tag verbraucht? Das sind etwa 30 Teelöffel Zucker! Das passiert natürlich nicht auf einmal, sondern fein verteilt und sorgfältig reguliert durch ein präzises Zusammenspiel von Hormonen, vor allem Insulin. Dieses Hormon ist so etwas wie der Türöffner, der den Zucker aus dem Blut in die Zellen schleust, damit er dort als Energiequelle genutzt werden kann.

Wenn dieser Mechanismus gestört ist, sprechen wir von einer Insulinresistenz. Die Zellen reagieren dann weniger empfindlich auf Insulin. Der Zucker bleibt im Blut und der Körper versucht gegenzusteuern, indem er immer mehr Insulin produziert. Anfangs klappt das noch ganz gut, aber auf Dauer gerät das System aus dem Gleichgewicht. Der Blutzuckerspiegel steigt, die Gefäße stehen unter Stress, und es beginnt ein leiser, aber stetiger Schaden. Denn Zucker, der zu lange im Blut bleibt, verändert die Innenwände der Gefäße, macht sie starrer, anfälliger für kleine Ablagerungen. Hinzu kommen entzündliche Prozesse, die das Gewebe zusätzlich reizen. Es ist ein bisschen so, als würde ein feiner, klebriger Film die Leitungen überziehen. Die Veränderungen bemerkt man nicht sofort, aber sie verursachen mit der Zeit Probleme.

Woher kommt die Insulinresistenz? Auch hier gibt es eine genetische Komponente. Entscheidend ist jedoch oft der Alltag: wenig Bewegung, viele zuckerreiche Snacks und ständiges Essen zwischendurch lassen den Blutzucker permanent schwanken. Diese ständigen Spitzen und Abfälle setzen den Stoffwechsel unter Dauerstress.

Risikofaktor 3: gute und schlechte Cholesterine

Auch Cholesterin ist prinzipiell kein Feind Ihres Körpers. Im Gegenteil: Es ist ein lebenswichtiger Baustein für unsere Zellen, für Hormone und sogar für die Bildung von Vitamin D. Ohne Cholesterin könnten viele Prozesse im Körper gar nicht stattfinden. Doch wie so oft entscheidet die Balance über den Unterschied zwischen gesund und gefährlich. Wenn das Gleichgewicht zwischen dem »guten« HDL- und dem »schlechten« LDL-Cholesterin aus der Spur gerät, können sich Ablagerungen an den Gefäßwänden bilden, also winzige Fettinseln, die im Laufe der Zeit zu echten Hindernissen werden.

Wussten Sie, dass Ihr Körper täglich etwa ein Gramm Cholesterin selbst herstellt? Das klingt harmlos, aber übers Jahr gesehen kommt da ordentlich etwas zusammen, genug, um einen kleinen Schokoriegel zu formen.

Das Problem entsteht, wenn zu viel LDL-Cholesterin im Blut zirkuliert. Diese kleinen Fettpartikel können sich in den Gefäßwänden festsetzen, dort kleine Entzündungen auslösen und die Arterien starrer machen. Nach und nach werden die Gefäße enger, der Blutfluss gerät ins Stocken, das Herz muss stärker pumpen. Löst sich ein Teil einer solchen Ablagerung, kann ein Blutgerinnsel entstehen und das Risiko für Herzinfarkt oder Schlaganfall steigt deutlich.

Aber nicht alle Fette sind gleich. Ungesättigte Fettsäuren aus Olivenöl, Nüssen oder Avocados helfen sogar, die Gefäße zu schützen und das »gute« HDL-Cholesterin zu erhöhen. HDL wirkt wie ein kleiner Aufräumdienst, es transportiert überschüssiges Cholesterin aus dem Blut zurück zur Leber, wo es abgebaut wird.

Erhöhte Cholesterinwerte entstehen selten aus nur einer Ursache. Neben genetischen Faktoren spielen Ernährung, Bewegungsmangel und Übergewicht eine zentrale Rolle. Meist ist es das Zusammenspiel mehrerer Einflüsse, das den Fettstoffwechsel aus dem Gleichgewicht bringt.

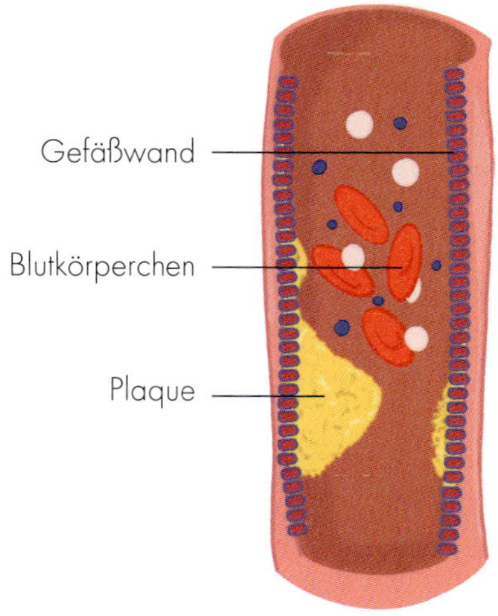

Wenn Cholesterin sich im Blut anreichert, entstehen im Inneren der Arterien Ablagerungen.

Risikofaktor 4: Bauchfett

Nicht jedes Fett ist gleich. Das wissen Sie sicher schon. Unter der Haut liegt das weiche, gutmütige Fettgewebe, das uns warmhält und schützt. Problematisch wird es, wenn sich Fett tiefer im Körper ablagert, rund um die Organe: das sogenannte viszerale Fett. Es ist unsichtbar, aber ein aktives Stoffwechselorgan, das ständig Botenstoffe produziert und damit Körper und Gefäße auf Trab hält – leider im negativen Sinn. Wussten Sie, dass schon ein Zentimeter mehr Bauchumfang das Risiko für Bluthochdruck, Diabetes und Herz-Kreislauf-Erkrankungen deutlich erhöhen kann? Ihr Bauch ist also nicht nur eine optische, sondern auch eine medizinische Botschaft. Und es lohnt sich, genau hinzuhören.

Das Fett in der Körpermitte wirkt wie ein kleines Biolabor: Es schüttet entzündungsfördernde Stoffe aus, verändert die Insulinwirkung und bringt so Zucker- und Fettstoffwechsel durcheinander. Der Blutdruck steigt, die Gefäße werden anfälliger, und der Körper gerät in einen stillen Dauerstress.

Dass sich Fett bevorzugt im Bauchraum ansammelt, ist kein Zufall. Veranlagung trifft hier auf Lebensstil: Bewegungsmangel, schnell verfügbare Kohlenhydrate, Schlafdefizit und chronischer Stress. Besonders das Stresshormon Cortisol fördert die Fettablagerung im Bauchbereich und erschwert Gewichtsabnahme in belastenden Phasen.

Risikofaktor 5: Rauchen

Rauchen betrifft nicht nur die Lunge, sondern das ganze Herz-Kreislauf-System. Jede Zigarette schickt innerhalb weniger Sekunden Tausende chemische Stoffe in den Körper, viele davon hochreaktiv. Nikotin, Teer, Kohlenmonoxid und über 7000 weitere chemische Verbindungen, davon mehr als 70 nachweislich krebserregend, sorgen dafür, dass die Gefäße enger werden, das Blut schlechter fließt und Herz und Arterien ständig unter Stress stehen. Sie alle gelangen über die Lunge direkt ins Blut und treffen dort auf Ihre Gefäße, die darauf empfindlich reagieren. Schon eine einzige Zigarette reicht, um die Arterien zu verengen und den Blutdruck steigen zu lassen. Das Herz muss schneller schlagen, die Gefäße stehen unter Stress.

Viele meiner Patientinnen und Patienten sind überrascht, wenn ich ihnen erkläre, dass Rauchen die Gefäße deutlich schneller altern lässt als dies bei Nichtraucherinnen oder Nichtrauchern der Fall ist. Arterien, die eigentlich elastisch sein sollten, werden starr, verlieren ihre Geschmeidigkeit, und kleine Entzündungsprozesse sorgen dafür, dass sich Plaques ablagern können. Über Jahre entsteht so ein stiller Prozess, der irgendwann in einem großen Ereignis münden kann: einem Herzinfarkt oder Schlaganfall.

Dabei war Rauchen einmal Symbol für Freiheit, Abenteuer, Eleganz. Kaum zu glauben, dass die Werbung in den 1960er-Jahren Zigaretten mit Gesundheit verband! Heute wissen wir es besser. Und doch ist der Ausstieg nicht einfach. Rauchen ist Gewohnheit, Ritual, manchmal Trost oder Belohnung. Aber es lohnt sich, ans Aufhören zu denken. Schon nach 24 Stunden Rauchpause erholt sich der Körper messbar. Nach wenigen Tagen verbessert sich die Durchblutung, der Blutdruck sinkt, das Herz arbeitet ruhiger. Nach einem Jahr hat sich das Risiko für Herzinfarkt bereits halbiert. Und wer fünf Jahre rauchfrei bleibt, hat fast dieselben Chancen auf gesunde Gefäße wie jemand, der nie geraucht hat.

Behandlung der Risikofaktoren: kleine Schritte, große Wirkung

Wir haben gesehen: Bluthochdruck, erhöhte Zuckerwerte, ungünstige Cholesterine, Bauchfett und Rauchen sind die klassischen Störer, die Ihr Lebensnetz, also Herz und Gefäße, auf Trab halten (und manchmal ausbremsen) können.

Doch keine Sorge: Keiner dieser Faktoren ist ein unabänderliches Schicksal. Schon kleine Veränderungen im Alltag, ein Spaziergang, Treppe anstatt der Fahrt mit dem Aufzug, mehr Gemüse auf dem Teller, eine rauchfreie Woche, wirken wie Power-Booster für Ihre Gefäße.

So können Sie aktiv werden

1. Bewegung

- Regelmäßige Ausdaueraktivität (wie zügiges Gehen, Schwimmen, Radfahren, Tanzen ...)
- Krafttraining fördert Muskelaufbau bedeutet mehr Grundumsatz, bessere Insulinsensitivität.
- Jede Alltagsbewegung zählt: Treppensteigen, Gartenarbeit, Spazierengehen, Pendeln mit dem Rad – kleine Routinen summieren sich.
- Motivationstipp: Nicht Leistung, sondern Regelmäßigkeit zählt. Jeder Schritt ist ein Signal an Ihren Stoffwechsel: »Ich bin aktiv!«

2. Ernährung

- Zuckerarme Kost, wenig verarbeitete Lebensmittel, stattdessen Vollkornprodukte, Hülsenfrüchte, Gemüse, Nüsse, entzündungshemmend und gefäßschützend.
- Kalorienbewusst, aber genussvoll: Ziel ist kein Hunger, sondern Gleichgewicht.
- Gesunde Fette
- Regelmäßige Mahlzeiten
- Tipp: 80:20-Regel – 80 Prozent bewusst essen, 20 Prozent genießen. Kein Dogma, sondern Balance.

3. Gewichtsmanagement

- Kleine Gewichtsschritte, schon fünf bis zehn Prozent Gewichtsreduktion verbessern Blutdruck, Blutzucker und Fettwerte deutlich, sind leicht zu erreichen und dauerhaft zu halten.
- Langsames, nachhaltiges Abnehmen ist effektiver als Crash-Diäten.
- Realistische Ziele: 0,5 bis 1 Kilogramm pro Monat reichen.
- Wichtig: Muskelmasse erhalten, sie ist der Stoffwechselmotor.

4. Stressreduktion und Schlaf

- Dauerstress erhöht Cortisol, bedeutet mehr Bauchfett, höheren Blutdruck, Insulinresistenz.
- Vagustraining, Atemübungen, Yoga, Meditation, Spaziergänge, kreative Pausen.
- Schlafqualität: 7 bis 8 Stunden Schlaf stabilisieren Hormone und Blutzucker.
- Tipp: Schlafmangel wirkt wie ein kleiner »Zuckerschub«; wer schlecht schläft, hat messbar höhere Glukosewerte.

5. Medikamentöse Therapie

- Blutdrucksenkung: zum Beispiel ACE-Hemmer, AT1-Blocker oder Calciumantagonisten.
- Blutzuckersenkung: zum Beispiel Metformin als Basis; GLP-1-Agonisten oder SGLT-2-Hemmer fördern Gewichtsreduktion und Gefäßschutz.
- Lipidmanagement: Statine zur Senkung des LDL-Cholesterins.
- Thrombozytenhemmung: bei erhöhtem Gefäßrisiko (zum Beispiel ASS niedrig dosiert).
- Regelmäßige ärztliche Kontrollen: Blutdruck, Blutzucker, Lipide, Nierenfunktion.

6. Rauchstopp

- Schon nach 24 Stunden verbessert sich die Durchblutung.
- Nach einem Jahr ist das Herzinfarktrisiko halbiert.
- Hilfen suchen: Nikotinersatz, Verhaltenstherapie, ärztliche Unterstützung.

7. Soziale und psychologische Faktoren

- Selbstwirksamkeit stärken: kleine Erfolge sichtbar machen.
- Gruppen, Coaching oder digitale Programme erhöhen die Nachhaltigkeit.
- Partnerinnen und Partner, Familie oder Freundinnen und Freunde einbeziehen, denn geteilte Motivation wirkt doppelt.
- Ihr Körper reagiert auf Fürsorge oft schneller, als Sie denken. Jeder Schritt in Richtung gesunder Gewohnheiten ist ein liebevolles Ja zu sich selbst und zu einem starken, lebendigen Kreislauf.

KAPITEL 2

ACHT GEFÄß-ERKRANKUNGEN

Unsere Gefäße flüstern uns täglich viele Geschichten zu. Wir wollen sie für Sie sichtbar und hörbar machen und Ihnen die Hintergründe dazu erklären. In diesem Kapitel begegnen wir daher acht Erkrankungen, die alle auf unterschiedliche Weise mit unseren Arterien und Venen verbunden sind, von Krampfadern über Lymphödem bis hin zum Herzinfarkt. Manche dieser Krankheiten schleichen sich unbemerkt an. Andere treten plötzlich und mit voller Wucht auf. Einige betreffen überwiegend die Beine, andere das Herz oder das Gehirn. Sie alle können unser Leben stark beeinflussen und sie zeigen uns, wie eng unser Wohlbefinden mit unserer Gefäßgesundheit verwoben ist. Und sie alle führen zu einer gemeinsamen Botschaft: Unsere Gefäße sind lebenswichtig und sie brauchen unsere Aufmerksamkeit.

Eines ist mir noch wichtig: Dieses Kapitel soll Ihnen keine Angst machen. Im Gegenteil! Es soll Ihnen helfen, die Zeichen Ihres Körpers zu verstehen. Jede Erkrankung wird in kleinen, klaren Schritten erklärt, mit Beispielen aus dem Alltag, Tipps, wie Sie die Signale erkennen, und Ideen, was Sie selbst aktiv beitragen können. Denn Wissen ist in diesem Fall ein Schutzschild für Ihr Leben.

MÜDE VENEN: KRAMPFADERN UND BESENREISER

»Heute Morgen unter der Dusche hab' ich plötzlich so eine Ader am Bein gesehen!« – genauso beginnen viele Patientinnen und Patienten das Gespräch mit mir in meiner gefäßmedizinischen Sprechstunde. Meistens sind es kleine Entdeckungen, eher zufällig: beim Eincremen, im Spiegel oder nach einem langen Tag in der Sommerhitze. Und dann ist da dieser Moment: »Oh je, was ist das denn?« Ich antworte darauf immer: »Glauben Sie mir, die Adern springen nicht einfach über Nacht hervor. Krampfadern entwickeln sich langsam, fast schleichend, manchmal über viele Jahre.« Irgendwann sind sie dann deutlich sichtbar und das kann einen erst mal verunsichern, manche Patientinnen und Patienten erschrecken sogar richtig. Doch Panik brauchen Sie wirklich nicht zu bekommen. Ihre Beine wollen Ihnen in diesem Moment eigentlich nur etwas zuflüstern: »Schau mal genauer hin. Ich brauche ein bisschen Unterstützung.«

Krampfadern sind dabei so individuell wie die Menschen, bei denen sie auftreten: Bei den einen sind es feine Äderchen, bei den anderen geschlängelte Stränge, die sich über die Haut winden. Nichts davon ist eine Laune der Natur. Es steckt immer etwas dahinter: Schwerkraft, Veranlagung, das Älterwerden, manchmal Hormone oder schlicht zu viel Sitzen und Stehen. Für mich als Gefäßmedizinerin sind Krampfadern deshalb nicht bloß eine kosmetische Sache. Sie sind ein Hinweis darauf, dass Ihre Venen gerade ein bisschen müde geworden sind und unsere Behandlung gut gebrauchen können. Und genau hier liegt der entscheidende Punkt: Es braucht keine Panik, aber Wegschauen hilft auch nicht. Wichtig ist herauszufinden, was wirklich los ist. Dann können wir gemeinsam die richtigen Schritte gehen. Denn je früher Sie wissen, woran Sie sind, desto leichter lässt sich etwas tun.

Erkennen

Unsere Venen sind echte Arbeitsbienen. Ihre Aufgabe klingt erst einmal simpel: Sie bringen das Blut zurück zum Herzen. Aber aufgepasst: Sie müssen das Ganze gegen die Schwerkraft schaffen! Und das ist gar nicht so ohne, besonders wenn wir lange stehen, sitzen oder einfach mal ein bisschen faul und zu wenig in Bewegung sind. Damit das klappt, hat sich der Körper, wie schon erwähnt, einen richtig cleveren Trick einfallen lassen: die Venenklappen. Diese kleinen Schleusen sitzen wie Türchen im Gefäß und sorgen dafür, dass das Blut nicht wieder nach unten rutscht. Unterstützend wirkt die Wadenmuskulatur, unsere eingebaute Muskelpumpe. Mit jedem Schritt drückt sie das Blut nach oben.

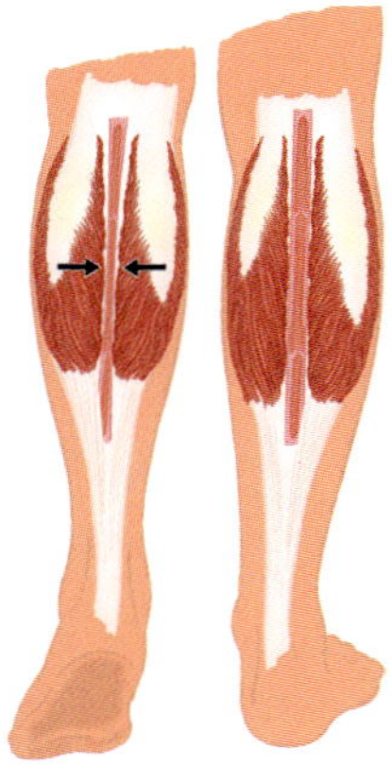

Jeder Schritt aktiviert die Wadenmuskeln und treibt das Blut durch die Venen zurück zum Herzen.

Es ist ein perfekt abgestimmtes Zusammenspiel. Allerdings kann dieses geniale System müde werden. Die Venenklappen verlieren mit den Jahren manchmal an Spannkraft, oft erblich bedingt, manchmal durch unseren Lebensstil verstärkt. Dann schließen sie nicht mehr richtig, das Blut sackt zurück, drückt auf die Gefäßwände, und irgendwann dehnen sich die oberflächlichen Venen. Dadurch entstehen plötzlich sichtbare geschlängelte Venen, die hässlich hervortreten: voilà – Krampfadern oder ihre kleinen Schwestern, die Besenreiser.

Nach über einem Jahrzehnt in einer gefäßmedizinischen Praxis weiß man eines: Krampfadern sind definitiv keine Seltenheit. Im Gegenteil, sie sind fast schon ein Volksleiden. Rund 60 Prozent der Deutschen haben Veränderungen am Venensystem, etwa 20 Prozent sogar so

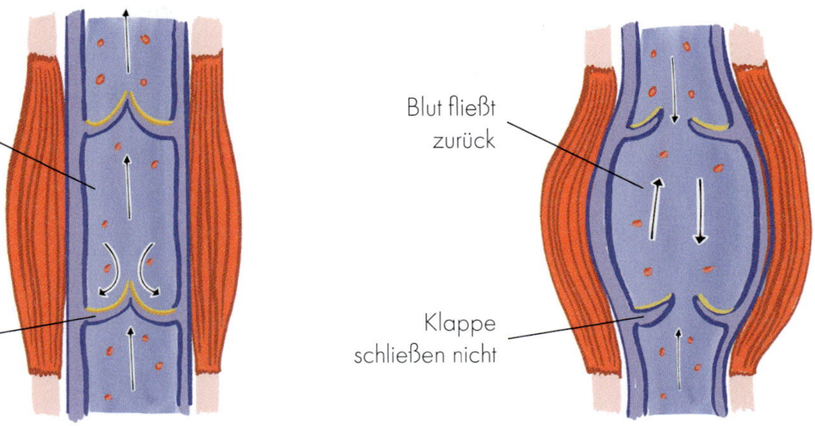

Venenklappen im Vergleich: links: gesund – Blut fließt zum Herzen; rechts: geschädigt – Blut strömt zurück ins Bein.

ausgeprägt, dass eine Behandlung sinnvoll wäre. Das ist eine riesige Zahl. Frauen sind deutlich häufiger betroffen als Männer. Frauen beklagen mehr Beschwerden durch die Krampfadern und sind sehr viel kritischer mit ihren Beinen. Männer hingegen kommen meist in einem späteren Stadium, häufig auf Anraten von Verwandten oder Freundinnen und Freunden. Je älter wir werden, desto größer ist außerdem die Wahrscheinlichkeit, dass unsere Venen irgendwann schlappmachen.

Die Begriffe hierfür sind allgemein bekannt, aber viele wissen nicht, woher sie kommen. »Krampfader« klingt ja, als hätte das etwas mit einem Muskelkrampf zu tun. Das stimmt aber nicht. Der Name stammt vom mittelhochdeutschen Wort »krumpf«, was schlicht »krumm« bedeutet. Im Laufe der Jahrhunderte wurde daraus »Krampf«. Krampfader heißt also nichts anderes als »gekrümmte Ader«. Das klingt doch gleich viel harmloser, oder? »Besenreiser« wiederum ist fast schon ein poetischer Name. Medizinisch spricht man von Teleangiektasien – das klingt ziemlich trocken. Im Deutschen hat man es schöner gelöst: »Reiser« bedeutet kleiner Zweig oder Ästchen. Und genau so sehen die feinen roten Äderchen auf der Haut aus: wie dünne Linien, die mit einem Reisigbesen gezogen wurden. Manche erinnern sich vielleicht an den »Hexenbesen«; dieser fliegt hier aber nicht über den Himmel, sondern hinterlässt kleine Spuren auf der Haut.

Fühlen (Symptome)

Wenn Sie Krampfadern haben, dann melden sich Ihre Beine oft mit kleinen Botschaften. Und diese sind meistens ziemlich eindeutig, wenn man weiß, worauf man achten sollte. Viele meiner Patientinnen und Patienten erzählen mir, dass die Beine abends schwer und müde sind, manchmal auch so ein unangenehmes Spannungsgefühl entsteht. Andere berichten von Knöcheln, die im Laufe des

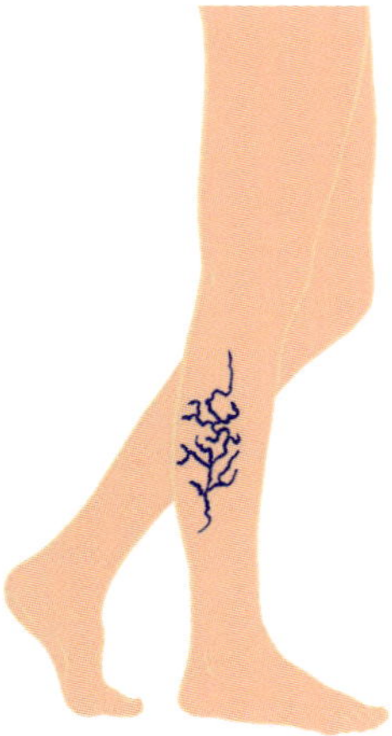

Tages anschwellen, oder von ziehenden Schmerzen, Jucken oder sogar richtigen Hitzegefühlen. Und irgendwann sieht man auch die geschlängelten Venen selbst, manchmal begleitet von bräunlichen Hautveränderungen oder Reizungen.

Das muss natürlich nicht alles auf einmal auftreten. Aber wenn Ihnen einiges davon bekannt vorkommt, dann sagt Ihr Körper gerade: »Hey, schenk mir ein bisschen Aufmerksamkeit!«

20 bis 30 Prozent der Erwachsenen leiden unter Krampfadern. Diese Gefäßerkrankung ist damit absolut keine Seltenheit.

Achten (Warnzeichen, wann man schnell zum Arzt muss)

Krampfadern sind nicht automatisch gefährlich. Viele Menschen laufen mit ihnen durchs halbe Leben, werden uralt und haben nie ernsthafte Probleme. Genau das wünsche ich auch Ihnen! Aber (ja, das berühmte Aber): Es kann anders kommen. Wenn die Venen unbehandelt bleiben, steigt mit den Jahren das Risiko, dass die Beine mehr Belastung spüren. Am Anfang sind die Veränderungen oft nur ein Schönheitsthema. Aber mit der Zeit kann die Haut dünner, empfindlicher werden oder sich verfärben und manchmal entwickeln sich sogar offene Stellen. Als Ärztin spreche ich dann von einem »venösen Ulcus«. Glauben Sie mir, das ist wirklich etwas, was man vermeiden möchte. Und noch etwas: In den erweiterten Venen fließt das Blut langsamer. Das klingt harmlos, kann aber kleine Gerinnsel begünstigen – eine Thrombose. Typisch dafür ist eine plötzlich schmerzhafte, gerötete und harte Vene. Wenn so etwas auftaucht, heißt es: Bitte sofort zum Arzt, das ist ein echtes Warnsignal!

Wann sollten Sie also ärztlichen Rat suchen? Ich sage es Ihnen ganz direkt: Immer dann, wenn Sie sich unsicher fühlen. Oder wenn plötzlich etwas anders wird, zum Beispiel stärkere Schmerzen, Schwellungen, entzündete Venen, Veränderungen der Haut bis hin zu offenen Stellen auftreten.

Das Wichtigste ist: Ihre Krampfadern sind keine Nebensache, sondern ein Signal. Ihr Körper sagt: »Schau bitte genauer hin.« Ein kurzer Gefäß-Check tut nicht weh, gibt Ihnen Klarheit und das gute Gefühl, auf der sicheren Seite zu sein.

Prüfen (Diagnostik)

Gut, dass Sie den Schritt gemacht haben und bei einer Spezialistin oder einem Spezialisten vorbeischauen. Viele fragen sich an diesem Punkt: »Was passiert da eigentlich genau? Muss ich mir Sorgen machen?« Die Antwort ist: »Nein, das Ganze ist völlig unkompliziert.« Zuerst reden wir miteinander. Ich will wissen, was Sie bisher bemerkt haben und ob es Veränderungen im Alltag, vielleicht Schwellungen oder Spannungsgefühle gab. Dann schaue ich mir die Beine an: Wie sieht die Haut aus, gibt es Verfärbungen oder sichtbare Venen, fühlt sich etwas verhärtet an? Manchmal kommen kleine Funktionstests dazu. Dafür wird mit Manschetten am Bein und ein paar Bewegungen der Waden geschaut, wie gut die Venen arbeiten. Das ist harmlos, tut nicht weh und ist eher spannend, weil man direkt selbst merkt, wie viel die Wadenmuskeln eigentlich leisten.

Der wichtigste Teil ist aber der Ultraschall. Dabei stehen Sie oder liegen Sie leicht schräg, damit wir den Druck in den Venen realistisch sehen können. Mit dem Schallkopf lässt sich ganz genau erkennen: Fließt das Blut brav nach oben Richtung Herz oder rauscht es doch wieder zurück? Nach dieser Untersuchung ist meistens schnell klar, welche Venen noch fit sind, welche schwächeln und welche Vene eine Behandlung braucht.

Handeln (Therapie)

Die Diagnose steht also fest: Krampfadern. Was passiert jetzt? Keine Panik: Krampfadern verschwinden nicht von allein, das stimmt. Aber das heißt nicht, dass Sie ohnmächtig zusehen müssen. Es gibt heute wirklich viele Möglichkeiten, Ihre Beine zu unterstützen.

Theoretisch könnten Sie einfach abwarten. Praktisch wird das auf Dauer meist unangenehm: Müdigkeit, Schweregefühl, Spannungen nehmen zu und irgendwann kommen vielleicht auch Schmerzen dazu.

Sanfte Unterstützung ohne Operation bringt oft schon eine ganze Menge. Das wichtigste Hilfsmittel dabei sind Kompressionsstrümpfe. Das klingt vielleicht banal, sie sind aber wirklich sehr hilfreich. Sie üben sanften Druck aus, unterstützen den Rückfluss des Blutes und entlasten die Venen. Dadurch lässt sich die geschädigte Vene zwar nicht heilen, sie muss manchmal sogar einfach »aus dem Verkehr gezogen« werden, aber die Beschwerden lassen sich deutlich lindern.

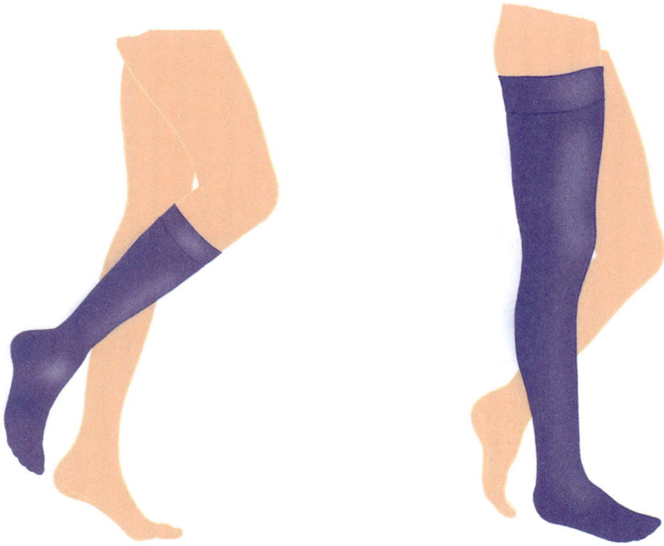

Sanfter Druck von außen durch die Kompressionsstrümpfe hilft den Venen, das Blut zuverlässig zurück zum Herzen zu transportieren.

Zusätzlich können kühlende Gele, Salben oder Wickel angenehm erfrischen. Und noch ein paar Alltagstipps kann ich Ihnen aus meiner Praxis mitgeben: Vermeiden Sie möglichst langes Sitzen oder Stehen, sehr heiße Bäder oder Sauna, hohe Absätze und zu viel Übergewicht – all das macht den Venen das Leben schwerer.

Wenn die Beschwerden zunehmen oder die Venen deutlich hervortreten, ist es Zeit für eine gezielte Behandlung. Wichtig zu wissen: Eine zerstörte Vene lässt sich nicht reparieren, es muss eine andere Behandlung erfolgen. Ziel ist es, das Bein zu entlasten, den Rückstau zu stoppen und die Beschwerden zu lindern. Das klingt für viele echt radikal. Aber das ist es nicht, weil eine kaputte Vene dem Bein sowieso nichts mehr bringt, sie ist nur Ballast.

Historisch betrachtet haben Menschen schon seit Jahrhunderten Wege gesucht, Krampfadern zu behandeln. Hippokrates hat vor über 2000 Jahren empfohlen, sie anzustechen. Die alten Römer probierten es dann mit glühenden Eisenstäben – ziemlich gruselig, oder? Glücklicherweise sind wir heute deutlich weiter. Ende des 19. Jahrhunderts begannen Chirurgen, Venen gezielt zu entfernen, und Anfang des 20. Jahrhunderts entwickelte William Babcock das »Stripping«, bei dem die Vene mit einer Sonde herausgezogen wird. Seit fast 25 Jahren gibt es deutlich sanftere Methoden, die meist ambulant durchgeführt werden. Dazu gehören Laser- oder Radiofrequenztherapie: Ein feiner Katheter gibt Hitze an die Venenwand ab, sie verschließt sich und der Körper baut sie nach und nach ab. Hautschnitte sind nicht nötig. Seit einigen Jahren gibt es außerdem das Kleberverfahren mit Cyanoacrylat. Auch hier wird die Vene minimalinvasiv verschlossen, ganz ohne Skalpell.

Welche Methode die richtige ist, hängt von Ihrer individuellen Situation ab. Lassen Sie sich unbedingt gut beraten und bestehen Sie darauf, dass alle Optionen erklärt werden. Ihre Beine verdienen die für Sie bestmögliche Behandlung!

Auch für die kleinen, störenden Besenreiser gibt es Lösungen. Bei ganz feinen Äderchen kann ein Hautlaser helfen: Ein dünner Laserstrahl zerstört die winzigen Gefäße, die nach und nach verschwinden. Bei etwas Größeren kommt oft eine Verödung (Sklerotherapie) zum Einsatz: Eine spezielle alkoholische Lösung wird in die Vene gespritzt, die Gefäßwand verschließt sich, und der Körper baut die Vene langsam ab.

Geduld ist bei allen Verfahren wichtig. »Wegzaubern« klappt leider noch nicht, auch wenn ich das einfach zu gerne könnte. Außerdem sollten Sie wissen, dass während der Heilungsphase keine direkte Sonne auf die Stellen scheinen darf, sonst können unschöne Pigmentflecken entstehen.

Tipp

Wer glatte Sommerbeine möchte, plant die Behandlung lieber im Winter.

Leben mit Krampfadern

»Krampfadern kommen doch immer wieder« – diese Aussage höre ich fast täglich in meiner Praxis. Und wie so oft liegt die Wahrheit irgendwo zwischen dieser Aussage und einer Therapie mit dauerhaftem Erfolg.

Wenn jemand eine ererbte Bindegewebsschwäche hat, wird er diese nicht los. Das heißt: Im Laufe des Lebens können andere Venen durchaus wieder Veränderungen zeigen. Viele Menschen brauchen also mehr als eine Behandlung – das ist normal.

Aber die Vene, die einmal korrekt entfernt oder verschlossen wurde, wächst nicht wieder nach. Von dieser Belastung ist Ihr Bein dauerhaft befreit, und das ist ein echter Gewinn für die Lebensqualität.

Und noch etwas ist zu beachten: Auch nach einer Venenbehandlung lohnt es sich, auf die Gesundheit Ihrer Gefäße zu achten: Kompressionsstrümpfe, Bewegung, Beine hochlegen zwischendurch – all das unterstützt das Venensystem und hält die restlichen Venen fit.

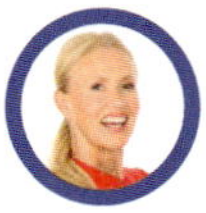

Von frühester Jugend an habe ich unter Krampfadern gelitten und mehrere Strippings hinter mir, die leider nie den erhofften Erfolg gebracht haben. Das Beste an der Zusammenarbeit mit Dr. Kerstin Schick ist für mich, dass sie mich endlich von meinen Krampfadern befreit hat. Problem gelöst, und ja, es gibt für alle Hoffnung.

Irrtümer

Krampfadern darf man doch nur im Winter operieren!

Nein, das stimmt nicht. Medizinisch kann man Krampfadern zu allen Jahreszeiten operieren. Es gibt keinen Grund, von April bis Oktober warten zu müssen, wenn man die lästige Situation loswerden möchte. Aber nach einer Operation ist es in der Regel notwendig, eine gewisse Zeit lang Kompressionsstrümpfe zu tragen. Das kann einen bei 35 Grad Celsius im Schatten schon ziemlich belasten, gerade wenn man die engen Strümpfe auch sonst nicht gewohnt ist.

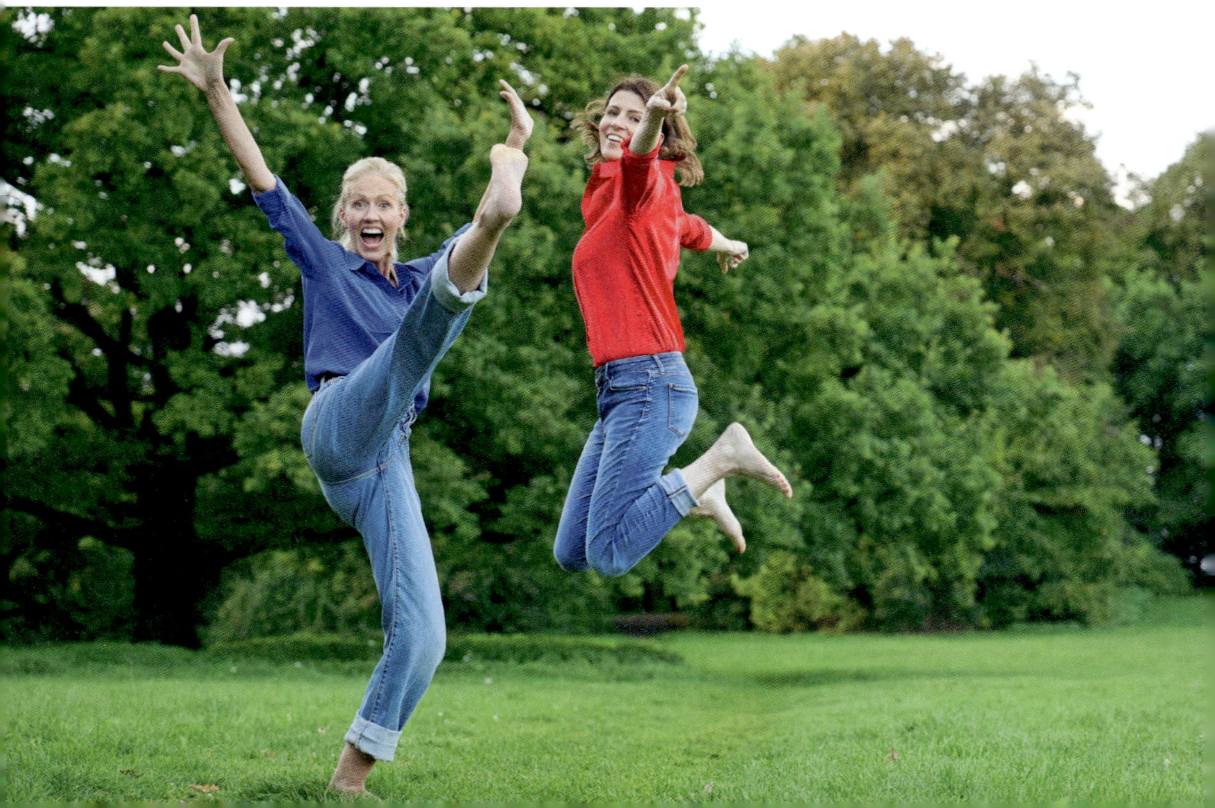

High Heels verursachen Krampfadern!

Nein, das stimmt nicht. Die Veranlagung für die Veränderungen am Venensystem hat man ganz unabhängig von der Art des Schuhwerks. Aber tatsächlich ist durch die Position des Fußes im Schuh die Bewegung der Wadenmuskultur etwas eingeschränkt und damit der venöse Rückstrom zum Herzen eher erschwert. Ganz verzichten muss man (Frau) aber auch nicht, hier ist die Dosis sicherlich der entscheidende Aspekt. Also öfter mal die flachen Schuhe aus dem Schrank holen oder am allerbesten barfuß laufen!

Kleine Alltagstipps mit großer Wirkung

Das können Sie selbst im Alltag für Ihre Venen tun:

- **Bewegung:** Alles, was die Wadenmuskeln aktiviert, hilft! Spazieren gehen, wandern, radeln, schwimmen – Hauptsache, die Beine kommen in Schwung.
- **Beine hochlegen:** Füße auf den Tisch? Bei uns im Alltag ausdrücklich erlaubt! Jede Gelegenheit nutzen, die Beine zu entlasten.
- **Kompression:** Moderne Strümpfe sind längst alltagstauglich und unterstützen wirklich, auch wenn das Anziehen manchmal ein kleines Abenteuer ist.
- **Kalte Güsse:** Morgens kurz von den Knöcheln nach oben abduschen – ein Frischekick, der die Venen munter macht.
- **Venengymnastik:** Zwei Minuten am Tag reichen schon. Füße kreisen, auf die Zehenspitzen stellen, mit den Fersen wippen – simple Mini-Workouts für die Venen.
- **Eigene Alltagsrituale entwickeln:** Kleine Venenübungen lassen sich prima in den Alltag einbauen – beim Zähneputzen, im Bus, in der Warteschlange auf und ab wippen; Beine automatisch auf der Couch, beim Lesen oder unbemerkt während des Videomeetings hochlegen. Schaffen Sie sich Ihre eigenen kleinen Rituale – Ihren Beinen zuliebe.

(M)Ein Gedanke für Sie

Ihre Krampfadern sagen Ihnen nicht: »Du hast versagt.« Sie sagen: »Hey, ich brauche etwas Unterstützung.« Also hören Sie hin, schauen Sie liebevoll auf Ihre Beine, tun Sie etwas Gutes für sich oder sorgen Sie dafür, die richtige Behandlung zu erhalten. Ihre Beine haben es verdient, denn sie tragen Sie jeden Tag durchs Leben.

GEFÄHRLICHER STILLSTAND: DIE THROMBOSE

Manchmal lauert Gefahr dort, wo man sie am wenigsten erwartet, zum Beispiel direkt in den Adern. Dann ist schnelles Handeln gefragt!

Der Schreck steht vielen ins Gesicht geschrieben: Wenn ich Patientinnen und Patienten die Diagnose einer Thrombose mitteilen muss, herrscht erst einmal Stille im Behandlungsraum. Verständlich, denn das Wort klingt schwer, bedrohlich und macht Angst. Und tatsächlich kann eine Thrombose gefährlich werden. Sie entsteht, wenn sich ein Blutgerinnsel in einer Vene bildet, meist im Bein. Zunächst ist das vor allem unangenehm, kann aber lebensgefährlich werden, wenn der Thrombus wandert, die Lunge erreicht und dort ein Gefäß verschließt. Die gute Nachricht gleich vorneweg: Wissen schützt. Wer die Anzeichen kennt und rechtzeitig handelt, kann im Ernstfall sein Leben retten.

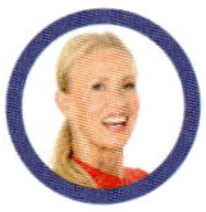

Wenn man sein Gefäßsystem nicht wirklich versteht, dann schätzt man die Gefahr einer Thrombose oft gar nicht richtig ein. So war es auf jeden Fall bei mir, mein Bewusstsein dafür war nicht wirklich geschärft. Durch die intensive Arbeit mit Kerstin ist mir dieses Risiko glasklar geworden, und deshalb trage ich an langen Arbeitstagen und beim Fliegen jetzt ganz selbstverständlich Kompressionsstrümpfe. Fühlt sich gut an, und die Beine sind abends nicht mehr schwer.

Erkennen

Was genau steckt eigentlich hinter einer Thrombose? Wissen Sie, in meinen Jahren als Gefäßchirurgin habe ich oft erlebt, wie überrascht Menschen sind, wenn ich erkläre, dass ihr Blut Tag für Tag ein wahres Wunder vollbringt. Es fließt, gerinnt, schützt – alles gleichzeitig, ohne dass wir es merken. Und glauben Sie mir: Unser Körper verdient dafür ein riesiges Kompliment!

Unser Gerinnungssystem ist wie ein eingespieltes Team: Gefäße, Blutplättchen, Gerinnungsfaktoren arbeiten Hand in Hand. Passiert irgendwo ein »Mini-Unfall«, reagiert das System blitzschnell: Die Blutplättchen eilen herbei, kleben zusammen und bilden einen kleinen Pfropf – wie ein Notfallpflaster für Ihre Adern. Dann sorgt eine Kaskade von Gerinnungsfaktoren dafür, dass Fibrin ein feines Sicherheitsnetz um den Pfropf legt. Sobald alles verheilt ist, räumt der Körper alles direkt wieder auf. Faszinierend, oder?

Aber so präzise dieses System ist, es kann aus dem Takt geraten. Dann bildet sich ein Blutgerinnsel ganz ohne Verletzung oder ein bestehendes Gerinnsel wird zu groß: Eine Thrombose entsteht. In meiner Praxis sehe ich oft Menschen, die sagen: »Aber ich habe doch nichts getan!« Aber eine Thrombose kann grundsätzlich jeden treffen, auch ganz ohne Auslöser und oft ohne Vorwarnung.

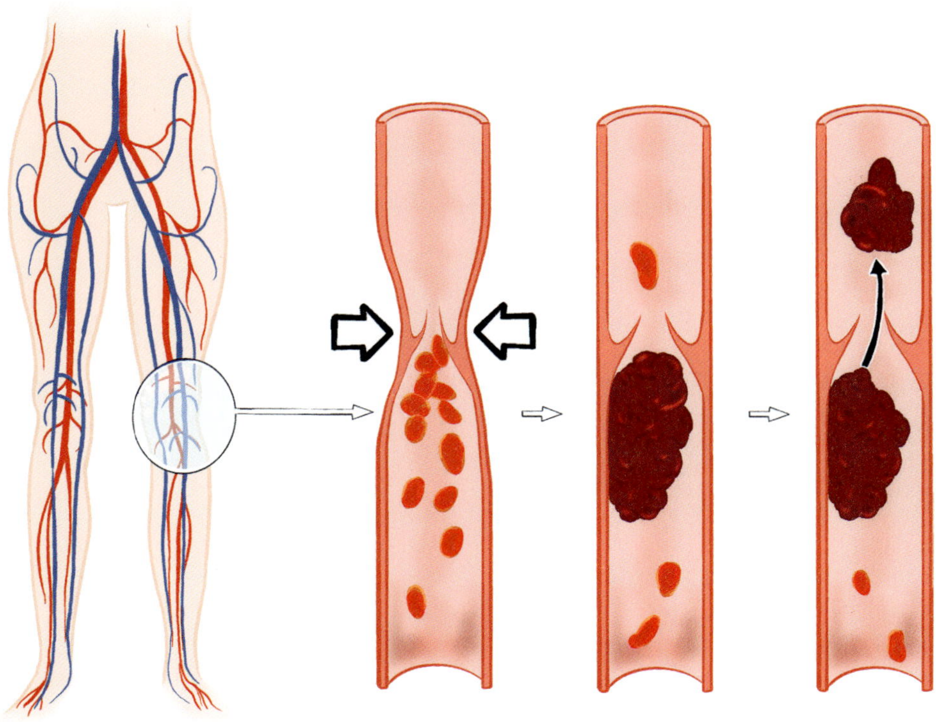

Eine Thrombose ist eine Störung des Blutflusses. Dabei bildet sich ein Blutgerinnsel in einem Blutgefäß, welches dann ganz oder teilweise blockiert wird.

Was die Thrombose begünstigt: die Virchow-Trias

Ein ganz außergewöhnlicher Mediziner, Rudolf Virchow, hat schon 1856 drei zentrale Bedingungen beschrieben, die eine Thrombose auslösen können:

- Veränderungen der Gefäßwand – durch Entzündungen, Verletzungen oder Operationen
- Verlangsamter Blutfluss – zum Beispiel nach langem Sitzen oder Liegen
- Veränderungen der Blutzusammensetzung – etwa durch angeborene Gerinnungsstörungen, Tumorerkrankungen oder Hormone
- Wenn einer dieser Faktoren ins Spiel kommt, kann unser sonst so zuverlässiges System plötzlich zur Gefahr werden.

Wann man besonders aufmerksam sein sollte

In einigen Situationen steigt das Thromboserisiko deutlich an. Manche der folgenden Risikofaktoren tauchen nur kurz auf, andere begleiten uns ein Leben lang.

Akute Situationen, bei denen Sie aufpassen sollten, sind:

- Verletzungen, Quetschungen oder Wunden
- Operationen oder Krankenhausaufenthalte
- Ruhigstellung eines Gelenks durch Gips oder Schiene
- Akute Erkrankungen
- Flüssigkeitsmangel

Dauerhafte Risiken sind:

- Angeborene Gerinnungsstörungen
- Krebs
- Hormonveränderungen wie Schwangerschaft, Wochenbett oder Einnahme der Pille
- Alter

Vorübergehende Risiken sind:

- Intensive Schonung nach Krankheit oder Verletzung
- Lange Flug- oder Busreisen ohne Bewegung

Wussten Sie übrigens, dass die Thrombose früher oft »Economy-Class-Syndrom« genannt wurde? Viele meiner Patientinnen und Patienten schmunzeln, wenn ich das erzähle. Tatsächlich kann die Thrombose allerdings in allen Reihen zuschlagen, egal ob Economy oder Business; die Thrombose macht keine Klassenunterschiede. Bewegung, regelmäßig trinken und Kompression helfen wirklich, egal wo Sie sitzen.

Und glauben Sie mir: Wer die Warnsignale kennt und rechtzeitig handelt, hat vieles selbst in der Hand. Ich habe es schon oft erlebt, dass genau das den Unterschied gemacht hat und genau deswegen lohnt es sich, aufmerksam zu sein!

Fühlen (Symptome)

Ihr Körper spricht ständig mit Ihnen. Bei einer Thrombose sendet er Signale, die Sie auf gar keinen Fall übersehen dürfen!

Stellen Sie sich diese Zeichen wie kleine rote Warnlampen vor: Sie blinken auf, um Ihre Aufmerksamkeit zu bekommen. Und eins ist ganz klar, wenn Sie diese Zeichen wahrnehmen: Jetzt ist nicht die Zeit für endloses Googeln oder lange Diskussionen mit Freundinnen und Freunden! Der beste Weg führt sofort zu einer Ärztin oder einem Arzt, der das Bein fachgerecht untersucht.

Wann Sie sofort handeln sollten

Achten Sie auf Ihr Bein und lassen Sie es untersuchen, wenn eines der folgenden Anzeichen auftaucht:

- Plötzlich auftretende Schwellung, meist nur eines Beins
- Akute Schmerzen, besonders beim Gehen oder Stehen
- Überwärmung im Vergleich zum anderen Bein
- Rötung oder verfärbte Haut
- Ein Spannungsgefühl, als sei das Bein »aufgepumpt«

Aber Vorsicht: Die Thrombose ist ein Meister der Tarnung. Sie kann sich auf sehr unterschiedliche Weise zeigen. Manchmal treten alle klassischen Symptome gleichzeitig auf, manchmal nur ein oder zwei, und in manchen Fällen merkt man gar nichts und entdeckt sie nur zufällig bei einer Untersuchung.

Tipp

Hören Sie auf Ihr Bauchgefühl, beobachten Sie Ihre Beine bewusst und nehmen Sie jedes kleine Unbehagen ernst. Auch ein scheinbar harmloses Ziehen oder ein leichtes Spannungsgefühl können Hinweise sein. Je genauer Sie hinhören, desto eher können Sie eingreifen, bevor aus einem kleinen Warnsignal ein ernsthaftes Problem wird.

Achten (Warnzeichen, wann man schnell zum Arzt muss)

Die meisten Thrombosen sitzen in den tiefen Venen eines Beins. Meist bleibt das Gerinnsel dort und verursacht »nur« die bereits beschriebenen Beschwerden, wie Schwellung, Spannungsgefühl oder Ziehen. Aber manchmal passiert das, was wir auf keinen Fall wollen: Ein Teil des Thrombus wird vom Blutstrom mitgerissen, meist Richtung Lunge. Dort kann er die Lungenarterien blockieren. Dann sprechen wir von einer Lungenembolie – ein echter Notfall, bei dem jede Minute zählt. Je nachdem, wie groß das Gerinnsel ist und wo es steckt, können die Symptome ganz unterschiedlich sein: von kaum spürbar bis plötzlich lebensbedrohlich.

Das passiert im Körper bei einer Lungenembolie

Wenn die Lungengefäße blockiert werden, kann das Blut nicht mehr ungehindert weiterfließen. Der Sauerstoffgehalt im Körper sinkt, das Herz muss stärker pumpen, um alle Organe weiterhin mit Sauerstoff zu versorgen, und der Druck in der Lunge steigt. Unbehandelt drohen Schäden am Herzmuskel und an der Lunge. Je größer das Gerinnsel ist, desto ernster ist der Verlauf.

So merken Sie, dass etwas nicht stimmt:

- Plötzliche Atemnot, oft ohne körperliche Anstrengung. Viele beschreiben dies mit den Worten: »Luftnot aus dem Nichts«.
- Stechende oder drückende Brustschmerzen, besonders beim tiefen Einatmen, manchmal wie ein heftiger Stich oder ein schweres Engegefühl.

- Herzrasen oder unregelmäßiger Herzschlag. Das Herz versucht gerade, die blockierte Lunge auszugleichen.
- Husten, manchmal mit blutigem Auswurf.
- Schwindel, Benommenheit oder Ohnmacht, wenn der Sauerstoffmangel zunimmt.
- Unruhe oder Angst werden unterschätzt, sind aber echte Warnsignale.

Nicht alle Symptome treten gleichzeitig auf. Manche spüren nur leichte Atemnot oder ein flaues Gefühl in der Brust, andere heftige Beschwerden. Eins gilt immer: Verdacht auf eine Lungenembolie? Sofort handeln!

Sofortmaßnahmen:

- Rufen Sie den Notruf. Jetzt zählt jede Minute!
- Bewegen Sie sich vorsichtig oder gar nicht, bis Hilfe eintrifft.
- Versuchen Sie ruhig zu bleiben. Panik belastet Herz und Kreislauf zusätzlich.
- Kein eigenständiges Fahren ins Krankenhaus. Lassen Sie sich sicher transportieren.

Ihr Körper kommuniziert mit Ihnen. Atemnot, plötzliche Brustschmerzen oder Herzrasen sind immer ernst zu nehmen. Wer schnell reagiert, kann schlimme Folgen oft verhindern.

Prüfen (Diagnostik)

Gute Entscheidung! Sie haben sich in eine Praxis, Notfallversorgung oder ein Krankenhaus begeben, um herauszufinden, ob Sie eine Thrombose haben. Das ist genau der richtige Schritt!

Und was passiert jetzt? Zuerst gibt es das Gespräch: Ihre Ärztin oder Ihr Arzt möchte alles wissen, und zwar, wann die Beschwerden begonnen haben, wie sie sich äußern, wo sie auftreten und was Sie in letzter Zeit gemacht haben. Vielleicht sind Sie gerade aus Neuseeland zurückgeflogen oder hatten letzte Woche eine Operation, all das kann wichtig sein.

Danach folgt die körperliche Untersuchung: Sie entkleiden Ihre Beine, damit die Haut genau inspiziert, Farbe, Temperatur und Spannungsgefühl geprüft und Unterschiede zum anderen Bein festgestellt werden können.

Der wichtigste Schritt, um eine Thrombose sicher auszuschließen, ist der Ultraschall. Dabei kommt das sogenannte Kompressions-Ultraschallverfahren zum Einsatz: Mit dem Ultraschallkopf wird das Bein abgescannt und an verschiedenen Stellen sanft gedrückt. Nur wenn sich die Vene bei diesem Druck vollständig zusammenpressen lässt, ist sie frei von einem Thrombus. Untersucht wird das ganze Bein, von der Leiste bis zum Knöchel.

Manchmal folgt zusätzlich eine Blutuntersuchung: Gemessen werden sogenannte D-Dimere, Zerfallsprodukte von Gerinnseln. Sind sie erhöht, liefert das einen wichtigen Hinweis darauf, ob ein Gerinnsel vorhanden ist.

Mit diesem Schritt-für-Schritt-Check bekommen Sie schnell Klarheit. Entweder alles ist in Ordnung oder es muss sofort gehandelt werden. So wissen Sie genau, woran Sie sind und können beruhigt sein oder entschlossen weitermachen.

Handeln (Therapie)

Die wichtigste Basis bei der Behandlung einer Thrombose ist die Blutverdünnung. Das klingt nüchtern (ist es auch ein bisschen), aber es ist lebensrettend! Die Medikamente verhindern, dass kleine Teile des Gerinnsels zur Lunge wandern und geben Ihrem Körper gleichzeitig die Chance, das Gerinnsel Stück für Stück abzubauen.

Zur Blutverdünnung eignen sich verschiedene Wirkstoffe und Behandlungsformen.

Zu Beginn der Therapie wird oft Heparin verwendet, meist als Fertigspritze. Keine Sorge: Viele Patientinnen und Patienten können sich die Spritze selbst geben. Nach einer kurzen Einweisung klappt das meistens problemlos. Später kommen häufig Tabletten zum Einsatz; der älteste und

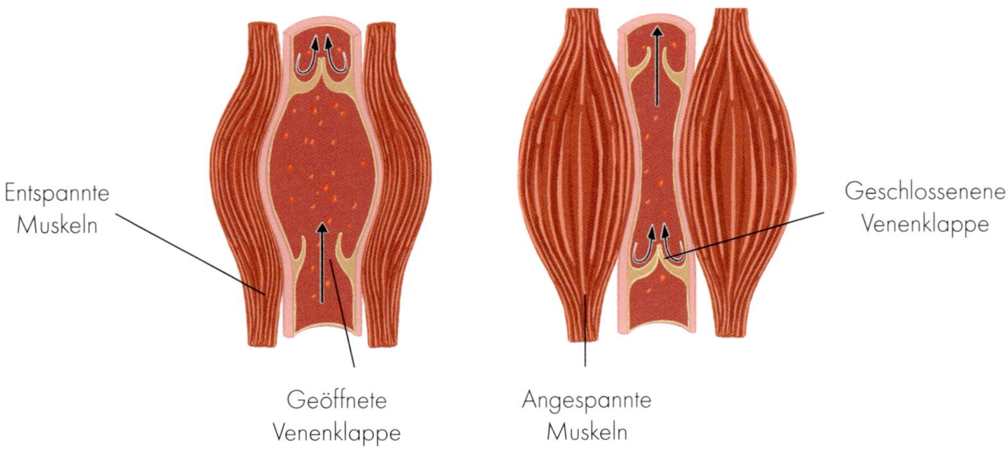

Bewegung ist Gold wert – jeder Schritt aktiviert die Wadenmuskeln und hält das Blut im Fluss.

damit häufig bekannteste Wirkstoff ist hier Marcumar. Es hemmt die Wirkung von Vitamin K, einem wichtigen Baustein der Blutgerinnung. Ohne Vitamin K kann das System nicht mehr so effektiv arbeiten. Dann gibt es noch die neueren Medikamente, die direkten oralen Antikoagulanzien, kurz DOAKs. Sie greifen gezielt bestimmte Gerinnungsfaktoren an. Vorteil: Sie benötigen keine ständige Kontrolle der Gerinnungswerte, die Einnahme ist einfach und planbar. Welche Variante für Sie passt und wie lange Sie sie nehmen, entscheidet Ihre Ärztin oder Ihr Arzt individuell. Wichtig zu wissen: Blutverdünner helfen beim Abbau der Thrombose und verringern das Risiko einer Embolie. Gleichzeitig steigt aber in dem Moment das Risiko für Blutungen. Deshalb ist eine sorgfältige Aufklärung unverzichtbar.

Doch damit ist es noch nicht getan: Ihre Beine brauchen zwei weitere Helfer im Alltag – Bewegung und Kompression!

Bewegung ist Gold wert. Die Venen arbeiten wie Pumpen: Beim Gehen drücken die Waden das Blut zurück Richtung Herz. Alles, was die Muskeln aktiviert, und was Sie gerne machen, ist hilfreich: Spaziergänge, Fahrradfahren, Gymnastik, Yoga ... selbst kleine Schritte zählen. Nur Sportarten mit hohem Verletzungs- und damit Blutungsrisiko sollten Sie vorerst meiden, denn Sicherheit geht vor. Ein kleiner Waldspaziergang, tief durchatmen, den Kopf frei machen tut nicht nur den Venen, sondern auch dem Nervensystem gut.

Der zweite wichtige Faktor ist Kompression. Ich höre schon das typische: »Oh nein, die hässlichen Strümpfe!« Keine Sorge, die Zeiten sind vorbei. Heute gibt es solche Strümpfe in allen Materialien, Farben und Formen, individuell abgemessen, perfekt passend. Früher als hellbeige »Oma-Strümpfe« verschrien, können sie heute sogar modische Statements sein– knallige Farben, elegante Schwarzvarianten, auch für Männer unter dem Anzug. Ihre Beine sagen auf jeden Fall: »Danke!«

Kompressionsstrümpfe haben diese Effekte:

- **Gezielter Druck:** Am Knöchel am stärksten, Richtung Oberschenkel sanfter, das Blut fließt leichter nach oben.
- **Unterstützung der Muskelpumpe:** Beim Gehen helfen sie, das Blut effizient zurück zum Herzen zu drücken.
- **Entlastung der Venenklappen:** Die kleinen »Rückflussventile« arbeiten entspannter und zuverlässiger.

- **Reduktion von Schwellungen:** Weniger Flüssigkeit im Gewebe und die Beine fühlen sich leichter an.
- **Vorbeugung gegen neue Probleme:** Regelmäßiges Tragen kann künftige Beschwerden reduzieren.

Kurz und poetisch gesagt: Ein Kompressionsstrumpf ist wie eine liebevolle Umarmung für Ihre Beine – unterstützt, entlastet und immer im Einsatz für Sie.

Leben mit Thrombose

Als Gefäßmedizinerin, die viele Patientinnen und Patienten begleitet, kann ich Ihnen sagen: Die Diagnose Thrombose ist kein Weltuntergang, auch wenn der erste Schock groß ist. Das Leben fließt weiter, genau wie das Blut in Ihren Adern, und Ihr Körper kann oft mehr, als man denkt. Meistens baut er das Blutgerinnsel langsam und sicher ab und stellt den Durchfluss im betroffenen Gefäß wieder her. Der venöse Rückfluss funktioniert also irgendwann wieder – es ist fast so, als würde das Blut seinen alten Rhythmus zurückgewinnen.

Leider können die Venenklappen nach einer Thrombose manchmal einen kleinen Schaden behalten. Dann fließt das Blut nicht mehr ganz reibungslos zurück und es kann zu einem Rückstrom im tiefen Venensystem kommen. Dieses Krankheitsbild nennt man postthrombotisches Syndrom (PTS). Um das möglichst zu vermeiden, sind konsequente Blutverdünnung und das Tragen von Kompressionsstrümpfen von Anfang an enorm wichtig.

Die gute Nachricht: Viele Menschen erleben, dass sie die Thrombose gut überstehen und danach beschwerdefrei leben können. Die Diagnose ist erst einmal erschütternd, aber richtig erkannt und behandelt heißt das keineswegs, dass Sie sich schonen müssen. Ganz im Gegenteil: Gehen Sie spazieren, bewegen Sie sich regelmäßig, genießen Sie die kleinen Momente des Tages. Ihre Venen danken es Ihnen, die Beine fühlen sich leichter an, die Durchblutung bleibt im Fluss und Ihre Lebensqualität bleibt hoch. Mit ein bisschen Aufmerksamkeit, Bewegung und der richtigen Unterstützung können Sie Schritt für Schritt wieder sicher, stark und beweglich werden.

Faktencheck statt Gerüchteküche – was stimmt und was nur Märchen sind

»Mir kann nichts passieren – Thrombosen betreffen nur ältere oder kranke Menschen.«
Stimmt? Nein! Zwar stehen rund 20 Prozent der venösen Thrombosen im Zusammenhang mit einer Krebserkrankung, aber grundsätzlich kann jeder betroffen sein. Sobald man in eine Risikosituation gerät – sei es durch Operation, lange Immobilität oder bestimmte Medikamente –, kann es passieren, auch als junger, gesunder Mensch. Wichtig ist also, die Warnsignale zu kennen und auf den eigenen Körper zu hören.

»Wenn die Beine nicht weh tun, habe ich auch keine Thrombose.«
Stimmt? Leider nein. Thrombosen können ganz unterschiedliche Symptome zeigen. Manchmal tut gar nichts weh, und die Thrombose wird zufällig bei einer Untersuchung entdeckt. Sensibilität für die eigenen Beine ist daher ein echter Vorteil.

»Thrombosen entstehen nicht nur in den Beinen.«
Stimmt? Ja, das stimmt. Thrombosen können auch in den Armen, im Becken, in den Bauchgefäßen oder sogar im Gehirn auftreten. Überraschend: Etwa 10 Prozent der Thrombosen spielen sich außerhalb der Beine ab. Das macht deutlich, dass Vorsicht und Aufmerksamkeit überall wichtig sind – nicht nur von den Waden abwärts.

Kleine Alltagstipps mit großer Wirkung

Allen ist klar: Vorbeugen ist besser als heilen. Und zum Glück geht das oft viel einfacher, als man denkt. Mit ein paar kleinen Gewohnheiten können Sie Ihre Venen stark, flexibel und im Fluss halten:

- **Bewegung einbauen:** Stehen Sie zwischendurch auf, besonders wenn Sie lange sitzen, im Büro, beim Fernsehen oder auf Reisen. Schon kurze Pausen tun Ihren Venen richtig gut.
- **Mini-Übungen für zwischendurch:** Kreisen Sie die Sprunggelenke, strecken Sie die Beine, wippen Sie mit den Füßen, alles hält das Blut in Bewegung.
- **Flüssigkeit tanken:** Viel trinken hilft nicht nur Ihrem Kreislauf, sondern macht das Blut auch flüssiger und leichter fließend.

- **Kompression clever nutzen:** Stütz- oder Kompressionsstrümpfe unterstützen die Venen, besonders auf langen Flügen oder bei ausgedehnten Busfahrten.
- **Achtsamkeit für Ihre Venen:** Hören Sie auf Ihr Bauchgefühl. Fühlt sich etwas seltsam an? Dann lassen Sie Ihre Beine lieber einmal überprüfen.

Mit diesen kleinen Routinen tun Sie Ihren Beinen jeden Tag etwas Gutes, ganz ohne großen Aufwand.

(M)Ein Gedanke für Sie

Stillstand bremst alles. Auch Ihr Blut. Thrombosen tauchen plötzlich auf und können gefährlich werden. Aber Sie können aktiv werden: Ein bisschen Aufmerksamkeit, Wissen und kleine Alltagsrituale machen einen großen Unterschied.

KRANKE ARTERIEN: ARTERIELLE VERSCHLUSSKRANKHEIT

Haben Sie schon mal von der sogenannten »Schaufensterkrankheit« gehört? Der Name klingt ja erst mal harmlos, fast so, als ginge es um eine gemütliche Shoppingtour durch die Innenstadt. In Wahrheit steckt aber eine ernstzunehmende Durchblutungsstörung dahinter, die das Gehen mit der Zeit immer schwerer macht. Viele merken lange Zeit erst gar nichts, bis die Beine irgendwann anfangen zu streiken. Dann lohnt sich ein genauer Blick auf die Arterien. Diese können verengt sein. Das Blut, das eigentlich kräftig durchfließen sollte, zwängt sich dann mühsam durch den kleinen restlichen Gefäßdurchmesser hindurch. Die Muskeln bekommen dadurch zu wenig Sauerstoff, und das meldet sich mit Schmerzen oder Krämpfen. Darum ist es so wichtig, früh hinzuschauen, wenn die Beine erste Signale senden.

Erkennen

Unsere Arterien sind einfach großartig und voller Energie. Diese elastischen Gefäße transportieren Sauerstoff und Nährstoffe bis in die kleinsten Winkel unseres Körpers. In jungen Jahren sind sie glatt, geschmeidig und flexibel. Doch mit den Jahren lagert sich etwas ab, das dort eigentlich nichts zu suchen hat: Fett, Cholesterin, Kalk und Entzündungszellen. Medizinisch heißt das Arteriosklerose. Es entstehen kleine »Plaques«, also Ablagerungen, die sich in die Gefäßwand einnisten.

Eine Arteriosklerose läuft ungefähr so ab:

- Zuerst gibt es winzige Schwachstellen in der Gefäßinnenwand (dem Endothel).
- An diesen Stellen heften sich Cholesterinpartikel, Blutfette und bestimmte Entzündungszellen an.
- Es entsteht eine Art »Müllhalde« in der Gefäßwand, die Plaques wachsen langsam, wie eine immer dickere Kruste.
- Nach und nach verliert die Gefäßwand ihre Elastizität, das Gefäß wird enger.

Zunächst merken Sie davon oft gar nichts. Manchmal spüren Sie sogar dann nichts, wenn schon über die Hälfte des Gefäßdurchmessers verengt ist. Der Körper gleicht einiges aus, bildet Umgehungskreisläufe. Irgendwann reicht das aber nicht mehr: Wenn die Muskeln beim Gehen mehr

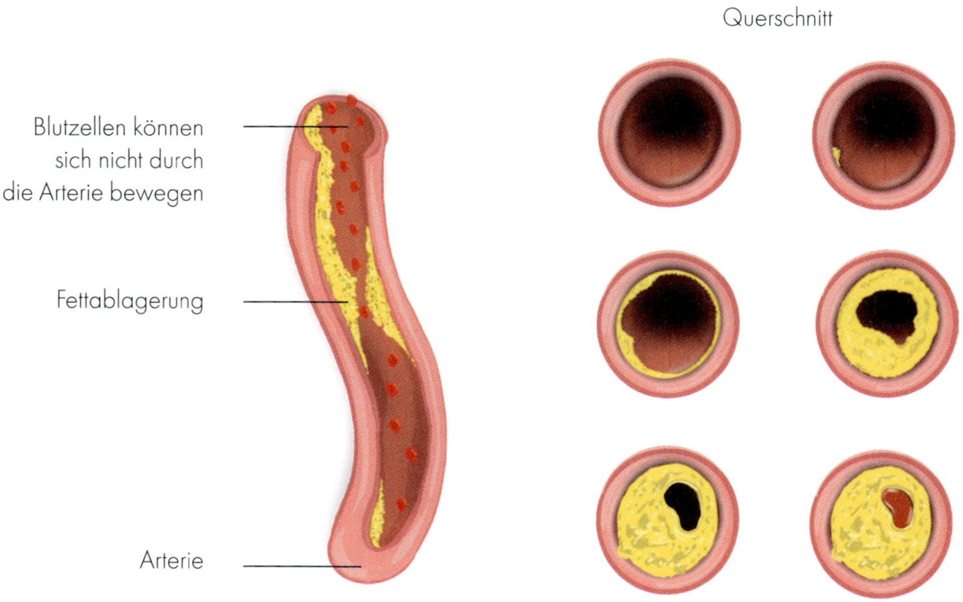

Nach und nach kann durch die Ablagerungen immer weniger Blut durch die Arterien fließen – ein dynamischer Prozess, der durch unsere Lebensweise beeinflusst wird.

Sauerstoff brauchen, kommt einfach nicht genug Blut an. Das Resultat: Schmerzen in den Beinen nach einer bestimmten Gehstrecke, typisch für die arterielle Verschlusskrankheit (AVK).

Besonders tückisch ist, dass manche Plaques instabil sind. Sie können aufreißen und dann bildet sich ein Blutgerinnsel, das das Gefäß im schlimmsten Fall komplett verschließt. Arteriosklerose ist also wie eine stille Baustelle in Ihrem Körper – jahrelang ist sie unsichtbar, bis die Engpässe zu groß werden und Beschwerden auftauchen.

Und noch etwas ist wichtig: Die AVK betrifft zwar oft die Beine, ist aber immer auch ein Spiegel für den ganzen Körper. Wer Ablagerungen in den Beinarterien hat, hat sie meistens auch in Herz- oder Halsschlagadern. Solche Beschwerden in den Beinen sind also ein echtes Warnsignal und ein Hinweis, dass Sie Ihre Gefäße im gesamten Körper ernst nehmen sollten.

Risikofaktoren: stille Verstärker der Arterienverengung

Arteriosklerose entsteht nicht aus dem Nichts. Bestimmte Faktoren wirken wie stille Unterstützer der Ablagerungen. Wer sie kennt, kann gezielt gegensteuern:

- **Rauchen:** Wussten Sie, dass eine Zigarette über 7000 Chemikalien enthält? Nikotin verengt dabei die Gefäße, Kohlenmonoxid reduziert die Sauerstoffversorgung. Rauchen gefährdet Ihre Arterien, Ablagerungen haben dann leichtes Spiel.
- **Bluthochdruck:** Dauerhaft hoher Druck reibt an den Gefäßwänden, kleine Verletzungen entstehen, Plaques, bilden sich leichter.
- **Erhöhte Blutfettwerte:** LDL, das »schlechte Cholesterin«, lagert sich ab. HDL, das »gute Cholesterin«, wirkt hingegen positiv. Kippen die Verhältnisse, gewinnt das schlechte Team.
- **Diabetes:** Zu viel Zucker schädigt ebenfalls die Gefäßinnenhaut. Entzündungen und Ablagerungen bekommen freie Bahn.
- **Bewegungsmangel:** Wer sich wenig bewegt, aktiviert die Muskelpumpe kaum. Das Blut fließt langsamer, Ablagerungen können leichter entstehen. Bewegung wirkt wie ein natürlicher »Spülgang« für die Arterien.

Alle diese Faktoren wirken zusammen wie ein Team, das die Arterien Stück für Stück verändert. Die gute Nachricht: Anders als bei vielen anderen Erkrankungen haben Sie bei der AVK echte Einflussmöglichkeiten – Rauchen aufgeben, Blutdruck und Zuckerwerte kontrollieren, aktiv bleiben. Wer früh damit anfängt, kann oft verhindern, dass kleine Beschwerden zu ernsthaften Problemen werden.

Fühlen (Symptome)

Ihr Körper ist häufig erstaunlich klar in seinen Botschaften. Die arterielle Verschlusskrankheit (AVK) ist allerdings manchmal etwas hinterlistig und macht sich oft nur schleichend bemerkbar. Am Anfang spürt man fast nichts, die Gefäße verengen sich still und heimlich. Doch irgendwann meldet sich das Problem unüberhörbar.

Das typische Warnzeichen, an dem Sie es merken können, sind Schmerzen in den Beinen beim Gehen, die nach einer kurzen Pause wieder verschwinden. Viele beschreiben das so: »Ich kann ein paar hundert Meter gehen, dann zieht es oder brennt in der Wade. Wenn ich stehen bleibe, geht es nach kurzer Zeit wieder.« Genau deshalb nennen wir das auch Schaufensterkrankheit. Der Name kommt daher, dass man beim Gehen eben wegen der Wadenschmerzen immer wieder stehen bleiben muss und dann so tut, als würde man sich entspannt ein Schaufenster anschauen.

In meiner Praxis höre ich oft: »Frau Doktor, ich dachte erst, das sei nur Müdigkeit oder ein Muskelkater.« Genau das passiert: Die AVK beginnt leise, und zwar mit einem Gefäßgeflüster. Je länger man die Signale aber ignoriert, desto mehr bremst sie den Alltag aus.

Tipp

Achten Sie auf die kleinen Hinweise! Ihr Körper flüstert, lange bevor er richtig schreit. Je früher wir das erkennen, desto einfacher lässt sich etwas tun.

Achten (Warnzeichen, wann man schnell zum Arzt muss)

Wie gesagt, die AVK ist lange ein stiller Begleiter. Viele Menschen merken über Jahre gar nichts, obwohl sich die Arterien schon langsam verengen. Der Körper ist eben ein Meister im Ausgleichen. Aber irgendwann kommt der Punkt, an dem das nicht mehr reicht und dann meldet er sich deutlich.

Das bekannteste erste Zeichen sind Schmerzen in den Beinen beim Gehen. Anfangs bemerkt man das nur nach längeren Strecken, später vielleicht schon nach ein paar hundert Metern. Häufig wird die Gehstrecke, die ohne Schmerzen möglich ist, immer kürzer und kürzer. Das ist meist der Moment, in dem die Betroffenen anfangen zu ahnen: »Irgendwas stimmt hier nicht.«

Aber das ist leider oft nur der Anfang. Wenn die Durchblutung weiter nachlässt, können die Beine auch in Ruhe schmerzen, besonders nachts, im Liegen. Viele meiner Patientinnen und Patienten erzählen mir, dass sie dann die Beine aus dem Bett hängen lassen, weil es dadurch ein kleines bisschen besser wird. Das hilft tatsächlich kurz, weil die Schwerkraft das Blut nach unten zieht, aber natürlich löst es das Problem nicht.

Auch die Haut kann sich verändern: Sie wird blasser, kühler, vielleicht wirkt sie ein bisschen dünner. Kleine Verletzungen brauchen plötzlich ewig, um zu heilen. Und im fortgeschrittenen Stadium können sogar Wunden entstehen, die sich gar nicht mehr richtig schließen; im schlimmsten Fall droht Gewebe abzusterben. Das nennen wir dann »Ulkus« (eine nicht heilende Wunde, Geschwür) oder »Gangrän« (abgestorbenes, dunkel verfärbtes Gewebe).

Darum ist dies mein ganz klarer Rat: Bitte warten Sie bei solchen Zeichen nicht ab. Wenn Sie merken, dass die Schmerzen zunehmen, die Beine blass oder eiskalt werden, Wunden nicht heilen oder sich dunkel verfärben – gehen Sie sofort zur Ärztin oder zum Arzt. Und wenn die Symptome plötzlich auftreten, das Bein also innerhalb kurzer Zeit kalt und blass wird, dann zögern Sie nicht, die Notfallnummer 112 anzurufen! Denn das kann ein akuter Gefäßverschluss sein und dann ist schnelle Hilfe entscheidend.

Ich weiß, das klingt alles ein bisschen dramatisch. Aber glauben Sie mir: Je früher man eingreift, desto besser sind die Chancen, bleibende Schäden zu vermeiden. Unser Körper gibt uns deutliche Warnzeichen. Wir müssen sie nur ernst nehmen.

Prüfen (Diagnostik)

Sie haben bemerkt, dass Ihre Beine beim Gehen schmerzen oder sich die Haut verändert? Dann haben Sie mit der ärztlichen Abklärung schon den ersten wichtigen Schritt gemacht: Sie warten nicht ab, sondern suchen ärztliche Hilfe. Aber was passiert jetzt genau?

Zuerst wird die Situation im Gespräch beschrieben: Als Gefäßmedizinerin frage ich ganz genau nach: Wann treten die Schmerzen auf, wie fühlen sie sich an, wie weit kommen Sie noch, bevor das Bein »streikt«? Ganz oft höre ich dann Sätze wie: »Ich dachte, das sei normal in meinem Alter.« Nein, das ist es nicht! Auch Risikofaktoren spielen eine Rolle dafür, wie früh und stark die Beschwerden auftreten: Rauchen, Bluthochdruck, Diabetes, erhöhte Cholesterinwerte sind Hinweise, die wir Ärztinnen und Ärzte sammeln, um die Gesamtsituation zu beurteilen.

Es folgt die körperliche Untersuchung. Ich schaue mir die Beine ganz genau an, denn Hautfarbe, Temperatur, kleine Wunden und alle anderen Veränderungen können Hinweise geben. Danach taste ich die Pulse entlang des Beins, und zwar in der Leiste, an der Kniekehle, am Fußknöchel oder auf dem Fußrücken. Wenn einer fehlt oder deutlich schwächer ist, ist das oft der erste konkrete Hinweis: Aha, hier stimmt der Blutfluss nicht ganz. Auch das Stethoskop hilft: Über den Arterien kann man manchmal Strömungsgeräusche hören, wenn das Blut sich sozusagen durch eine Engstelle quetscht. Das Geräusch klingt ganz typisch und hört sich ein bisschen wie ein Fauchen an.

Ein Test, der wirklich viel aussagt und trotzdem ganz simpel ist, heißt Knöchel-Arm-Index, kurz ABI. Dabei messen wir den Blutdruck am Arm und am Fußknöchel und vergleichen die Werte. Wenn der Druck am Bein deutlich niedriger ist, wissen wir: Das Blut kommt nicht mehr so durch die Gefäße, wie es sollte. Der Test ist schmerzfrei, dauert nur ein paar Minuten und ermöglicht, die Erkrankung ganz gut einschätzen zu können.

Wenn der Verdacht einer Arteriosklerose stärker wird oder sich schon bestätigt hat, sind noch genauere Untersuchungen wichtig. Mit der Ultraschalluntersuchung – im Speziellen der Doppler- oder Duplexsonografie – können wir die Gefäße gut darstellen und Engstellen genau lokalisieren. Wenn wir es noch genauer brauchen, nutzen wir eine CT- oder MR-Angiografie, das heißt eine detailliertere Darstellung der Arterien. Und manchmal, in speziellen Fällen, wird auch eine klassische Angiografie durchgeführt, bei der Kontrastmittel gespritzt wird. Der Vorteil: Manchmal kann man eine entdeckte Engstelle währenddessen gleich behandeln, und zwar mit einem Ballon oder einem kleinen Stent, der das Gefäß offenhält.

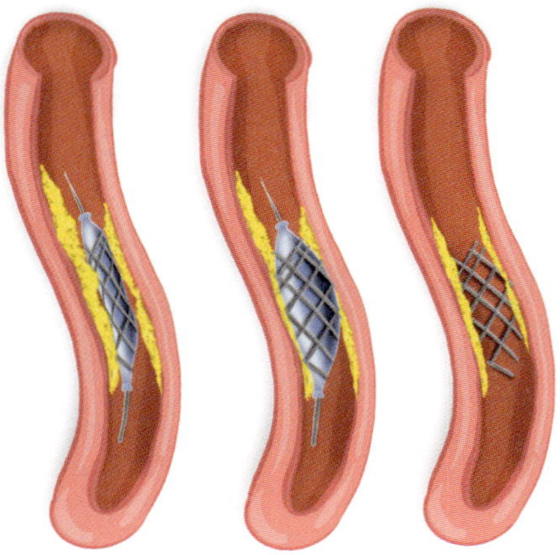

Ballon, Aufdehnung, Stent: so wird die Arterie wieder geöffnet und der Blutfluss gesichert.

Ich erlebe oft, dass Patientinnen und Patienten nach diesen Untersuchungen erleichtert aufatmen: »Endlich Klarheit!« Die Situation lässt sich nun viel besser einschätzen und es kann weitergehen mit der Überlegung, welcher Weg für Ihre Beine der Beste ist.

Handeln (Therapie)

Die Diagnose »arterielle Durchblutungsstörung« klingt im ersten Moment beunruhigend, kein Wunder, das Wort an sich ist ja schon ein kleiner Zungenbrecher. Aber aus der Erfahrung als Gefäßchirurgin kann ich Ihnen mitteilen: Es gibt wirklich viel, was für Ihre Beine getan werden kann, um den Blutfluss wieder in Schwung zu bringen. Und das Beste: Sie selbst haben dabei eine ganz zentrale Rolle.

Das Fundament: Lebensstil als Medizin

Das Erste, was in Leitlinien von Expertinnen und Experten empfohlen wird, ist eigentlich einfach und gleichzeitig für viele doch das Schwierigste überhaupt: Rauchstopp.

Ja, das ist eine ganz heftige Aufgabe. Aber glauben Sie mir: Ich habe schon viele Patientinnen und Patienten erlebt, die nach ein paar Wochen ohne Zigarette gemerkt haben, dass ihre Beine wieder besser durchblutet sind. Rauchen ist leider der Turbo für Gefäßschäden und Aufhören ist der beste Gefäß-Booster, den es gibt.

Genauso wichtig ist Bewegung!

Das klingt paradox, denn schließlich tut Gehen den Betroffenen ja weh, aber genau das ist das beste Training. Durch regelmäßiges Gehen »lernen« Ihre Gefäße, Umgehungskreisläufe zu bilden, kleine natürliche »Bypässe«, die die Engstellen überbrücken. In der Medizin nennen wir das strukturiertes Gehtraining, ich sage gern: Fitnessprogramm für Ihre Arterien.

So könnte das aussehen:

- Zügiges Losgehen, bis das Bein anfängt zu schmerzen.
- Kurz stehen bleiben, tief durchatmen, warten, bis der Schmerz nachlässt.
- Dann wieder weitergehen.

Tipp

Gehen Sie lieber täglich ein paar kurze Strecken, als einmal die Woche eine große Runde. Viele sagen mir später: »Ich hätte nie gedacht, dass schon 10 Minuten so viel verändern können.«

Medikamente: kleine Helfer mit großer Wirkung

Manchmal braucht es zusätzlich Medikamente, um die Gefäße zu entlasten, beispielsweise:

- **Thrombozytenhemmer wie ASS oder Clopidogrel:** Sie verhindern, dass Blutplättchen zusammenkleben und ein Gefäß plötzlich verstopfen.
- **Blutfettsenker (Statine):** Sie schützen die Gefäße langfristig und stabilisieren Ablagerungen (so sinkt das Risiko, dass sich kleine Stücke lösen und eine Embolie verursachen, siehe Seite 40).
- **Gefäßerweiternde Medikamente**, wenn Training und Basistherapie allein nicht reichen.

Wenn mehr Power nötig ist

Manchmal genügt das alles nicht, vor allem, wenn die Beine auch in Ruhe schmerzen oder Wunden schlecht heilen. Dann können ärztliche Eingriffe helfen, den Blutfluss wiederherzustellen:

- **Ballondilatation (PTA: perkutane transluminale Angioplastie):** Ein kleiner Ballon weitet das verengte Gefäß.
- **Stent:** Eine winzige Metallstütze hält die Arterie offen.
- **Bypass-Operation:** In schweren Fällen wird eine »Umleitung« gelegt, die aus einer körpereigenen Vene oder einem Kunststoffersatz besteht.

Das Ziel? Ganz klar: Lebensqualität zurückholen!

Es geht nicht nur um bessere Durchblutung, sondern darum, dass Sie wieder ohne Angst und Einschränkung durchs Leben gehen, spazieren, einkaufen, Freunde treffen – all das soll wieder selbstverständlich sein.

Leben mit AVK

Eine Diagnose wie AVK klingt im ersten Moment vielleicht bedrohlich, aber ich sehe sie anders: Sie ist kein Schlusspunkt, sondern ein Wendepunkt. Ihr Körper hat Ihnen ein deutliches Signal geschickt: »Bitte kümmere dich besser um deine Arterien.« Das ist eine echte Chance, und zwar nicht nur für Ihre Beine, sondern auch für Ihr Herz-Kreislauf-System insgesamt. Ihr Körper kann mehr, als Sie denken. Viele unterschätzen nämlich, wie anpassungsfähig unsere Gefäße sind. Arterien sind keine starren Rohre, sondern lebendige, dynamische Strukturen. Wenn ein Gefäß enger wird, versucht der Körper auszugleichen, er bildet kleine Umgehungskreisläufe, die auch Blut ans Ziel bringen. Das braucht Zeit, aber mit regelmäßigem Training kann das richtig gut funktionieren. Ich habe viele Patientinnen und Patienten gesehen, die nach ein paar Monaten gesagt haben: »Ich kann schon doppelt so weit gehen wie am Anfang.«

Eine AVK betrifft nicht nur die Beine, denn eine Engstelle in den Beinarterien ist oft nur die Spitze des Eisbergs. Wer Ablagerungen dort hat, hat meist auch welche in den Herz- oder Halsschlagadern. Deshalb verstehe ich die AVK immer auch als Warnsignal für das ganze Gefäßsystem. Es lohnt sich, Herz, Blutdruck, Blutzucker und Cholesterin gleich mit im Blick zu behalten.

Es ist also falsch, sich zu schonen, denn die Bewegung ist die Therapie. Ich weiß, viele denken nach der Diagnose, sie müssten sich jetzt lieber schonen. Aber ehrlich gesagt ist das Gegenteil richtig. Bewegung ist die beste Medizin für Ihre Arterien. Jeder Schritt zählt – auch wenn's am Anfang ziept oder zieht. Natürlich gilt: Wenn eine Wunde oder akute Beschwerden bestehen, halten Sie immer zuerst Rücksprache mit Ihrer Ärztin oder Ihrem Arzt. Aber grundsätzlich heißt es: Gehen Sie los. Regelmäßig. Schritt für Schritt.

Ihr Körper will, dass Sie aktiv bleiben. Sehen Sie die Diagnose also als Einladung oder noch besser als liebevolle Aufforderung Ihres Körpers. »Tu etwas Gutes für dich und deine Gefäße!«

Mit konsequentem Training, kleinen neuen Gewohnheiten und etwas Geduld können Sie nicht nur Ihren Alltag aktiv gestalten, sondern auch Ihr Risiko für Herzinfarkt, Schlaganfall oder Amputation deutlich senken. Und das Schönste ist: Sie merken mit der Zeit, dass es Ihnen insgesamt besser geht.

Irrtümer

»Mein Vater hatte auch schon eine schlechte Durchblutung, das wird bei mir auch passieren, egal was ich mache.«

Falsch. Obwohl es statistisch familiäre Häufungen gibt, haben Sie bei der AVK vieles selbst in der Hand und sind nicht Opfer einer vorbestimmten Erkrankung. Nehmen Sie Ihre Risikofaktoren in den Fokus, beeinflussen Sie Ihre Durchblutung mit einer gesunden Ernährung, Bewegung, Nikotinverzicht und der Kontrolle von Blutdruck, Cholesterinwerten und Zucker. Und die Karten für Ihre Durchblutung werden unabhängig von denen Ihrer Eltern ganz neu gemischt!

»Arteriosklerose kommt nur im hohen Alter.«
Falsch. Zwar steigt das Risiko mit zunehmendem Alter, aber die Gefäßverkalkung beginnt oft schon Jahrzehnte früher – manchmal unbemerkt in den Dreißigern oder Vierzigern. Ungünstige Faktoren wie Rauchen, Bluthochdruck oder Diabetes beschleunigen den Prozess massiv.

»Ich spüre nichts, also habe ich keine Gefäßprobleme.«
Leider falsch. AVK kann sich lange unbemerkt entwickeln. Manche Betroffene haben kaum Beschwerden – und entdecken die Erkrankung erst, wenn es schon zu Komplikationen kommt. Deshalb sind Vorsorgeuntersuchungen (zum Beispiel Blutdruckmessung an den Beinen, Ultraschalluntersuchung) so wichtig.

»Die Beine sind das einzige Problem bei AVK.«
Stimmt? Falsch! AVK ist wie ein Warnsignal für den ganzen Körper. Wer Engstellen in den Beinarterien hat, trägt auch ein deutlich höheres Risiko für Herzinfarkt und Schlaganfall. Die AVK ist also kein isoliertes »Beinproblem«, sondern Ausdruck einer allgemeinen Gefäßerkrankung.

»Rauchen schadet vor allem der Lunge.«
Das ist nur die halbe Wahrheit. Rauchen ist der stärkste einzelne Risikofaktor für die AVK. Schon wenige Zigaretten täglich können die Gefäße erheblich schädigen. Wer mit dem Rauchen aufhört, tut seinen Beinen, und natürlich auch Herz und Lunge, einen riesigen Gefallen.

Kleine Alltagstipps mit großer Wirkung

Bei der AVK gilt: Stillstand ist der größte Feind, Bewegung der beste Freund! Mit kleinen, aber konsequenten Veränderungen im Alltag können Sie Ihren Gefäßen viel Gutes tun:

- **Gehen, gehen, gehen:** Auch wenn es anfangs weh tut, ist genau das das Training für Ihre Gefäße! Bleiben Sie stehen, sobald der Schmerz kommt, warten Sie, bis er nachlässt, und laufen Sie weiter. Dieses »Gehtraining« ist die beste Durchblutungsförderung überhaupt.
- **Treppen statt Aufzug:** Jede Stufe zählt. Treppensteigen fordert die Muskulatur und bringt das Blut kräftig in Schwung.
- **Rauchen? Nein danke!** Jede Zigarette ist eine Belastung für Ihre Arterien. Der Verzicht ist das schönste Geschenk, das Sie Ihren Gefäßen machen können.
- **Gesunde Ernährung für gesunde Gefäße:** Viel Gemüse, Obst, Vollkorn, Nüsse und hochwertige Fette helfen, die Arterien elastisch zu halten. Sie sollten darauf achten, weniger Zucker, weniger Fertigprodukte, weniger oder besser keine tierischen Fette zu essen.

- **Regelmäßige Bewegung einplanen:** Fahrradfahren, Schwimmen, Walking ... alles, was die Beine fordert und die Durchblutung anregt, ist erlaubt.
- **Arzttermine wahrnehmen:** Kontrolluntersuchungen nicht aufschieben. Je früher Veränderungen erkannt werden, desto besser lässt sich gegensteuern.
- **Fuß- und Beinpflege nicht vergessen:** Gerade bei schlechter Durchblutung heilen kleine Verletzungen langsamer. Wichtig sind daher: gute Pflege und bequeme Schuhe. Druckstellen sind zu vermeiden.

Von der Gefäßchirurgin für Sie kurz zusammengefasst: Ihre Beine brauchen Bewegung und Zuwendung, jeden Tag ein bisschen. Kleine Routinen summieren sich und können den Krankheitsverlauf entscheidend beeinflussen.

(M)Ein Gedanke für Sie

Bei einer arteriellen Durchblutungsstörung haben Sie ganz viel selbst in der Hand: Jeder Schritt, jede Bewegung, gesunde Ernährung und Rauchstopp stärken Ihre Gefäße. Bitte legen Sie direkt heute los! Je früher Sie anfangen, desto mehr profitieren Ihre Beine und Ihr Körper.

SOS AUS DER BRUST: DER HERZINFARKT

Ein Herzinfarkt ist oftmals kein Hollywood-Drama, kein spektakulärer Griff an die Brust, kein theatralisches Umfallen. Wissen Sie, wie es oft wirklich aussieht? Viel unscheinbarer: Man sitzt abends auf dem Sofa, fühlt sich irgendwie komisch. Man spürt keinen richtigen Schmerz, sondern mehr so einen Druck im Oberbauch und zusätzlich einen kalten Schweißfilm auf der Stirn. »Ach, wahrscheinlich das Mittagessen«, denkt man. Aber in Wahrheit steckt dahinter etwas ganz anderes: ein Herzinfarkt.

Wichtig zu wissen

1. In Deutschland erleiden jedes Jahr rund 300 000 Menschen einen Herzinfarkt. Aber bei vielen hätte man die Vorboten schon Monate vorher erkennen können.
2. Manche Betroffene spüren die Warnzeichen gar nicht in der Brust, sondern nur im Arm, im Kiefer oder sogar im Oberbauch.
3. Frauen berichten häufiger über unspezifische Symptome wie Übelkeit oder ungewöhnliche Erschöpfung im Alltag.

Und genau das ist das Gemeine: Das Herz macht nicht immer großes Theater. Vor allem bei Frauen zeigt es sich oft ganz anders: Atemnot, Übelkeit, eine seltsame Schwäche, manchmal auch Schmerzen im Rücken oder Kiefer. Darum erzähle ich Ihnen das: Es lohnt sich immer, genauer hinzusehen und den eigenen Körper ernst zu nehmen.

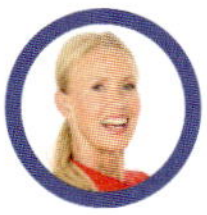

Wenn man sich vor Augen führt, dass jährlich mehr als 300 000 Menschen einen Herzinfarkt erleiden, dann wird schnell klar, warum es für mich eine echte Herzensangelegenheit ist, gemeinsam mit Dr. Kerstin Schick das Thema Herzgesundheit bekannter zu machen und mehr Bewusstsein dafür in unseren Alltag zu bringen.

Erkennen

Ein Herzinfarkt – allein das Wort löst bei vielen schon ein mulmiges Gefühl aus. Verständlich, denn das Herz ist unser Motor, der uns durchs Leben trägt. Wenn dieser Motor plötzlich ins Stocken gerät, merken wir das sofort. Aber was passiert da eigentlich genau?

Ganz einfach gesagt: Ein Herzinfarkt entsteht, wenn ein Teil des Herzmuskels nicht mehr genug Sauerstoff bekommt. Ihr Herz ist einer der fleißigsten Muskeln Ihres Körpers, es ist unermüdlich, rund um die Uhr im Einsatz. Damit es diese Leistung bringt, braucht es Sauerstoff. Der Sauerstoff wird über die Herzkranzgefäße angeliefert, also kleine, aber lebenswichtige Arterien, die den

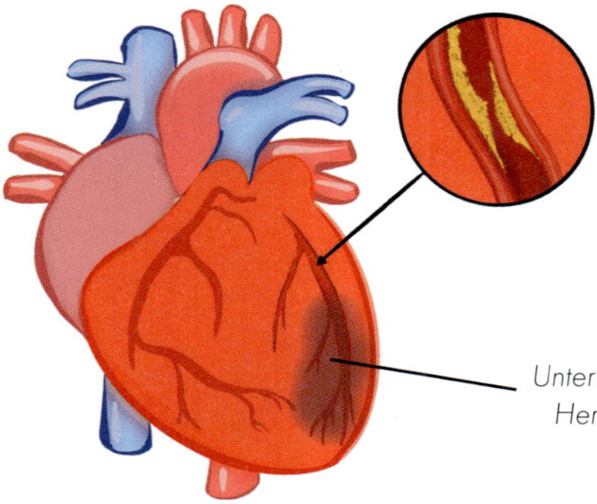

Herz mit Infarkt: durch den verringerten Fluss in den Herzkranzgefäßen erhält die Wandmuskulatur nicht mehr genügend Sauerstoff.

Herzmuskel versorgen. Wenn eines dieser Gefäße plötzlich verengt oder ganz blockiert ist, dann kommt kein sauerstoffhaltiges Blut mehr durch. Das ist der Moment, in dem der Herzmuskel unversorgt ist. Und genau das nennen wir Herzinfarkt.

Wie kommt es dazu? Meist schleicht sich das Ganze über Jahre ein. In den Gefäßen bilden sich kleine Ablagerungen, sogenannte Plaques, aus Fett, Kalk, Entzündungszellen und Gewebe. Das passiert leise, unbemerkt, und nicht jede dieser Ablagerungen ist gefährlich. Aber manche sind instabil. Reißt eine solche Platte ein, bildet sich an der aufgerissenen Stelle sehr schnell ein Blutgerinnsel und dieses kann das Gefäß komplett verschließen. Es kann kein Blut mehr hindurchfließen, und das betroffene Herzstück bekommt keinen Sauerstoff mehr.

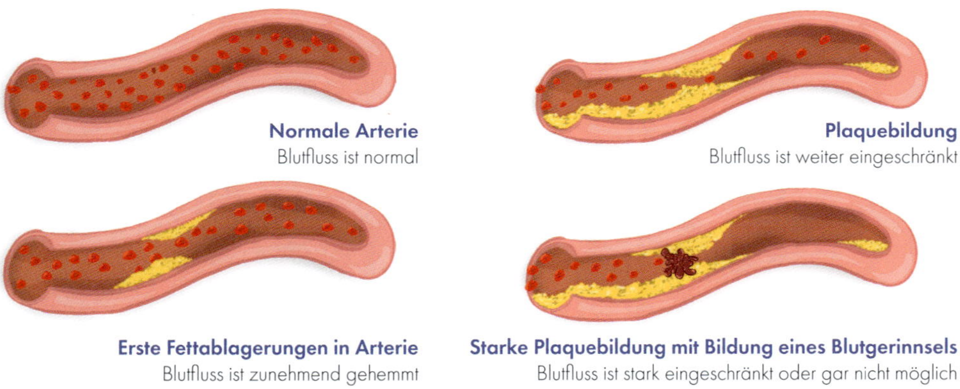

Im Inneren der Arterien sammeln sich Ablagerungen, die im Laufe der Zeit von kleinen Anhäufungen bis zu deutlich spürbarer Verengung oder sogar bis zum vollständigen Verschluss wachsen können.

Und dann geht alles sehr schnell. Innerhalb von Minuten beginnen die Herzmuskelzellen zu leiden, und wenn nichts unternommen wird, sterben sie ab. Die typischen Anzeichen kennen Sie bestimmt: Druck oder Enge in der Brust, Schmerzen, die in den Arm, Kiefer oder Rücken ausstrahlen, kalter Schweiß, Übelkeit oder ein Gefühl von Todesangst. Aber – und das ist richtig wichtig! – wie oben bereits beschrieben, nicht jeder Herzinfarkt sieht so aus. Gerade bei Frauen oder älteren Menschen sind die Symptome oft ganz anders: Sie verspüren eher Völlegefühl, Oberbauchschmerz, Übelkeit, Schwäche. Und genau deshalb wird der Herzinfarkt manchmal übersehen.

Ein Herzinfarkt passiert also nicht plötzlich aus dem Nichts. Die zunehmende Schädigung läuft meist seit Jahren: Bluthochdruck, Rauchen, Diabetes, hohe Blutfette, Bewegungsmangel oder Dauerstress – all das schwächt die Gefäße. Manchmal ist es dann nur ein kleiner Auslöser, der bekannte kleine Tropfen, der das Fass zum Überlaufen bringt: Eine weitere stressige Situation, eine kurzfristige starke, körperliche Anstrengung. Übrigens sind nicht alle Herzinfarkte gleich groß: Manche sind klein und hinterlassen kaum Spuren, andere sind massiv. Die gute Nachricht ist, dass unser Herz anpassungsfähig ist. Es kann kleine Schäden erstaunlich gut ausgleichen. Aber es hat auch seine Grenzen. Je früher man reagiert, desto mehr Herzmuskel lässt sich im Fall eines Infarkts retten. Und das ist die eigentliche Botschaft: Ein Herzinfarkt ist ein Notfall, aber einer, bei dem schnelle Hilfe Leben retten kann.

Fühlen (Symptome)

Unser Herz ist ein echtes Kommunikationswunder. Es schlägt nicht nur im Takt unseres Lebens, sondern sendet auch deutliche Signale, wenn etwas aus dem Gleichgewicht gerät. Diese Zeichen zu kennen, kann den entscheidenden Unterschied machen und sie sind oft gar nicht so schwer zu erkennen.

Die Vorboten: wenn das Herz anfängt, sich zu beschweren

Viele Menschen spüren erste Warnsignale, lange bevor es zu einem Herzinfarkt kommt. Typisch sind:

- Druck oder Engegefühl in der Brust, als würde jemand einen Gürtel zu fest zuschnallen.
- Ausstrahlung in andere Körperregionen, etwa in den linken Arm, den Rücken, den Kiefer oder den Oberbauch.
- Kurzatmigkeit, schon bei kleinen Anstrengungen fehlt plötzlich die Luft.
- Begleitende Symptome wie Schweißausbrüche, Übelkeit oder Schwindel.

Das Besondere ist, diese Beschwerden treten oft bei körperlicher Belastung oder Stress auf und verschwinden wieder in Ruhe. Genau das ist ein wichtiges Warnsignal, das Sie unbedingt ernst nehmen sollten.

Diese frühen Zeichen sind Gold wert! Natürlich ist es verlockend, zu denken: »Ach, das geht schon wieder weg.« Aber genau diese Momente sind Chancen. Wer die Signale erkennt und ernst nimmt, kann rechtzeitig reagieren und das Herz schützen, bevor es zum Notfall kommt. Wer also solche Signale wahrnimmt, sollte direkt einen Termin bei einer Kardiologin oder einem Kardiologen vereinbaren und sich ärztlich untersuchen lassen. So lässt sich verhindern, dass Schlimmeres eintritt!

Achten (Warnzeichen)

Wenn es dann doch zu einem echten Herzinfarkt kommt, ist ein lebensbedrohlicher Notfall eingetreten. Jetzt heißt es: Jede Minute zählt! Der Herzmuskel braucht in jedem Moment Sauerstoff. Ist ein Herzkranzgefäß plötzlich blockiert, wird ein Teil des Muskels nicht mehr ausreichend versorgt und bleibende Schäden können unmittelbar eintreten.

Achten Sie auf folgende Signale der Notfallsituation:

- Plötzlich einsetzende starke oder drückende Schmerzen in der Brust, oft in der Mitte, manchmal ausstrahlend in Arm, Schulter, Rücken, Hals oder Kiefer
- Spontane Atemnot
- Starkes Schwitzen, besonders kalter Schweiß
- Schwindel oder Ohnmacht
- Übelkeit oder Erbrechen
- Ungeklärte, plötzliche Unruhe, Angstgefühl oder richtige Panik

Sobald Sie den Verdacht haben, dass ein Herzinfarkt im Gange ist:

- Rufen Sie sofort den Notruf
- Bewegen Sie sich möglichst wenig
- Bleiben Sie ruhig, vermeiden Sie unnötige Belastung des Herzens
- Fahren Sie nicht selbst ins Krankenhaus, warten Sie auf den Rettungsdienst

Je schneller Sie jetzt handeln, desto größer ist die Chance, dass der Herzmuskel geschont bleibt und Sie ohne bleibende Schäden davonkommen.

Prüfen (Diagnostik)

Sie haben den Notruf gewählt, der Rettungsdienst ist unterwegs oder Sie sind bereits im Krankenhaus – gut, das war der richtige Schritt! Jetzt beginnt die Spurensuche: Liegt wirklich ein Herzinfarkt vor, und wenn ja, wie schwer ist er?

Zunächst wird das medizinische Team mit Ihnen sprechen und folgende Fragen genau klären: Wann haben die Beschwerden begonnen? Wie fühlen sie sich an? Strahlen sie irgendwohin aus? Gab es vorher ähnliche Symptome? Ebenso abgefragt werden Vorerkrankungen, Medikamenteneinnahme oder Risikofaktoren wie Bluthochdruck, Diabetes, Rauchen oder Cholesterinwerten.

Dann folgt die körperliche Untersuchung: Blutdruck, Puls, Sauerstoffsättigung und allgemeiner Zustand werden geprüft.

Ein EKG (Elektrokardiogramm) ist der nächste Schritt. Es zeigt, ob Teile des Herzmuskels gerade unterversorgt sind. Dabei können bereits typische Veränderungen im Herzrhythmus oder in der elektrischen Aktivität auf einen Infarkt hinweisen.

Bluttests liefern weitere wichtige Hinweise:

- Troponin: ein Eiweiß, das bei Herzmuskelzellschäden ins Blut gelangt. Ein erhöhter Wert spricht stark für einen Herzinfarkt.
- Weitere Werte wie CK-MB oder myokardiales Enzymprofil helfen, das Ausmaß des Infarkts einzuschätzen.

Zusätzlich können Bildgebungsverfahren wie die Herzultraschalluntersuchung (Echokardiografie) oder, in speziellen Fällen, eine Koronarangiografie notwendig sein. Bei letzterer wird über ein Katheterverfahren sichtbar, welche Herzkranzgefäße blockiert sind. Oft kann hier sogar direkt eine Behandlung erfolgen, etwa das Aufdehnen der Engstelle mit einem Ballon oder das Einsetzen eines Stents.

Das Wichtigste ist: Je früher die Diagnose gestellt wird, desto schneller kann das Herz wieder mit Sauerstoff versorgt werden und umso weniger Muskelzellen sterben ab. Jede Minute zählt, also vertrauen Sie Ihrem Gefühl und handeln Sie sofort, wenn der Verdacht besteht.

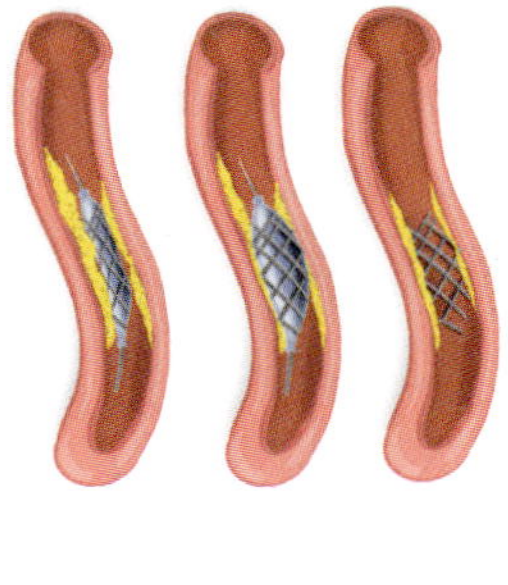

Ein Stent kann die Engstellen in den Blutgefäßen beheben.

Handeln (Therapie)

Hat das Herz tatsächlich einen Infarkt erlitten, gilt: Schnelle Behandlung rettet Leben. Das Ziel der Therapie ist immer dasselbe, nämlich die Durchblutung des Herzmuskels so schnell wie möglich wiederherzustellen und den Schaden möglichst klein zu halten.

Erste Maßnahmen sind Sauerstoffgabe, Schmerzmittelgabe, Beruhigung und Überwachung. Währenddessen wird oft sofort entschieden, wie der Infarkt behandelt wird.

Medikamentös kommen verschiedene Substanzen zum Einsatz:

- Blutverdünner verhindern, dass sich neue Blutgerinnsel bilden und alte Gerinnsel weiterwachsen.
- Schmerzmittel und Betablocker entlasten das Herz und verhindern zusätzlichen Stress.
- Nitroglyzerin kann die Herzkranzgefäße erweitern und den Druck auf das Herz senken.

Darüber hinaus kommen oft sogenannte interventionelle Verfahren zum Einsatz: Wenn eine Arterie stark verengt oder verschlossen ist, wird häufig eine Katheterbehandlung (PCI: perkutane koronare Intervention) durchgeführt. Ein winziger Ballon wird in das Gefäß eingeführt und aufgeblasen, um die Blockade zu öffnen. Danach wird oft ein Stent eingesetzt, das heißt ein kleines Metallröhrchen, das die Arterie offenhält. Der Zugang erfolgt entweder über die Arterien in der Leiste oder am Arm. Da man im Nachgang eine Nachblutung erleiden könnte, wird für mehrere Stunden strikte Bettruhe verordnet. Dann geht es häufig aber relativ schnell wieder gewohnt weiter.

Bei manchen Patientinnen und Patienten wird eine Operation, etwa eine Bypass-Operation, nötig, bei der das Blut um die verstopfte Arterie herumgeleitet wird. Das ist ein größerer Eingriff, aber bei umfangreicher Gefäßverkalkung lebensrettend. Der Bypass ist, wenn es möglich ist, ein eigenes Gefäß von einer anderen Körperstelle, häufig die linke Brustwandarterie oder Unterarmarterie oder eine oberflächliche Vene vom Bein. In sehr seltenen Fällen gibt es kein geeignetes Gefäß. Dann greifen die Herzchirurginnen oder -chirurgen auf künstliche Gefäßstücke oder clevere Kombinationen zurück. Jede Lösung stellt ein begeisterndes Meisterwerk aus Erfahrung und Präzision dar.

Ein Herzinfarkt ist ein ernstzunehmender Notfall, aber heutzutage gibt es zum Glück viele Möglichkeiten, die Schäden zu begrenzen und das Leben wieder in Fluss zu bringen.

Leben mit Herzinfarkt

Ein Herzinfarkt verändert vieles, das stimmt. Aber er bedeutet nicht das Ende Ihres aktiven Lebens. Der Körper hat eine erstaunliche Fähigkeit zur Heilung und Ihr Herz ist da keine Ausnahme. Ich sehe es immer wieder: Mit der richtigen Unterstützung kann sich das Herz wunderbar erholen.

Nach dem akuten Infarkt ist erst einmal Ruhe wichtig, der Körper braucht Zeit. Aber danach beginnt der eigentlich entscheidende Teil, die Rehabilitation. Sie ist der Weg zurück in ein sicheres, starkes und selbstbestimmtes Leben. Viele denken dann zwar auch langfristig: »Jetzt muss ich mich schonen.« Tatsächlich jedoch ist das Gegenteil richtig. Regelmäßige, dosierte Bewegung ist die beste Medizin für Ihr Herz. Spaziergänge, leichtes Radfahren oder eine Herzsportgruppe – das alles hilft, den Herzmuskel zu stärken und die Durchblutung zu verbessern. Wichtig ist nur, dass Sie langsam beginnen, sich nicht überfordern und gut auf Ihren Körper hören. Jeder Schritt zählt, und zwar lieber regelmäßig und in kleinen Portionen als selten und übertrieben. Ihr Herz liebt Rhythmus, keine Hauruckaktionen.

Auch die Ernährung spielt eine große Rolle. Herzfreundlich essen heißt nicht, dass Sie auf alles verzichten müssen, was Sie besonders gerne essen, sondern dass Sie bewusster wählen. Sich mit viel Gemüse, Obst, Vollkorn, pflanzlichen Ölen statt Butter und möglichst wenig Salz oder stark verarbeiteten Produkten zu ernähren, macht schon einen großen Unterschied. Das ist einer dieser Alltagstipps, die doch große Wirkung haben: Sehen Sie jede Mahlzeit als eine kleine Chance, etwas Gutes für Ihr Herz zu tun.

Ein weiterer Punkt, den viele unterschätzen, ist der Stress. Dauerhafter Stress lässt den Blutdruck steigen und bringt Unruhe ins Herz-Kreislauf-System. Deshalb ist es wichtig, regelmäßig Pausen einzubauen, sei es mit Atemübungen, Spaziergängen, Musik oder einem Moment der Ruhe. Das Herz braucht nicht nur Bewegung, sondern auch Entspannung.

Und dann gibt es die klassischen Risikofaktoren: Blutdruck, Blutzucker, Cholesterin. Sie sollten regelmäßig überprüft werden; bitte ändern Sie Ihre Medikation nie eigenmächtig, sondern immer in Absprache mit Ihrer Ärztin oder Ihrem Arzt. Ganz entscheidend ist auch der Rauchstopp. Ich weiß, das ist ein großes Thema und niemand schafft das von heute auf morgen. Aber es lohnt sich wie kaum etwas anderes. Schon nach wenigen Wochen verbessern sich Atmung und Blutdruck und das Risiko für einen weiteren Infarkt sinkt deutlich. Rauchen verdoppelt bis verdreifacht das Herzinfarktrisiko, bei Jüngeren ist es in 80 Prozent der Fälle der entscheidende Faktor. Die gute Nachricht ist: Wer aufhört, kann das meiste wieder gutmachen, nach ein paar Jahren gleicht sich das Risiko fast dem von Nichtrauchern an. Es ist also nie zu spät, um mit dem Aufhören anzufangen.

Viele erleben nach einem Infarkt Verunsicherung, Angst, dass es wieder passieren könnte, oder Sorge, etwas falsch zu machen. Das ist völlig normal. Wichtig ist, den Mut nicht zu verlieren und sich kleine, erreichbare Ziele zu setzen. Ein paar Schritte mehr, eine Mahlzeit bewusster, eine Pause öfter, jede kleine Entscheidung zählt. So kommen Sie Schritt für Schritt zurück in ein aktives Leben, und Ihr Herz macht mit. Ein Herzinfarkt ist kein Stoppschild, sondern ein Weckruf. Ihr Körper sagt: »Kümmere dich um mich.« Und wenn Sie das tun, und zwar mit Geduld, Bewegung, bewusster Ernährung und etwas Selbstfürsorge, dann gewinnt Ihr Herz an Stabilität. Und Sie gewinnen Lebensfreude zurück.

Irrtümer

Es kursieren viele Gerüchte über Herzinfarkte – Zeit, ein bisschen Klarheit zu schaffen.

»Die Schmerzen sind immer stark und typisch.«

Das ist ein Mythos. Viele denken an dramatische Brustschmerzen, die in den linken Arm ausstrahlen. Manche spüren den Infarkt jedoch nur als Druck, Engegefühl, Atemnot, Übelkeit oder sogar nur als Rückenschmerz. Besonders Frauen, ältere Menschen und Diabetiker haben oft eher untypische Symptome. Sensibilität für die eigenen Körpersignale kann lebensrettend sein.

»Wenn ich mich gesund ernähre und Sport mache, passiert mir nichts.«

Das ist leider auch nicht ganz richtig. Gesunder Lebensstil reduziert das Risiko, aber ein Herzinfarkt kann auch bei Menschen auftreten, die sich eigentlich gut um sich kümmern. Die Kombination aus Lebensstil, Genetik und anderen Risikofaktoren entscheidet. Vorbeugen lohnt sich also trotzdem immer!

»Lieber auf den Rettungsdienst warten, als ins Krankenhaus fahren!«

Stimmt! Der Rettungsdienst rettet Leben. Hier werden Sie inklusive Erstmaßnahmen, Monitoring, Sauerstoff und Notfallmedikamenten versorgt. Den Profis zu vertrauen ist vollkommen richtig.

»Nach einem Infarkt muss ich mich für immer schonen.«

Falsch! Schonung direkt nach dem Infarkt ist wichtig, aber gezielte Bewegung, Herzsport, Stressabbau und Alltagstraining sind entscheidend, um das Herz zu stärken. Wer sich bewusst bewegt, das Herz unterstützt und Risikofaktoren reduziert, steigert die Lebensqualität enorm.

»Der Herzinfarkt ist eine reine Männerkrankheit!«

Falsch. Raten Sie mal, woran Frauen in Deutschland am häufigsten sterben? Genau: An Herz-Kreislauf-Erkrankungen. Daher gilt es, ganz besonders wachsam für die Anzeichen zu sein.

Kleine Alltagstipps mit großer Wirkung

Ihr Herz tut so viel für Sie! Schenken Sie ihm daher Wertschätzung durch kleine Alltagsentscheidungen. Kleine Gewohnheiten können viel bewirken, wenn sie regelmäßig umgesetzt werden:

- **Bewegung im Alltag einbauen:** Treppen statt Aufzug, kurze Spaziergänge in der Mittagspause, Radfahren zur Arbeit – jede Bewegung zählt und stärkt Herz und Gefäße.
- **Herzfreundliche Ernährung:** Viel Obst, Gemüse, Vollkornprodukte, gute Fette, kein Fleisch, weniger stark verarbeitete Lebensmittel und Zucker – so bleiben das Herz und die Gefäße elastisch und das Blut fließt besser.
- **Stress abbauen:** Kleine Achtsamkeitsübungen, Atemtechniken oder kurze Pausen helfen, den Herzrhythmus zu stabilisieren und den Blutdruck zu senken.
- **Rauchen ade:** Jeder Tag ohne Tabak ist ein Gewinn für die Gefäße.
- **Regelmäßige Gesundheits-Checks:** Blutdruck, Cholesterin, Blutzucker im Blick behalten. Frühe Kontrolle hilft, Risikofaktoren zu erkennen und rechtzeitig zu handeln.
- **Kein Alkohol, auch nicht in Maßen:** Heute weiß man: Alkohol ist Gift für unseren Körper und tatsächlich ist jedes Glas, auch das gelegentliche, ein Glas zu viel und belastet unsere Organe. Stellen Sie daher lieber auf alkoholfreie Alternativen um.
- **Gefäßgeflüster wahrnehmen:** Achten Sie auf die zarten Signale des Körpers! Engegefühl in der Brust, wiederkehrende, ungewohnte Atemnot, Müdigkeit oder gelegentliches Herzrasen sind ernstzunehmen. Es gilt ganz klar: Suchen Sie lieber einmal zu viel die Ärztin oder den Arzt auf als zu wenig.

Extratipp

Setzen Sie auf kleine, nachhaltige Veränderungen statt auf strikte, sehr starke Umstellungen. Herzgesund leben ist kein Sprint, sondern ein Marathon und muss langfristig funktionieren. Am besten ist es, die Änderungen Schritt für Schritt umzusetzen und dann lange durchzuhalten!

(M)Ein Gedanke für Sie

Ein Herzinfarkt ist ein Schock – für den Körper und für die Seele. Aber wissen Sie was? In den Gesprächen mit meinen Patientinnen und Patienten habe ich erlebt: Der Infarkt kann auch ein Wendepunkt sein. Viele sagen mir: »Er hat mir die Augen geöffnet.« Plötzlich rückt das Wesentliche in den Mittelpunkt: Die liebsten Menschen, einzigartige Momente und mehr Bewegung, weniger Stress, gesunde Ernährung – und vor allem die Freude am Leben.

UNSER GEHIRN IN GEFAHR: CAROTISSTENOSE UND SCHLAGANFALL

Es ist ein wunderschöner, sonniger Morgen. Sie freuen sich auf den Tag und greifen nach Ihrer Kaffeetasse. Und plötzlich kommt alles ganz anders als gedacht. Die Tasse entgleitet Ihnen, weil Ihre Hand nicht mehr richtig funktioniert. Sie wollen gerade noch sagen: »So ein Mist« – da merken Sie, dass auch aus Ihrem Mund gar keine klaren Worte mehr kommen.

So kann sich ein Schlaganfall bemerkbar machen. Es ist ziemlich erschreckend, wenn man plötzlich nicht mehr Herr oder Herrin seiner eigenen Bewegungen oder Sprache ist. Vielleicht kennen Sie ja jemanden, der plötzlich einen Schlaganfall hatte; jährlich erleiden circa 270 000 Menschen in Deutschland einen Schlaganfall. Oft beginnt es ganz unscheinbar: ein herabhängender Mundwinkel, undeutliche Sprache, ein Arm, der einfach nicht mehr das tut, was man möchte. Von einem Moment auf den anderen verändert sich mit diesen kleinen Einschränkungen manchmal das ganze Leben. Das macht Angst und viele Patientinnen und Patienten kommen mit dieser Sorge zu mir, da sie befürchten, dass die Halsarterien die Übeltäter für einen drohenden Schlaganfall sein könnten. Und damit haben sie auch nicht unrecht, denn eine Verengung der Halsarterien kann bei einem ausgeprägten Befund auch zu einem Schlaganfall führen. Damit Sie Bescheid wissen und es so weit gar nicht erst kommt, nehme ich Sie jetzt mit in die faszinierende Welt der Blutversorgung unseres Gehirns.

Erkennen

Unser Gehirn ist einfach unglaublich. Etwa 86 Milliarden Nervenzellen arbeiten dort, und die Signale rasen mit einer unfassbaren Geschwindigkeit hin und her. Obwohl das Gehirn nur einen kleinen Teil unseres Körpergewichts ausmacht, verbraucht es einen großen Teil des Sauerstoffs und der Nährstoffe, die wir aufnehmen. Und das Beste ist: Es verändert sich ein Leben lang. Wir können also bis ins hohe Alter lernen, erinnern, fühlen und denken, solange das Gehirn ausreichend versorgt wird.

Jede einzelne Nervenzelle hängt vom Blutstrom ab und für diesen Blutstrom ist – auf jeder Seite – ein ganz besonderes Gefäß zuständig: die Halsschlagader, medizinisch *Arteria carotis* genannt.

Der Name kommt aus dem Griechischen und bedeutet so viel wie »in tiefen Schlaf versetzen«, weil Druck auf diese Arterie tatsächlich zur Ohnmacht führen kann. Die alten Ägypter nannten sie »das Tor zum Leben« und ehrlich gesagt: Schöner kann man es kaum sagen.

Die Carotis ist die wichtigste Versorgung fürs Gehirn. Die beiden Halsschlagadern verlaufen rechts und links an Ihrem Hals, gut tastbar neben der Luftröhre. Wenn Sie möchten, legen Sie einfach mal zwei Finger dorthin und spüren Sie, wie Ihr Puls schlägt. Dieses kleine, ruhige Klopfen zeigt Ihnen, dass hier gerade die Energie fürs Denken, Fühlen und Leben fließt.

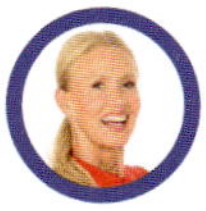

Beim Wort Carotis denken viele Nicht-Mediziner erst einmal, ich hätte Karotte falsch ausgesprochen. Dabei steckt dahinter einer der spannendsten Bereiche unseres Gefäßsystems. Und genau hier können wir mit bewusster Ernährung richtig viel bewirken, damit Ablagerungen an dieser zentralen Stelle langsamer entstehen. Besonders hilfreich sind ungesättigte Fette, wenig Salz und jede Menge frisches Gemüse.

Hauptaufgabe dieser Arterien ist, sauerstoffreiches Blut ins Gehirn zu bringen. Das klingt schlicht, ist aber absolut lebensentscheidend. Weil das Gehirn nie Pause macht, arbeitet auch die Carotis ohne Unterbrechung, Tag und Nacht, immer in Bewegung. Etwa ein dreiviertel Liter Blut rauscht jede Minute durch sie hindurch. Nur ein paar Sekunden ohne Durchblutung können schon Schwindel verursachen, und nach wenigen Minuten ohne Blut drohen dauerhafte Schäden.

Manchmal bilden sich in dieser Halsschlagader Ablagerungen, also kleine Schichten aus Fett, Kalk und Entzündungszellen, die man Plaques nennt – alte Vertraute, die wir schon von der AVK (siehe Seite 46) und dem Herzinfarkt (siehe Seite 56) kennen. Dadurch wird das Gefäß enger – fast wie ein Gartenschlauch, in dem sich Kalk abgesetzt hat. Diese Engstelle nennt man Stenose.

Das Heimtückische ist, dass man das oft lange gar nicht merkt. Wenn aber ein Plaque aufreißt und sich ein Blutgerinnsel bildet, kann das den Blutstrom plötzlich blockieren. Dann droht ein Schlaganfall oder die Vorstufe davon, eine sogenannte TIA.

Vielleicht haben Sie das Wort TIA schon einmal gehört, die Abkürzung steht für transitorisch-ischämische Attacke. Das klingt kompliziert, aber im Grunde ist es wie eine kleine Warnlampe des Körpers. Für einen Moment bekommt das Gehirn nicht genug Blut; es ist fast so, als würde jemand kurz auf Pause drücken. Plötzlich kribbelt eine Hand, der Mundwinkel hängt, die Sicht verschwimmt oder man kann nicht richtig sprechen. Nach kurzer Zeit ist alles wieder normal. Und genau das ist das Tückische daran. Weil es wieder vergeht, nehmen viele es nicht ernst. Aber eine TIA ist ein deutlicher Hinweis des Körpers, der sagt: »Hier stimmt etwas nicht, bitte kümmere dich um deine Gefäße.« Wenn man das ignoriert, kann daraus ein richtiger Schlaganfall werden.

Ein echter Schlaganfall entsteht dann, wenn das Gehirn für einige Minuten zu wenig Sauerstoff bekommt. Unsere Nervenzellen sind echte Sensibelchen, sie sind sehr empfindlich und halten Sauerstoffmangel nicht lange aus. Schon nach kurzer Zeit zeigen sie, dass ihnen etwas fehlt. Ein Arm wird schwach, die Sprache stolpert, die Sicht verschwimmt.

In den meisten Fällen ist ein Gefäß verstopft, manchmal aber platzt auch eines. Bei der häufigeren Variante steckt ein Blutgerinnsel dahinter. Das kann direkt im Gehirn entstehen oder es wird aus einer anderen Region angeschwemmt, etwa aus dem Herzen oder der Halsschlagader. Ich erkläre das oft so: Stellen Sie sich den Blutstrom wie einen Fluss vor und das Gerinnsel wie ein kleines Stöckchen. Solange der Fluss breit genug ist, schwimmt es einfach mit, aber irgendwann bleibt es stecken und das Wasser staut sich.

Bei der anderen Variante, der Blutung, platzt ein Gefäß im Gehirn. Dann läuft Blut ins umliegende Gewebe, drückt darauf und stört die Versorgung. Auch das ist gefährlich und die Symptome

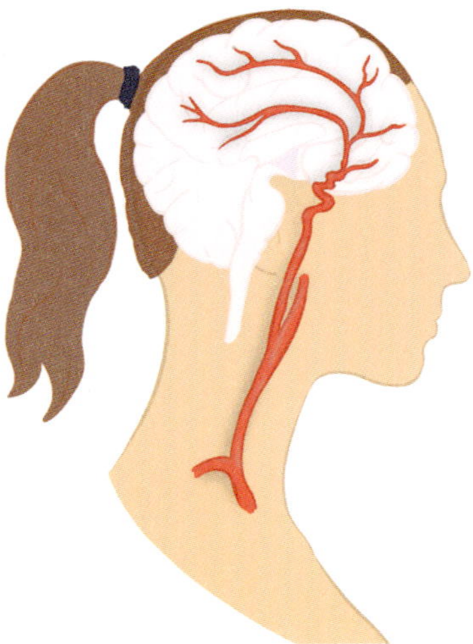

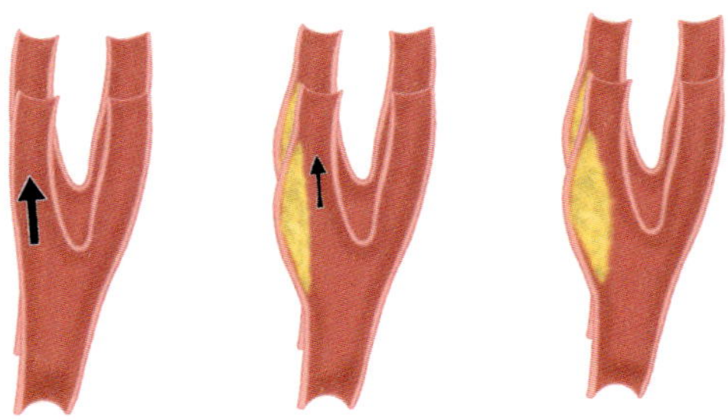

Carotisstenose: Ablagerungen verengen die Halsarterie und beeinflussen so den direkten Blutfluss zum Gehirn.

sind dieselben, aber die nötige Therapie unterscheidet sich. Deshalb ist es so wichtig, bei jedem Verdacht auf Schlaganfall sofort zu reagieren und medizinische Hilfe zu holen. Jede Minute zählt.

Fühlen (Symptome)

Gehen wir noch einmal ein Stück zurück, bevor es überhaupt zu einem Schlaganfall kommt, also zur Carotisstenose. Wie fühlt sich so eine Einengung eigentlich an? Kann man sie spüren? Leider nein. Das Heimtückische an der Carotisstenose ist, dass sie oft völlig still bleibt. Die Halsschlagadern können sich langsam und leise verengen, ohne Schmerzen, ohne Ziehen, ohne sichtbares Zeichen von außen. Kein Pochen, kein Warnschild, nichts, was uns aufmerksam machen würde.

Erst wenn die Engstelle größer wird, meldet sich der Körper manchmal mit kleinen Warnsignalen. Das können ganz kurze Sprachprobleme sein, ein Arm, der sich plötzlich taub anfühlt, oder ein schwarzer Vorhang vor einem Auge, der sich nach wenigen Minuten wieder lichtet.

Manchmal sieht das im Alltag so aus: Sie gehen entspannt durch den Park und genießen die Sonne, als plötzlich ein dunkler Schatten Ihr Auge verdeckt. Minuten später ist alles wieder gut. Oder Sie sitzen gemütlich auf dem Sofa, und für einen Moment kribbelt Ihre Hand, der Mund fühlt sich taub an, und ehe Sie sich versehen, ist alles wieder vorbei. Vielleicht wollen Sie gerade den Schlüssel ins Schloss stecken, aber er gleitet Ihnen einfach aus der Hand, weil der Arm nicht so recht gehorcht. Oder Sie sprechen am Telefon und merken plötzlich, dass Ihnen die Worte fehlen. Sie wissen genau, was Sie sagen wollen, aber die Sprache gehorcht Ihnen nicht.

All das sind Momente, die man leicht als Zufall abtun könnte. Doch genau das sollte man nicht tun. Diese kurzen Episoden sind keine harmlosen Zwischenfälle, sondern wichtige Warnsignale des Körpers. Sie beschreiben die sogenannte TIA, die transitorisch-ischämische Attacke, sozusagen den kleinen Bruder des Schlaganfalls. Sie verschwindet zwar wieder vollständig, aber sie ist alles andere als belanglos.

Eine TIA ist ein dringender Hinweis darauf, dass ein Schlaganfall unmittelbar bevorstehen kann. Deshalb ist es so wichtig, nach einem solchen Ereignis sofort ärztliche Hilfe zu suchen. Viele Menschen zögern, weil sich ja alles wieder normalisiert hat, doch gerade das ist gefährlich. Etwa die Hälfte der Betroffenen erleidet innerhalb weniger Wochen nach einer TIA einen echten Schlaganfall, wenn nichts unternommen wird.

Achten (Warnzeichen)

Ein Schlaganfall kann sich innerhalb von Sekunden ereignen, und dann zählt wirklich jede Minute. Je schneller jemand behandelt wird, desto größer ist die Chance, dass das Gehirn keinen bleibenden Schaden davonträgt. Deshalb ist es so wichtig, sofort zu handeln. Zögern kostet Zeit und Zeit bedeutet hier: Gehirnzellen.

Dabei gibt es eine Botschaft, die mir ganz besonders am Herzen liegt: Hören Sie auf Ihr Bauchgefühl. Oft spürt man einfach, dass etwas nicht stimmt, obwohl man es nicht genau benennen kann. Vielleicht passt das, was man beobachtet, gar nicht richtig zu den bekannten Schlaganfallsymptomen, und trotzdem meldet sich ein inneres Warnsignal. Vertrauen Sie diesem Gefühl und zögern Sie nicht, den Notruf zu wählen. Niemand wird Sie kritisieren, wenn sich am Ende alles als harmlos herausstellt. Aber sehr häufig liegt das Bauchgefühl richtig. Während der Verstand noch abwägt, ob es wirklich ein Notfall ist oder nicht, hat der Körper längst erkannt, dass Hilfe gebraucht wird.

Schlaganfälle können sich auf ganz unterschiedliche Weise bemerkbar machen. Jeder Mensch reagiert anders, und doch gibt es typische Muster, die man kennen sollte. Oft kommt es plötzlich zu einer Schwäche oder Lähmung einer Körperhälfte, Arm oder Bein fühlen sich schwer und kraftlos an. Manche Menschen bemerken, dass die Sprache nicht mehr richtig funktioniert, dass Worte nicht über die Lippen kommen oder Gesprochenes unverständlich klingt. Auch Sehstörungen können auftreten, das Sehen wird verschwommen oder ein Teil des Gesichtsfelds fällt plötzlich aus. Andere verlieren das Gleichgewicht, stolpern, oder haben das Gefühl, der Boden schwankt. Und manchmal kündigt sich ein Schlaganfall mit starken Kopfschmerzen an, ohne dass eine erkennbare Ursache besteht.

Um diese Warnzeichen im Alltag schneller zu erkennen, hilft eine einfache Merkhilfe: FAST. Das steht für Face, Arms, Speech, Time. Mit der FAST-Regel kann man die Warnzeichenleichter erkennen:

- **F wie Face (Gesicht):** Hängt ein Mundwinkel? Kann jemand nicht normal lächeln?
- **A wie Arms (Arme):** Ein Arm sinkt ab, wenn beide hochgestreckt werden sollen?
- **S wie Speech (Sprache):** Worte kommen nicht richtig raus oder klingen seltsam?
- **T wie Time (Zeit):** Jede Minute zählt – sofort den Notruf wählen!

Der Körper flüstert uns seine Warnsignale manchmal nur leise zu, manchmal schreit er uns aber auch ziemlich laut an. Wer hinhört und rechtzeitig reagiert, kann Leben retten – das eigene oder das eines anderen Menschen.

Prüfen (Diagnostik)

Um herauszufinden, wie es den eigenen Halsarterien geht, genügt ein unkomplizierter Carotis-Check bei der Gefäßspezialistin oder dem Gefäßspezialisten: Manchmal reichen wenige Minuten, ein Ohr, ein Bildschirm – und schon wissen Sie viel mehr über die Gesundheit Ihrer lebenswichtigen Blutbahnen.

Bevor es in der Arztpraxis an das Ultraschallgerät geht, beginnt alles mit einem kurzen Gespräch: Ihre Ärztin oder Ihr Arzt möchte wissen, wie es Ihnen geht, welche Risikofaktoren bestehen und ob es schon kleine Vorboten gab. Dieses Anamnese-Gespräch ist ein einfaches, freundliches Hinsehen auf Ihre Gefäßgeschichte. Danach folgt die körperliche Untersuchung: Meist reicht hier das Abhören der Halsschlagadern mit dem Stethoskop. So kann die Ärztin oder der Arzt hören, ob irgendwo der Blutfluss ungewöhnlich ist, was vielleicht schon ein erster Hinweis auf eine Verengung ist. Dann folgt die Ultraschalluntersuchung, die eigentliche »Hauptuntersuchung«. Sie liegen entspannt auf der Liege, ein kühles Gel wird auf den Hals aufgetragen und ein kleines Ultraschallgerät gleitet sanft darüber. Auf dem Bildschirm wird sichtbar, wie Ihr Blut fließt und ob die Gefäße frei oder verengt sind. Das alles ist schmerzfrei, unkompliziert und völlig ungefährlich. Zeigt sich im Ultraschall der Verdacht auf eine Stenose, wird häufig eine Bildgebung mit einem CT oder MRT angeordnet, um ganz genau zu wissen, ob man direkt handeln muss, um Schlimmeres zu vermeiden.

Wenn es zu einem Schlaganfall gekommen ist und Sie den Notruf gewählt haben oder im Krankenhaus angekommen sind, haben Sie den ersten, wichtigsten Schritt schon getan. Jetzt geht es ganz schnell weiter und darum, klar zu erkennen, ob und wo ein Schlaganfall stattgefunden hat und welche Gefäße betroffen sind.

Zunächst werden auch hier die Ärztinnen und Ärzte mit Ihnen oder Ihren Angehörigen genau sprechen. Wann haben die Symptome begonnen? Welche Art von Beschwerden traten auf? War es eine plötzliche Schwäche im Arm oder Bein, Sprachstörung oder Sehverlust? Auch persönliche Risikofaktoren wie Bluthochdruck, Diabetes, Rauchen oder Herzrhythmusstörungen werden abgefragt. Jede Information hilft, das Schlaganfallrisiko einzuschätzen und die Ursache einzugrenzen.

Nun folgt die neurologische Untersuchung. Dabei werden Beweglichkeit, Koordination, Sprache, Sehvermögen und Reflexe getestet. Schon kleine Auffälligkeiten geben Hinweise darauf, welche Hirnregion betroffen sein könnte und wie dringend weitere Maßnahmen notwendig sind.

Um zu sehen, wo das Blut nicht mehr richtig fließt, werden bildgebende Verfahren eingesetzt:

- **CT (Computertomografie):** oft schnell verfügbar, zeigt Blutungen im Gehirn oder größere Infarkte.
- **MRT (Magnetresonanztomographie):** dies Untersuchung ist noch genauer, kann kleine Infarkte sichtbar machen und das betroffene Gewebe detailliert beurteilen.
- **Ultraschalluntersuchung der Carotis:** speziell für die Halsschlagadern, um Einengungen oder Ablagerungen zu erkennen.

Parallel wird Ihr Blut im Labor untersucht, zum Beispiel auf Gerinnungswerte, Blutzucker und Cholesterin. Diese Werte helfen nicht nur bei der Behandlung, sondern auch bei der Einschätzung, wie die Blutgefäße langfristig geschützt werden können.

Mit all diesen Untersuchungen lässt sich klären, ob es sich um einen Schlaganfall durch Carotisverengung, ein kleines Gefäßproblem im Gehirn oder eine Embolie aus dem Herzen handelt und wo und wie groß das betroffene Areal ist. Diese Erkenntnis entscheidet direkt über die Therapie: ob schnell eine Operation, eine medikamentöse Behandlung oder weitere Maßnahmen notwendig sind.

Jeder Untersuchungsschritt ist dabei wie ein Puzzleteil und zusammen ergeben sie ein klares Bild. Schnelles Handeln kann Schäden minimieren und die Chancen auf vollständige Erholung deutlich verbessern.

Handeln (Therapie)

Wenn sich die Halsschlagader langsam verengt, ist das kein Grund zur Panik, denn es gibt verschiedene Wege, sie wieder fit zu machen. Welche Therapie am besten ist, hängt vom Stadium der Verengung und von individuellen Faktoren ab: Jede Patientin, jeder Patient wird sorgfältig bewertet, damit die beste Entscheidung getroffen werden kann.

In vielen Fällen ist zunächst ein sogenanntes konservatives Vorgehen sinnvoll: Nicht immer muss sofort ein Eingriff erfolgen. Mit gesunder Lebensweise, konsequenter Risikofaktorenkontrolle (Blutdruck, Cholesterin, Blutzucker, Nikotinverzicht) und Medikamenten lässt sich das Fortschreiten oft verlangsamen. Die Gefäße werden gestärkt, der Plaque stabilisiert.

Ist die Verengung deutlich und droht ein Schlaganfall, können minimalinvasive Eingriffe nötig sein. Ein Stent wirkt wie ein kleines Metallröhrchen, das die Arterie offen hält. Alternativ kann man die

Engstelle direkt operativ entfernen (Carotis-Endarteriektomie). Beide Methoden haben ihre Vor- und Nachteile, die sorgfältig gegeneinander abgewogen werden.

Ob Medikamente, Stent oder Operation – wichtig ist, dass Sie gut betreut werden und die Entscheidung individuell zu Ihnen passt. Ihre Halsschlagadern sind Lebensadern, und sie verdienen die bestmögliche Fürsorge.

Bei einem Schlaganfall muss die Therapie sehr schnell erfolgen. Jede Minute zählt. Je schneller gehandelt wird, desto besser lässt sich das Gehirn schützen. Wenn die Diagnose einmal steht, geht es darum, möglichst schnell die Durchblutung wieder sicherzustellen und Folgeschäden zu verhindern.

Akute Therapie bei Gefäßverschluss (ischämischer Schlaganfall):

- **Medikamentöse Auflösung des Gerinnsels:** Es gibt spezielle Medikamente, die das Blutgerinnsel im Hirn schnell wieder auflösen können. Je früher sie gegeben werden, desto wirksamer sind sie.
- **Mechanische Entfernung:** In manchen Fällen kann das Gerinnsel mit einem kleinen Katheter direkt aus dem Gefäß »gezogen« werden. Das klingt kompliziert, ist aber ein bewährtes Verfahren, das sehr oft erfolgreich ist.

Akute Therapie bei Hirnblutung (hämorrhagischer Schlaganfall):

- Hier geht es vor allem darum, den Druck auf das Gehirn zu verringern, die Blutung zu stoppen und die Blutgefäße zu stabilisieren. Medikamente, Überwachung und in einigen Fällen ein chirurgischer Eingriff kommen zum Einsatz.

Leben mit Carotisstenose und Schlaganfall

Nach einem Schlaganfall beginnt die Phase des vorsichtigen Zurückeroberns: Wie fühlt sich der Körper jetzt an? Was geht schon und was braucht noch ein wenig Übung? Die Rehabilitation ist wie eine Werkstatt für Ihre Lebensadern. Schritt für Schritt trainieren Gehirn und Körper gemeinsam, um verloren geglaubte Fähigkeiten wiederzufinden. Ihr Körper hat ein erstaunliches Selbstheilungspotenzial und Ihr Gehirn ist oft erstaunlich flexibel; verloren geglaubte Funktionen können teilweise wieder ausgeglichen werden. Wichtig ist, dass Sie aktiv werden, um das Risiko eines weiteren Schlaganfalls zu reduzieren und Ihre Lebensqualität zu stärken.

Wichtig sind regelmäßige Kontrolluntersuchungen:

- Carotisverengungen sollten regelmäßig ärztlich überwacht werden.
- Blutdruck, Blutzucker, Cholesterin und Herzrhythmus gehören ebenfalls auf Ihre persönliche Checkliste.

Außerdem sollten Sie verordnete Medikamente konsequent einnehmen:

- Blutverdünner oder Thrombozytenhemmer wirken nur, wenn sie regelmäßig genommen werden.
- Lassen Sie sich über Nebenwirkungen und Wechselwirkungen informieren – so begleiten Sie Ihre Therapie sicher und selbstbewusst.

Eine ganz entscheidende Rolle spielen Rehabilitation und Bewegung:

- Physiotherapie, Ergotherapie oder gezielte Bewegungsprogramme helfen, Motorik und Koordination zu trainieren.
- Spaziergänge, Radfahren oder Schwimmen stärken Herz, Gefäße und das Nervensystem.
- Auch kleine Alltagsbewegungen – Treppensteigen oder bewusstes Aufstehen vom Schreibtisch – fördern den Blutfluss und unterstützen Ihre Gefäßgesundheit.

Ernährung und Lebensstil können einen entscheidenden Unterschied machen:

- Eine gefäßfreundliche Ernährung, viel Gemüse, Obst, wenig Salz und Zucker, unterstützt die langfristige Gesundheit.
- Rauchen aufgeben, Alkohol reduzieren und Stress aktiv abbauen: Alle diese Maßnahmen schützen Ihre Gefäße.

Sorgen Sie für Unterstützung durch mentale Stärke und Achtsamkeit:

- Ein Schlaganfall kann Selbstvertrauen und Sicherheit erschüttern.
- Mentale Übungen, Entspannungstechniken oder Gespräche mit anderen Betroffenen helfen, das Vertrauen in Ihren Körper wieder aufzubauen.

Irrtümer

Bei Schlaganfall und Carotis gibt es viele Mythen und Halbwahrheiten. Es ist Zeit, damit aufzuräumen:

»Nur alte Menschen bekommen einen Schlaganfall.«

Falsch! Zwar steigt das Risiko mit dem Alter, aber auch jüngere Erwachsene können betroffen sein, vor allem, wenn Risikofaktoren wie Bluthochdruck, Diabetes, Rauchen oder Herzrhythmusstörungen bestehen. Ein Schlaganfall ist keine Altersfrage, sondern eine Frage der Gefäßgesundheit.

»Alle Schlaganfälle werden durch Carotisverengungen ausgelöst.«

Nein. Etwa 15 bis 20 Prozent der ischämischen Schlaganfälle werden direkt durch eine Verengung der Halsschlagader verursacht. Die meisten Schlaganfälle entstehen durch Blutgerinnsel, die aus dem Herzen oder anderen Gefäßregionen stammen, oder durch kleine Verschlüsse in den Hirngefäßen selbst.

»Ein Schlaganfall kündigt sich immer deutlich an.«

Nein. Das ist leider nicht immer so, denn oft sind die ersten Warnzeichen sehr kurz und unscheinbar: Ein flüchtiges Taubheitsgefühl, ein kurzes Stolpern bei Worten oder ein verschwommenes Bild. Gerade deshalb sind kleine Vorboten ernst zu nehmen!

»Wenn keine Schmerzen bestehen, ist alles okay.«

Falsch. Gerade bei der Carotisstenose zeigt sich oft kein Schmerz. Die Gefäße können stark verengt sein, ohne dass Sie etwas merken. Vorsorgeuntersuchungen sind deshalb so wichtig.

»Man kann einem Schlaganfall nicht vorbeugen.«

Stimmt so nicht ganz. Ein gesunder Lebensstil, Kontrolle von Blutdruck, Blutzucker, Cholesterin und gegebenenfalls Medikamente können das Risiko deutlich senken. Prävention wirkt!

»Nach einem Schlaganfall ist das Leben vorbei.«

Absolut falsch. Mit schneller medizinischer Versorgung, konsequenter Nachsorge, Rehabilitation und Lebensstilanpassungen können viele Betroffene wieder ein aktives, erfülltes Leben führen. Die Risiken lassen sich deutlich reduzieren, und viele Menschen erholen sich erstaunlich gut.

Kleine Alltagstipps mit großer Wirkung

Ein paar kleine Gewohnheiten können Ihre Gefäße stark und flexibel halten und helfen, den Blutfluss im Gehirn optimal zu unterstützen:

- **Blutdruck im Blick behalten:** regelmäßig messen, Werte kennen und bei Bedarf ärztlich einstellen lassen. Bluthochdruck ist der wichtigste Risikofaktor für Schlaganfälle.
- **Bewegung in den Alltag einbauen:** Tägliche Spaziergänge, Radfahren, Treppensteigen, alles zählt. Schon 30 Minuten moderate Aktivität am Tag helfen, die Gefäße elastisch zu halten.
- **Gesunde Ernährung:** viel Obst, Gemüse, Vollkornprodukte, wenig Salz und gesättigte Fette. Omega-3-Fettsäuren aus pflanzlichen Quellen unterstützen die Gefäßgesundheit.
- **Rauchstopp:** Jede Zigarette schadet den Gefäßen. Aufhören lohnt sich sofort, denn die Arterien beginnen schon nach Wochen, sich zu erholen.
- **Stress reduzieren:** Entspannungstechniken wie Vagustraining mit Atemübungen und viel Lachen, Yoga oder Meditation wirken Wunder für Blutdruck und Gefäße.
- **Warnzeichen ernst nehmen:** Treten plötzlich Schwäche, Sprachstörungen, Sehstörungen oder Schwindel auf, sollten Sie sofort ärztliche Hilfe aufsuchen. Frühzeitiges Handeln kann Leben retten.
- **Regelmäßige Vorsorge**: ärztliche Kontrollen, Ultraschall der Halsschlagadern bei Risikopatienten, Blutwerte checken. Prävention ist das A und O.

Kleine Gewohnheiten summieren sich zu großer Wirkung. Mit Bewegung, Ernährung, Stressmanagement und Achtsamkeit für Ihre Gefäße reduzieren Sie das Schlaganfallrisiko erheblich und Ihr Gehirn bleibt länger fit und leistungsfähig.

(M)Ein Gedanke für Sie

Ihre Halsschlagadern sind Lebensadern. Sie versorgen Ihr Gehirn mit allem, was Sie sind: Ihr Denken, Ihr Fühlen, Ihre Persönlichkeit. Und das ist das Wertvollste, was Sie haben. Schenken Sie Ihren Halsarterien daher Aufmerksamkeit, bevor es zu spät ist. Kleine Schritte im Alltag machen einen großen Unterschied.

BEINE, DIE NICHT ZUM KÖRPER PASSEN: LIPÖDEM

Schluss mit der Bagatellisierung und der Selbstkritik: Es sind nicht einfach nur »dicke Beine«. Das Lipödem ist eine Erkrankung und sie hat einen Namen. Erst wenn man sie erkennt und benennt, kann sich etwas ändern.

»Meine Beine passen einfach nicht zu mir.« Diesen Satz höre ich von Patientinnen mit Lipödem am häufigsten. Er klingt schlicht, aber er trägt eine tiefe Bedeutung in sich. Er beschreibt das Gefühl, dass der eigene Körper aus dem Gleichgewicht geraten ist, dass der untere Teil nicht zum oberen passt, dass man sich in der eigenen Silhouette fremd fühlt.

Doch beim Lipödem geht es nicht nur um das äußere Erscheinungsbild. Es geht um Schmerzen, Schwere, Druckempfindlichkeit und eine körperliche Last, die viele jahrelang mit sich herumtragen, ohne zu wissen warum. Viel zu oft beginnt der Weg mit Zweifeln und Selbstvorwürfen. Man versucht Diäten, mehr Bewegung, alles Mögliche – und nichts hilft. Und dann kommt das Gefühl, versagt zu haben.

Dabei ist es kein persönliches Versagen, sondern eine Erkrankung, die viel zu häufig übersehen wird. Viele Frauen kämpfen jahrelang gegen einen unsichtbaren Gegner, bis sie schließlich erfahren, was wirklich hinter ihren Beschwerden steckt. In diesem Moment, wenn sie die Diagnose hören, fällt oft eine große Last ab. Und ja, dann fließen häufig Tränen – Tränen der Erleichterung, des Wiedererkennens, des endlich Verstandenwerdens. Ich weine in diesen Momenten nicht selten mit. Weil sich in diesem Augenblick so vieles löst: Scham, Zweifel, Unverständnis. Und an deren Stelle tritt etwas Neues: Verständnis, Klarheit und oft auch ein Stück Frieden mit dem eigenen Körper.

Lassen Sie uns gemeinsam mit dem Unwissen aufräumen. Denn Wissen schafft Verständnis, und Verständnis ist der erste Schritt, um Kontrolle und Lebensfreude zurückzugewinnen.

Erkennen

Ein Lipödem ist eine Störung der Fettverteilung. Die Fettzellen sind dabei nicht gleichmäßig über den Körper verteilt, sondern sammeln sich bevorzugt in den Beinen. Besonders häufig sind die Oberschenkel betroffen. Hier sind die Fettzellen nicht nur zahlreicher, sondern auch größer als an anderen Körperstellen. Das führt dazu, dass die Beine kräftiger wirken und dass viele Frauen ein Spannungsgefühl, Druckempfindlichkeit oder sogar Schmerzen entwickeln.

Wichtig ist, dass Sie verstehen, dass diese Fettverteilungsstörung nichts mit falscher Ernährung oder zu wenig Bewegung zu tun hat. Viele Patientinnen quälen sich mit Selbstvorwürfen, und nicht selten kommen auch verletzende Bemerkungen von außen. Eine Patientin erzählte mir einmal, dass ihr die Mitarbeiterin einer Krankenkasse sagte: »Sie müssen halt mal weniger Nudeln essen, dann sind auch Ihre Beine kein Problem mehr.« Diese Worte haben die junge Frau tief getroffen. Und genau da liegt der Punkt: Es liegt nicht an zu viel Pasta. Ein Lipödem ist eine angeborene Veranlagung, so wie grüne oder braune Augen. Daher ist es höchste Zeit, mit den Schuldgefühlen aufzuräumen.

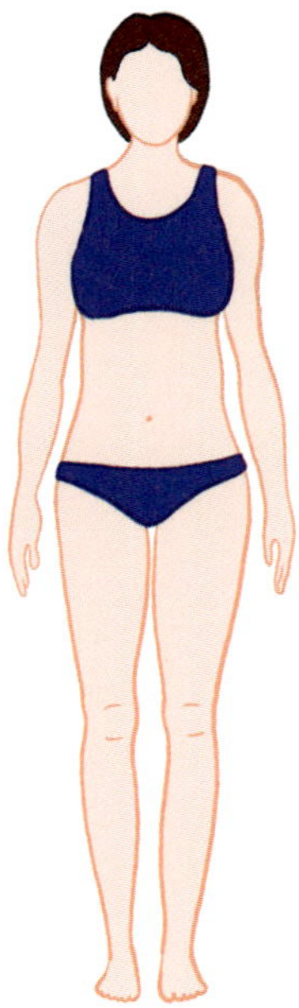

Unterhautfettgewebe verdickt, feinknotige Fettstruktur

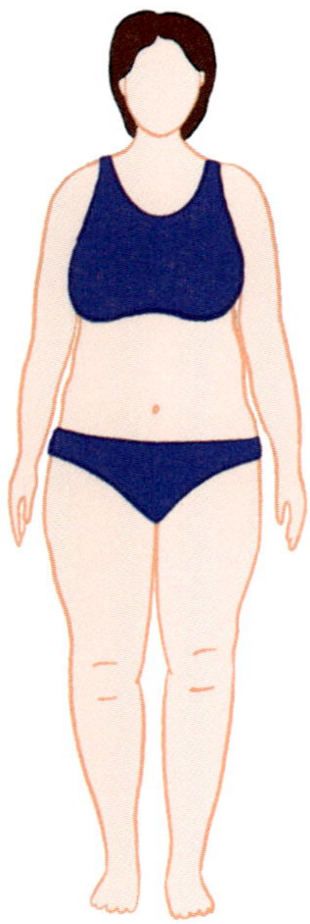

Dellen, großknotige Fettstruktur, Hautoberfläche uneben

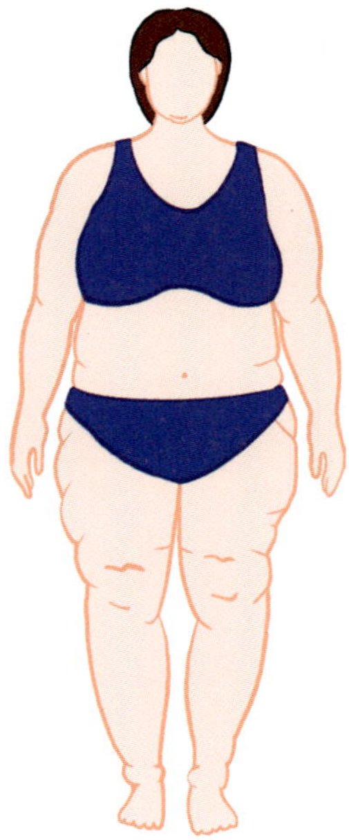

Gewebe hart, großflächige Wammenbildung

Das Lipödem zeigt sich in zunehmender Ausprägung von leichten Erscheinungen bis zu ausgeprägten Gewebeveränderungen

Die genauen Ursachen sind noch nicht vollständig verstanden, aber wir wissen, dass Hormone eine große Rolle spielen. Deshalb tritt das Lipödem häufig in Zeiten hormoneller Veränderungen auf, zum Beispiel in der Pubertät, nach Schwangerschaften oder in den Wechseljahren. Auch die Gene sind beteiligt: Viele Frauen erzählen mir, dass ihre Mutter, Schwester oder Großmutter die genau gleichen Beine hatten. Männer sind nur in absoluten Ausnahmefällen betroffen, meist dann, wenn eine hormonelle Störung vorliegt.

Oft wird das Lipödem mit Venenerkrankungen verwechselt, weil die Beine geschwollen wirken. Tatsächlich kann es aber sein, dass die veränderte Fettverteilung das Lymph- und Venensystem zusätzlich belastet, sodass Flüssigkeit schlechter abtransportiert wird. Genau diese Verwechslung führt leider häufig dazu, dass Betroffene erst spät die richtige Diagnose bekommen.

Fühlen (Symptome)

Das auffälligste und häufig erste Zeichen eines Lipödems ist der Schmerz, und zwar nicht irgendein Schmerz, sondern oft in einer ganz bestimmten Form. Die Beine reagieren überempfindlich auf Berührung. Ein sanftes Drücken auf den Oberschenkel, wenn der Hund hochspringt, die Kinder auf den Schoß hüpfen oder man sich leicht anstößt, kann schon unangenehm oder sogar richtig schmerzhaft sein. Kein Wunder, dass viele Betroffene irgendwann vermeiden, ihre Beine überhaupt berühren zu lassen. Auch die Haut reagiert empfindlicher, blaue Flecken entstehen schnell, manchmal schon bei kleinsten Stößen. Manche Frauen beschreiben es so, als würde ihr Körper mit einem ständigen »Achtung, empfindlich!« reagieren.

Typisch für ein Lipödem ist außerdem, dass die Veränderungen symmetrisch auftreten, also beide Beine in etwa gleich stark betroffen sind. Einseitige Unterschiede sprechen eher gegen ein Lipödem. Für viele Frauen ist es genau dieses Ungleichgewicht zwischen Oberkörper und Beinen, das sie belastet. Der Oberkörper ist schlank, die Beine dagegen wirken viel kräftiger – wie zwei Teile, die nicht richtig zusammenpassen. Das merkt man auch bei der Kleidung: Oben Größe 38, unten 42 – das ist ein ganz klassisches Muster.

Das Lipödem kann sich über das ganze Bein ziehen, sodass die Form fast säulenartig wirkt, oder es betrifft nur bestimmte Bereiche, zum Beispiel die Oberschenkel. Die Füße bleiben dagegen meist ausgespart. Genau an dieser Grenze, wo der Unterschenkel in den Fuß übergeht, sieht man dann oft einen klaren Kalibersprung. Bei stärker ausgeprägten Formen entstehen oberhalb der Knie kleine Gewebewülste, die sogenannten »Wammen«. Sie stören oft beim Sitzen oder Gehen, sind aber einfach Teil der Erkrankung. Wenn die Fettvermehrung weiter zunimmt, kann das zusätzliche Gewicht auch die Gelenke belasten oder Reibung und Hautirritationen verursachen, vor allem an den Innenseiten der Oberschenkel.

Viele Betroffene bringen zusätzlich ein höheres Körpergewicht mit, was das Erscheinungsbild verstärken kann. Wichtig ist aber: Das Lipödem verursacht kein Übergewicht, auch wenn es manchmal so aussieht. Aber Übergewicht kann die Beschwerden verstärken, weshalb eine gesunde, ausgewogene Ernährung und Bewegung wichtige Bausteine in der Behandlung sind.

Neben den körperlichen Beschwerden darf man die seelische Belastung nicht unterschätzen. Ein Lipödem widerspricht leider oft dem gängigen Schönheitsbild, und viele Frauen kämpfen jahrelang mit Selbstzweifeln oder dem Gefühl, versagt zu haben. In meiner Praxis erlebe ich häufig, dass allein die richtige Diagnose eine enorme Erleichterung bringt – endlich zu wissen, dass es eine körperliche Ursache gibt und man nicht »schuld« ist. Das ist oft sehr erleichternd, denn es ist so verständlich, wie viel Druck und Scham sich da über Jahre aufgebaut haben.

Wenn man die typischen Zeichen zusammenfasst, lässt sich das Lipödem so beschreiben:

- Betrifft grundsätzlich Frauen
- Symmetrische Fettvermehrung an beiden Beinen
- Disproportionalität im Vergleich zum Oberkörper, Hals und Kopf
- Leichte bis starke Neigung zu blauen Flecken (Hämatomen)
- Schmerzen aller Art: Berührungs-, Druck- oder Spontanschmerzen, Spannungs- und Schweregefühl

Kurz gesagt: Diese Beine brauchen keine Kritik, sondern Verständnis, Wissen und die richtige Begleitung – dann kann sich das Leben mit einem Lipödem deutlich leichter anfühlen.

Achten (Warnzeichen, wann man schnell zum Arzt muss)

Manchmal dauert es eine Weile, bis man merkt, dass die Beine oder Arme mehr tragen als nur »ein bisschen normales Fett«. Der Körper sendet Signale, aber oft hören wir nur einzelne Bruchstücke davon. Wann ist also der Moment gekommen, genauer hinzuhören? Wenn die Beine anschwellen und die Schwellung einfach nicht verschwindet, wenn sie druckempfindlich sind, schmerzen, sich schwer anfühlen oder schneller ermüden als früher, sollten Sie das genauer beobachten. Wenn das Muster symmetrisch ist – also beide Beine gleich betroffen sind – und das Körpergewicht sich unproportional verteilt, kann das ein Hinweis auf ein Lipödem sein. Das ist kein

Grund zur Panik, aber ein klarer Anlass, genauer hinzuschauen. Der nächste Schritt sollte immer eine fachärztliche Abklärung sein, am besten bei einer Ärztin oder einem Arzt, der Erfahrung mit dem Lipödem hat. Je früher die Diagnose gestellt wird, desto besser kann man das Fortschreiten bremsen und Beschwerden lindern. Und das vielleicht Beste daran: Mit dem Wissen um die eigene Erkrankung fühlen sich die Beine oft schon ein kleines Stück leichter an – körperlich und seelisch.

Prüfen (Diagnostik)

Die Diagnose eines Lipödems ist oft ein bisschen wie Detektivarbeit, denn es gibt keinen einzelnen Blutwert oder eine Gewebeprobe, die sofort Klarheit schafft. Entscheidend sind genaues Hinschauen, aktives Zuhören und das Verstehen der individuellen Geschichte. Erfahrung, Aufmerksamkeit und Feingefühl spielen dabei eine große Rolle – sowohl bei der Ärztin oder dem Arzt als auch bei Ihnen als Patientin. Am Anfang steht immer das Gespräch. Dabei geht es um Ihre persönliche Geschichte: Wann haben Sie Veränderungen an Beinen oder Armen bemerkt? Gibt es Druckschmerzen oder Spannungsgefühle? Wie verhält sich das Gewebe im Alltag, bei Belastung oder in Ruhe? Auch familiäre Hinweise sind wichtig, denn Lipödeme treten häufig gehäuft in Familien auf. Diese Informationen bilden die Grundlage für die weitere Einschätzung.

Anschließend folgt die körperliche Untersuchung. Dabei achten Fachleute besonders auf die Symmetrie der Schwellung, die Hautstruktur, die Druckempfindlichkeit und darauf, ob Hände und Füße ausgespart sind – typische Merkmale eines Lipödems. Um andere Ursachen auszuschließen, können zusätzliche Untersuchungen wie Ultraschall oder Bluttests sinnvoll sein. So lässt sich feststellen, ob zum Beispiel venöse Erkrankungen, Stoffwechselstörungen oder ein Lymphstau beteiligt sind. Wichtig ist: Eine Selbstdiagnose kann leicht in die Irre führen. Das Lipödem wird immer noch häufig verwechselt, und zwar mit Übergewicht, Bewegungsmangel oder einem rein ästhetischen Problem. Doch wer frühzeitig den Weg zu einer erfahrenen Fachärztin oder einem Facharzt findet, verschafft sich einen entscheidenden Vorteil. Denn je früher die Diagnose gestellt wird, desto gezielter können Maßnahmen ergriffen werden, um Beschwerden zu lindern, die Beweglichkeit zu fördern und das Lebensgefühl Schritt für Schritt zurückzugewinnen.

Handeln (Therapie)

Der allererste Schritt ist oft der wichtigste: erkennen und verstehen, was vor sich geht. Für viele Frauen ist die Diagnose Lipödem ein echter Befreiungsschlag. Wenn der unbekannte Gegner plötzlich einen Namen hat, ist das oft ein Gamechanger, der den Startpunkt für einen positiven Umgang mit der Erkrankung markiert.

Und genau hier setzt das Selbstmanagement an. Ziel ist es, Wege zu finden, gut mit der Situation umzugehen, die Beine liebevoll zu unterstützen und die Lebensqualität zu steigern. Die Information durch Ärztinnen und Ärzte sollte dabei nicht belehrend, sondern begleitend und unterstützend sein. Sie sollen erfahren: Sie können etwas tun, um Ihre Beine zu entlasten – Schritt für Schritt.

Was wirklich hilft:

- **Kompressionstherapie:** die wichtigste Basis für die Behandlung.
- **Manuelle Lymphdrainage:** fördert den Abfluss der Flüssigkeit im Gewebe.
- **Bewegung und Muskelaufbau:** aktivieren die Muskeln, erleichtern den Beinen den Alltag.
- **Liposuktion:** in ausgewählten Fällen ein gezielter Eingriff zur Reduktion des krankhaften Fettgewebes.
- **Psychologische Begleitung:** Denn ein Lipödem belastet oft auch emotional.
- **Ernährung und Gewichtskontrolle:** Anti-Entzündungsstrategie und Stabilisierung des Körpergewichts unterstützen die Beine und das Wohlbefinden.

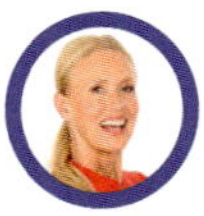

Beim Lipödem kann ich aus Erfahrung berichten, dass eine gezielte Ernährung für viele Betroffene eine spürbare Erleichterung bringt. Weniger Druck, weniger Schweregefühl, weniger Entzündungsaktivität. Deshalb habe ich für dieses Buch viele passende Rezepte entwickelt, denn Ernährung ist hier kein Nebenthema, sondern ein echter Gamechanger.

Und was bringt nichts?

- Diäten allein heilen das Lipödem nicht.
- Crashkuren verschlimmern oft sogar die Beschwerden.
- »Nur abnehmen« ist keine Behandlung, sondern allenfalls unterstützend für das Wohlbefinden.

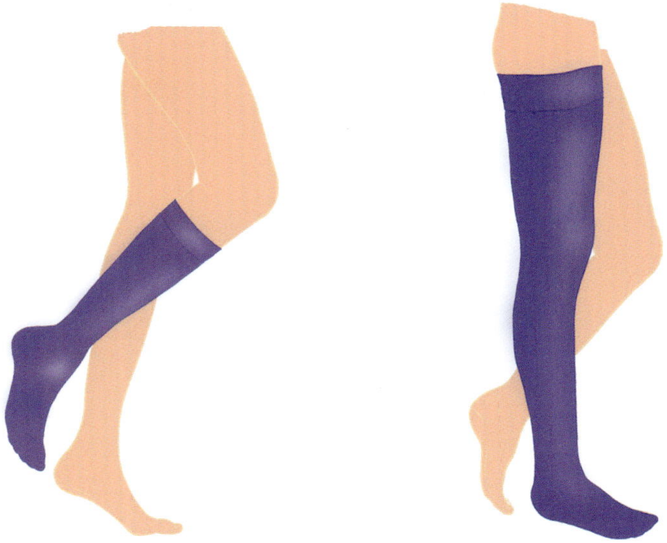

Kompressionsstrümpfe – sanfter Druck von Außen, der Schmerzen und Schwellung reduziert.

Kompressionstherapie: die Allround-Hilfe

Die Kompression ist das zentrale Tool, besonders um Schmerzen zu lindern und Schwellungen zu reduzieren. Meist kommen Kompressionsstrümpfe zum Einsatz, manchmal auch Verbände oder adaptive Systeme. Für eine Langzeittherapie eignen sich Strümpfe am besten:

- **Rundgestrickte Strümpfe:** nahtlos, dünn, elastisch, optisch dezent. Ideal für gleichmäßige Beinformen, weniger geeignet bei ausgeprägten Veränderungen.
- **Flachgestrickte Strümpfe:** Reihe für Reihe gestrickt, zusammengenäht, formstabil und individuell anpassbar. Perfekt bei stärkeren, ungleichmäßigen Schwellungen, zum Beispiel bei Lip- oder Lymphödem.

Die Wahl des richtigen Strumpfs kann den Unterschied machen, Tragekomfort und Wirksamkeit gehen Hand in Hand.

Bewegung – der Turbo für Ihre Beine

Regelmäßige Bewegung ist Gold wert: Vor allem Schwimmen, aber auch Gehen, Radfahren, sanftes Yoga oder Gymnastik aktivieren die Muskulatur und fördern den Abfluss von Flüssigkeit. Jede Bewegung zählt und auch kleine Einheiten zwischendurch helfen, den Druck im Gewebe zu reduzieren und die Beine leichter zu machen.

Lymphdrainage – sanfte Unterstützung

Die manuelle Lymphdrainage transportiert die Flüssigkeit im Gewebe sanft zu den Lymphknoten. In Kombination mit Kompression fühlen sich die Beine deutlich leichter und beweglicher an.

Ernährung und Gewichtskontrolle

Auch wenn Diäten das Lipödem nicht heilen, kann eine gesunde Ernährung den Druck auf die Gefäße reduzieren, den Stoffwechsel unterstützen und das Gewicht stabil halten. Anti-Entzündungsstrategien, frisches Gemüse und hochwertige Fette entlasten das Gewebe.

Gewichtskontrolle ist ein wichtiger Teil des Selbstmanagements: Übergewicht kann Beschwerden verschlimmern, aber ein bewusster, achtsamer Umgang mit Ernährung hilft, die Beine zu entlasten und das Wohlbefinden zu steigern. Es geht nicht um Perfektion, sondern um regelmäßige kleine Schritte, die den Alltag leichter machen.

Operative Optionen

In fortgeschrittenen Fällen kann eine Liposuktion eine sinnvolle Option sein. Das krankhaft vermehrte Fettgewebe wird gezielt entfernt, ohne die Lymphbahnen zu schädigen. Der Eingriff kann den Verlauf deutlich verbessern, sollte aber immer individuell und fachlich begleitet entschieden werden.

Und mein persönlicher Rat: Austausch – gemeinsam statt einsam! Suchen Sie den Kontakt zu Gleichgesinnten! Der Austausch mit anderen Betroffenen ist oft Gold wert. Viele Frauen berichten mir, wie befreiend es war, zum ersten Mal zu hören: »Genau so ist es bei mir auch.« Das gute alte Prinzip der Selbsthilfegruppen hat durch die Möglichkeiten von Social Media eine ganz neue Dimension bekommen. Ob im direkten Gespräch, in einer WhatsApp-Gruppe oder in speziellen Onlineforen – überall finden sich Räume, in denen man verstanden wird, ohne viel erklären zu müssen. Dieser Austausch gibt Kraft, nimmt das Gefühl der Einsamkeit und schenkt Inspiration, wie andere ihren Alltag meistern. Denn manchmal ist es einfach wohltuend zu spüren: Ich bin nicht allein damit.

Leben mit Lipödem

Ein Lipödem ist keine vorübergehende Phase, sondern ein lebenslanger Begleiter. Das klingt im ersten Moment vielleicht beunruhigend, aber Sie können dennoch ein aktives, erfülltes und freudvolles Leben führen – trotz Lipödem. Entscheidend ist zu verstehen, was im Körper passiert. Denn wer seine Erkrankung kennt, kann sie besser annehmen und gezielt beeinflussen. Wissen schafft Kontrolle. Wenn Sie verstehen, welche Mechanismen hinter dem Lipödem stehen und welche Maßnahmen wirklich helfen, verlieren Sie das Gefühl der Hilflosigkeit. Dann bestimmen nicht mehr die Beine den Alltag, sondern Sie selbst. Es geht darum, Ihre Beine zu entlasten, Ihren Körper zu unterstützen und dabei die Lebensfreude nicht aus dem Blick zu verlieren. Gönnen Sie sich Pausen, planen Sie Dinge, die Ihnen guttun, und suchen Sie nach Bewegungsformen, die Ihnen Freude machen – egal ob Spaziergänge, Schwimmen oder Tanzen. All das wirkt sich positiv auf Körper und Seele aus. Viele Betroffene berichten, dass sich mit der richtigen Kombination aus Kompression, gezielter Bewegung und Therapie spürbare Verbesserungen einstellen: Schmerzen werden weniger, die Beine fühlen sich leichter an, und das Wohlbefinden steigt. Je besser Sie begleitet werden, desto leichter lässt sich das Lipödem in den Alltag integrieren. Ein Leben mit Lipödem ist nicht das Ende von Lebensqualität, sondern der Beginn eines bewussteren Umgangs mit sich selbst. Ihr Körper ist nicht Ihr Gegner! Er arbeitet mit Ihnen, wenn Sie ihm zuhören, ihn verstehen und liebevoll unterstützen.

Irrtümer

»Lipödem ist einfach nur Übergewicht.«

Nein, völliger Unsinn und direkt eine Aussage für die Phrasenmülltonne! Das Lipödem ist eine eigene, angeborene Erkrankung, die unabhängig des Körpergewichts vorhanden sein kann. Zuviel Gewicht macht es lediglich schlimmer

»Man muss das Lipödem ignorieren, es ist nur ein kosmetisches Problem.«

Falsch! Ein Lipödem ist kein Schönheitsproblem, sondern eine medizinisch relevante Erkrankung, die Schmerzen, Schwellungen und Bewegungseinschränkungen verursachen kann. Ein Ignorieren macht es eventuell nur schlimmer.

Kleine Alltagstipps mit großer Wirkung

Viele meiner Patientinnen sagen mir immer wieder: »Im Alltag brauche ich kleine Dinge, die wirklich machbar sind – nicht das große Programm, das ich eh nicht durchhalte.« Genau so ist es. Es geht um alltagstaugliche Schritte, die Sie gut einbauen können, und die einen riesigen Unterschied machen:

- **Kompression als Verbündete sehen:** Ja, ich weiß, die Strümpfe nerven manchmal. Aber sie sind echte Helfer. Wenn Sie die Strümpfe morgens gleich nach dem Aufstehen anziehen, wenn die Beine noch nicht geschwollen sind, fühlen Sie den Unterschied den ganzen Tag.
- **Bewegung in kleinen Portionen:** Niemand muss joggen oder ins Fitnessstudio rennen. Ein Spaziergang, ein paar Minuten Radfahren oder Schwimmen wirken Wunder. Viele meiner Patientinnen erzählen, wie herrlich sich die Beine nach einer halben Stunde im Wasser anfühlen – weil das Wasser quasi die Kompression übernimmt.

- **Beine hoch!:** einfach, aber Gold wert. Legen Sie abends Ihre Beine hoch. Das nimmt den Druck und gibt sofort Erleichterung.
- **Kühlen für Leichtigkeit:** Nutzen Sie an heißen Tagen oder wenn die Beine schwer sind kühle Fußbäder, Gels oder Sprays. Sie glauben gar nicht, wie oft ich höre: »Das ist mein Mini-Wellnessmoment am Tag«.
- **Sanfte Selbstmassage:** Mit den Händen oder einem weichen Roller – sanft, nie schmerzhaft! – können Sie das Gewebe lockern. Das fühlt sich nicht nur angenehm an, sondern gibt auch ein Stück Kontrolle zurück.
- **Ernährung – kleine Stellschrauben, große Wirkung:** Keine Crash-Diäten (die machen's eher schlimmer), sondern Schritt für Schritt: viel Gemüse, gute Fette, wenig Zucker. Und trinken Sie ausreichend Wasser, Tee oder gesunde Säfte – das klingt banal, ist aber unglaublich hilfreich.
- **Bequeme Kleidung:** Enge Jeans, die einschneiden, sind kontraproduktiv. Elastische Stoffe, die nicht abschnüren, sind nicht nur praktisch, sondern können auch richtig schön aussehen.
- **Austausch mit anderen:** Ob Selbsthilfegruppe oder Social Media – der Satz »Mir geht's genauso« kann manchmal mehr entlasten als jede Therapie.

(M)Ein Gedanke für Sie

Ihr Körper braucht keine Bewertung, sondern eine gute Diagnose und eine liebevolle Begleitung. Das Lipödem ist nicht Ihre Schuld – das sollten Sie sich immer wieder sagen. Gleichzeitig liegt viel in Ihrer Hand: Mit bewusst gewählten Schritten, kleinen Routinen und der richtigen Unterstützung können Sie aktiv steuern, wie es Ihnen geht, und Ihren Alltag leichter gestalten.

WENN FLÜSSIGKEIT KEINEN AUSWEG FINDET: DAS LYMPHÖDEM

Das Lymphsystem ist der Teil unseres Körpers, an den im Alltag nun wirklich keiner denkt. Ich erlebe das oft in meiner Praxis. Patientinnen und Patienten kommen zu mir und sagen: »Frau Doktor, meine Beine sind so schwer und prall, ich weiß gar nicht, warum.« Dann erkläre ich: »Da ist ein feines Netzwerk von Gefäßen, das ständig arbeitet, ohne dass man es spürt. Es ist wie ein stiller Aufräumdienst, der Tag und Nacht dafür sorgt, dass überschüssige Flüssigkeit und Stoffwechselreste abtransportiert werden.«

Wenn der Abfluss ins Stocken gerät, spürt man das sofort: Beine oder Arme schwellen an, fühlen sich schwer an, manchmal sogar so prall, dass jede Bewegung anstrengend wird. Viele erzählen mir dann: »Ich weiß gar nicht, wie ich das noch alles schaffe.« Und genau da setze ich an: Wer versteht, wie das Lymphsystem arbeitet, kann gezielt unterstützen. Schon kleine Maßnahmen, die man leicht in den Alltag einbaut, machen einen großen Unterschied. Ich zeige meinen Patientinnen und Patienten oft einfache Dinge, die sofort helfen, zum Beispiel sanfte Bewegung, bewusstes Hochlegen der Beine oder gezielte Massage. Manchmal sind es Kleinigkeiten, aber ich kann Ihnen sagen, die Wirkung ist erstaunlich. Ich sehe, wie erleichtert Menschen sind, wenn sie merken, dass sie selbst etwas tun können, dass ihr Körper nicht einfach macht, was er will, sondern dass man ihn begleiten kann. Und genau das liebe ich an meiner Arbeit: zu beobachten, wie schon kleine Veränderungen den Alltag deutlich leichter machen.

Erkennen

Unser Lymphsystem ist wirklich ein kleines Wunderwerk. Schon auf Seite 13 haben wir es anfänglich kennengelernt, jetzt schauen wir mal genauer hin. Stellen Sie sich Ihr Lymphsystem wie ein unsichtbares Abwassersystem vor, das ständig dafür sorgt, dass überschüssige Flüssigkeit, Eiweiße und Stoffwechselreste aus Ihrem Körper abfließen. Und glauben Sie mir, da kommt eine Menge zusammen: Allein durch unsere Beine fließen jeden Tag zwei bis drei Liter Lymphe. Meistens merken wir gar nicht, wie fleißig dieses System arbeitet, denn es läuft still im Hintergrund. Aber wenn etwas aus dem Takt gerät, dann spüren wir das sofort: Die Beine werden schwer, prall, manchmal sogar schmerzhaft.

Warum kann das System aus dem Takt geraten? Es gibt ganz unterschiedliche Gründe. Manche Menschen bringen diese Schwäche von Geburt an mit. Das nennt man primäres Lymphödem. Bei wenigen Betroffenen sind die Lymphgefäße oder Knoten einfach zu schwach angelegt, zu dünn oder es sind zu wenige vorhanden. Dann hat der Abflusskanal von Anfang an weniger Kapazität, als eigentlich gebraucht wird. Meistens zeigt sich das erst später im Leben, zum Beispiel in der Pubertät, während der Schwangerschaft oder später, wenn hormonelle Veränderungen und Belastungen das System zusätzlich fordern. Meistens betrifft dies nur ein Bein, sehr selten beide. Und genau daran kann man gut unterscheiden, ob es sich um ein primäres Lymphödem handelt oder um ein Lipödem, das fast immer an beiden Beinen auftritt.

Viel häufiger als das angeborene Lymphödem ist das erworbene, das sogenannte sekundäre Lymphödem. Dabei wird das System während des Lebens geschädigt oder blockiert. Das passiert zum Beispiel nach Operationen, insbesondere wenn Lymphknoten entfernt werden mussten, etwa bei Brustkrebs oder gynäkologischen Eingriffen. Auch eine Strahlentherapie kann die Lymphbahnen vernarben lassen und den Abfluss behindern. Verletzungen, Narben, chronische Erkrankungen wie Venenschwäche, Tumore oder schwere Infektionen können zusätzlich den Lymphfluss belasten.

Aber selbst wenn die Ursache klar ist, gibt es noch viele Faktoren, die ein Lymphödem verstärken können. Übergewicht, wenig Bewegung, wiederholte Infektionen, Hitze oder langes Stehen – all das kann den Abfluss erschweren. Ich betone das immer im Gespräch mit meinen Patientinnen und Patienten: Das bedeutet nicht, dass Sie »schuld« sind. Es zeigt einfach, wie wichtig begleitende Maßnahmen sind. Sanfte Bewegung, gezielte Hautpflege, bewusstes Hochlegen der Beine und andere gesunde Routinen im Alltag unterstützen das Lymphsystem enorm und können den Alltag deutlich erleichtern.

Fühlen (Symptome)

Ihre Lymphgefäße sind großartige Erzähler. Vielleicht schreien sie nicht immer ihre Story laut heraus, sondern flüstern ihre Botschaft behutsam. Dann muss man lernen, genau hinzuhören, um die Symptome zu erkennen. Ein Lymphödem beginnt oft ganz leise, fast unauffällig. Vielleicht fühlen sich Ihre Beine abends schwerer an als morgens, die Schuhe drücken plötzlich oder der Ring am Finger lässt sich schwerer abstreifen. Nach einer Nacht Schlaf scheint alles wieder in Ordnung zu sein – und genau das macht das Lymphödem so heimtückisch: Es klopft nicht mit lautem Getöse an, sondern schleicht sich langsam in den Alltag.

Worauf Sie achten sollten:

- **Schwellungen:** anfangs meist weich, treten oft erst abends oder nach Belastung auf.
- **Spannungsgefühle:** Das betroffene Bein oder der Arm fühlt sich voll, prall, schwer oder wie unter Druck an.
- **Hautveränderungen:** Die Haut wirkt gespannt oder glänzend, kleine Falten ziehen sich nicht mehr so leicht zurück.
- **Unwohlsein oder Schmerzen:** manchmal diffus, manchmal eher ein Druck als ein klassischer Schmerz.

Mit der Zeit können die Schwellungen hartnäckiger werden, die Haut dichter und die Beweglichkeit eingeschränkt. Denn bei einem Lymphödem arbeitet Ihr Lymphsystem ständig daran, überschüssige Flüssigkeit aus dem Gewebe abzutransportieren. Wenn diese Unterstützung über Monate oder Jahre nur eingeschränkt funktioniert, reagiert auch die darüber liegende Haut, sie verändert sich langsam, Schritt für Schritt. Die Haut wird zunehmend dicker, straffer und weniger elastisch. Die Oberflächenstruktur verändert sich. Und dieser Zustand ist dann nicht mehr umkehrbar, sondern bestenfalls nur aufhaltbar.

Aber: Nicht jede oder jeder Betroffene erlebt sofort das voll ausgeprägte Beschwerdebild. Manche spüren nur leichte Veränderungen, andere haben schneller sichtbare Symptome. Das Wichtigste ist, die ersten Signale ernst zu nehmen. Denn je früher ein Lymphödem erkannt wird, desto besser lassen sich die Schwellungen kontrollieren, dauerhafte Hautveränderungen verhindern und Komplikationen vermeiden.

Achten (Warnzeichen, wann man schnell zum Arzt muss)

Ein Lymphödem selbst ist nicht lebensbedrohlich, aber es sollte ernst genommen werden. Wenn die Beine oder Arme plötzlich anschwellen und die Schwellung nicht von alleine wieder verschwindet, ist es wichtig, zuerst ärztlich abklären zu lassen, woran das liegt. Denn nicht jede Schwellung ist automatisch ein Lymphödem. Auch Herzschwäche, Nierenerkrankungen oder Probleme mit den Venen können zu Wasseransammlungen führen. Deshalb lohnt es sich, dass Fachleute genau hinschauen. Je früher klar ist, worum es geht, desto schneller kann die passende Therapie beginnen. Verlieren Sie keine Zeit, sprechen Sie am besten zeitnah mit Ihrer Hausärztin oder Ihrem Hausarzt über die nächsten Schritte und mögliche Untersuchungen oder Facharzttermine.

Und auch bei einem bekannten Lymphödem gibt es Situationen, in denen Sie nicht lange warten sollten, bevor Sie sich ärztlich untersuchen lassen:

- Wenn die Haut plötzlich gerötet, warm und schmerzhaft wird. Das kann ein Hinweis auf eine Infektion sein, die beim Lymphödem häufiger auftritt (zum Beispiel eine sogenannte Erysipel-Infektion).
- Wenn Sie Fieber bekommen oder sich abgeschlagen fühlen. Dann gilt: bitte direkt ärztlich abklären lassen!
- Wenn die Schwellung sehr rasch zunimmt oder sich neu an einem anderen Körperteil zeigt.
- Wenn Sie unsicher sind, ob es wirklich »nur« ein Lymphödem ist. Lassen Sie lieber einmal mehr nachschauen, das gibt Sicherheit. Denn auch ganz andere Krankheiten können sich zusätzlich einstellen und akute Probleme verursachen.

Sie merken schon: Es geht nicht darum, dass Sie bei jeder kleinsten Veränderung in Panik geraten sollen. Aber Ihr Körper sendet Ihnen Signale und es ist gut, diese ernst zu nehmen. So beugen Sie Komplikationen vor und geben sich selbst die Chance, früh gegenzusteuern. Und vergessen Sie nicht: Hilfe zu holen ist kein Zeichen von Schwäche – im Gegenteil. Es zeigt, dass Sie Verantwortung für sich übernehmen. Ihr Körper dankt es Ihnen mit mehr Stabilität, Schutz und Lebensqualität.

Prüfen (Diagnostik)

Sie waren aufmerksam, haben diese beschriebenen Veränderungen bemerkt und fragen sich: »Ist das normal oder steckt da mehr dahinter?« Allein, dass Sie hinhören und genauer hinschauen, ist schon der erste, wichtigste Schritt. Denn wie wir wissen, ist ein Lymphödem manchmal ein Meister der Tarnung, aber mit den richtigen Fragen und ärztlichen Untersuchungen lässt es sich gut erkennen. Die Diagnosestellung in der Arztpraxis könnte dabei folgendermaßen ablaufen:

Der erste Baustein ist Ihre Geschichte. Am Anfang steht immer das Gespräch. Ihre Ärztin oder Ihr Arzt möchte wissen:

- Wann sind Ihnen die Schwellungen zum ersten Mal aufgefallen?
- Gibt es bestimmte Tageszeiten, an denen es schlimmer wird, zum Beispiel abends?
- Gab es Ereignisse wie Operationen, Verletzungen, Infektionen oder eine Krebserkrankung, bei der Lymphknoten entfernt wurden?
- Haben Sie in der Familie ähnliche Beschwerden bemerkt?

Diese Informationen sind Gold wert. Denn sie helfen, zwischen einem harmlosen Anschwellen, einer venösen Stauung oder einem echten Lymphödem zu unterscheiden.

Der zweite Baustein ist Ihr Körper, denn jetzt folgt die körperliche Untersuchung. Dabei wird nicht nur auf die Schwellung selbst geschaut, sondern auch auf viele kleine Details:

- Wie fühlt sich das Gewebe an: weich, prall oder schon etwas verhärtet?
- Ist die Haut glatt, glänzend oder bildet sie kleine Fältchen, die sich nicht mehr so leicht zurückziehen?
- Wie unterscheiden sich beide Arme oder Beine im direkten Vergleich?

Gerade dieser Seitenvergleich ist wichtig: Ein gesundes Bein verrät viel darüber, was am anderen anders ist.

Der dritte Baustein ist Technik, die weiterhilft. Manchmal reichen der Blick und das Gespräch schon aus. Aber wenn es genauer sein muss, kommen moderne Verfahren ins Spiel. Eine Ultraschalluntersuchung kann zeigen, ob sich Flüssigkeit im Gewebe angesammelt hat. Mit einer Lymphszintigrafie oder einem MRT lassen sich sogar die Lymphbahnen sichtbar machen; man sieht, wo der Fluss ins Stocken gerät. Das klingt kompliziert, ist aber für Sie als Patientin oder Patient in der Regel unkompliziert und nicht belastend.

Mit diesen Erkenntnissen kann die Diagnose in der Regel gestellt werden und Sie sind auf dem richtigen Weg. Je früher das Lymphödem erkannt wird, desto besser lassen sich Beschwerden eindämmen und Folgen vermeiden. Die gestellte Diagnose ist also kein Stempel, der Ihnen Sorgen machen soll, sondern ein Startsignal: Jetzt können wir handeln.

Handeln (Therapie)

Ein Lymphödem lässt sich nicht »wegzaubern«, aber es lässt sich sehr gut behandeln und in Schach halten. Der Schlüssel ist ein aktives Lymphmanagement aus Lymphdrainage, Kompression und Bewegung, kombiniert mit Alltagstricks, die den Rückstrom der Flüssigkeit unterstützen.

Ganz vorne steht die manuelle Lymphdrainage. Das ist eine spezielle Massage, bei der die Lymphflüssigkeit in gesunde Gefäßbereiche umgeleitet wird. Es fühlt sich an wie eine leichte, wohltuende Umarmung für Ihre Beine oder Arme. Regelmäßig durchgeführt, kann die Schwellung spürbar zurückgehen und Beschwerden wie Spannung, Druck oder Schweregefühl können deutlich abnehmen.

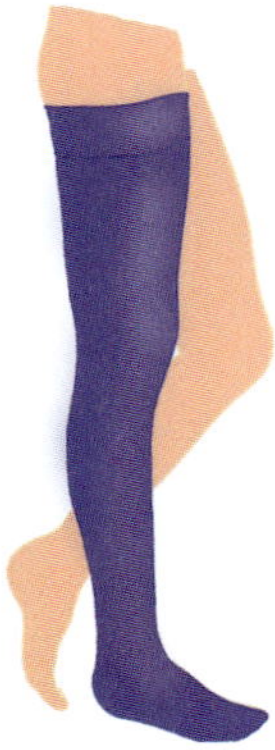

Daneben spielt die Kompression eine zentrale Rolle. Spezielle Kompressionsstrümpfe oder -manschetten üben einen abgestuften Druck aus und helfen der Lymphflüssigkeit, wieder Richtung Herz zu fließen. Früher waren die Strümpfe eher schlecht passend und unsexy – heute gibt es sie in vielen Materialien, Farben und Mustern, die sich gut in den Alltag integrieren lassen. Wichtig: Sie müssen perfekt sitzen, daher werden sie individuell angepasst. Es gibt rund- und flachgestrickte Kompression, lange und kurze, mit und ohne weitere Zusatzhilfen. Das sind viele kleine, aber feine und wichtige Unterschiede. Alle Details dazu finden Sie auf Seite 114!

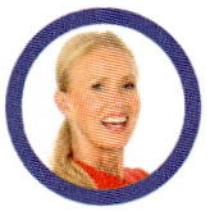

Was ich immer wieder beobachte ist, dass Frauen, die ihre Kompressionsstrümpfe konsequent tragen, geschwollene Beine deutlich besser im Griff haben. Und heute müssen Kompressionsstrümpfe keine Liebestöter mehr sein, sondern kommen in vielen bunten, modischen Farben und Mustern. So wird die Unterstützung plötzlich richtig schön und alltagstauglich.

Bewegung ist ein weiterer wichtiger Faktor. Jede Aktivität, die die Muskulatur sanft beansprucht – Gehen, Radfahren, Schwimmen, leichtes Krafttraining –, unterstützt die Lymphpumpe in den Beinen oder Armen. Achten Sie darauf, dass die Bewegung regelmäßig und dosiert erfolgt. Zu viel Druck oder Überlastung kann kontraproduktiv sein, sanfte Regelmäßigkeit ist die Devise.

Ergänzend können Pflege der Haut und gute Hauthygiene helfen, Entzündungen vorzubeugen, die bei Lymphödemen häufiger auftreten. Die Haut wird dadurch elastischer, fühlt sich besser an und kleine Verletzungen verheilen schneller.

Ein Lymphödem verschwindet nicht von allein, aber mit regelmäßiger Lymphdrainage, passender Kompression, gezielter Bewegung und guter Hautpflege können Sie die Beschwerden deutlich reduzieren und den Alltag erleichtern. Sie behalten die Kontrolle, das Lymphsystem wird aktiv unterstützt, und Sie gewinnen Lebensqualität zurück.

Leben mit Lymphödem

Ein Lymphödem begleitet Sie vielleicht ein Leben lang. Aber es bestimmt nicht, wie Sie Ihr Leben gestalten! Viele Betroffene berichten sogar, dass sie durch die Auseinandersetzung mit der Erkrankung bewusster leben, besser auf ihren Körper hören und mehr Verantwortung für die eigene Gesundheit übernehmen.

Lebensfreude bleibt! Vielleicht ist das Wichtigste an dieser Stelle: Ein Lymphödem nimmt Ihnen nicht die Möglichkeit, aktiv zu bleiben, zu reisen, zu lachen, Sport zu treiben oder am Leben teilzunehmen. Ganz im Gegenteil! Ihr Alltag ist Ihr größtes Werkzeug, um die Erkrankung in Schach zu halten. Bewegung, Struktur und Selbstfürsorge können zu einem echten Gamechanger werden. Viele Betroffene erzählen mir, dass sie mit den richtigen Strategien nahezu beschwerdefrei leben, mehr Energie spüren und ihre Lebensqualität zurückgewinnen.

Ein Lymphödem ist ein Hinweis: »Schau auf dich, kümmere dich um dich.« Mit liebevoller Aufmerksamkeit, kleinen Routinen und der passenden Unterstützung behalten Sie die Zügel in der Hand und die Lebensfreude sowieso.

Irrtümer

»Lymphödeme entstehen nur durch Übergewicht oder Bewegungsmangel.«

Falsch. Übergewicht oder Bewegungsmangel können die Symptome verstärken, sind aber nicht die Ursache. Ein Lymphödem entsteht, weil das Lymphsystem selbst beeinträchtigt ist; entweder angeboren oder erworben, zum Beispiel nach Operationen, Verletzungen oder Strahlentherapie.

»Man kann ein Lymphödem nicht einfach wegtrainieren.«

Stimmt. Bewegung ist wichtig und unterstützt den Abfluss der Lymphflüssigkeit, aber allein Training heilt ein Lymphödem nicht. Es ist ein chronischer Zustand, der durch Therapie, Kompression und Selbstmanagement kontrolliert werden kann.

»Kompression ist unangenehm und nutzlos.«

Absolut falsch. Richtig angepasste Kompressionsstrümpfe oder -manschetten sind ein zentraler Bestandteil der Therapie. Sie entlasten das Gewebe, fördern den Rückfluss der Lymphflüssigkeit und können Schwellungen deutlich reduzieren. Moderne Materialien und Maßanfertigungen sorgen zudem dafür, dass die Strümpfe bequem und sogar optisch ansprechend sind.

»Nur schwere Fälle brauchen eine Behandlung.«
Falsch. Frühzeitige Behandlung ist entscheidend. Je früher ein Lymphödem erkannt und therapiert wird, desto besser lässt es sich kontrollieren, desto geringer sind langfristige Schäden und Komplikationen.

»Das ist doch nur Wasser in den Beinen.«
Falsch. Ein Lymphödem besteht nicht nur aus Wasser, sondern enthält Eiweiße und Zellen. Genau das macht es unbehandelt so problematisch, weil es zum Beispiel zu Verhärtungen des Gewebes führen kann.

Kleine Alltagstipps mit großer Wirkung

Vorbeugen und kluge Gewohnheiten machen den Unterschied, sie entlasten Ihr Lymphsystem, halten Arme und Beine leichter und schenken Ihnen Beweglichkeit im Alltag. Probieren Sie, diese Tipps Schritt für Schritt in Ihr Leben einzubauen:

- **Bewegung sanft einbauen:** Spazierengehen, Radfahren, Schwimmen oder spezielle Lymphübungen bringen den Lymphfluss in Schwung. Wichtig: Nicht überlasten, sondern lieber regelmäßig in kleinen Portionen bewegen als selten und zu intensiv.
- **Kompression konsequent nutzen:** Kompressionsstrümpfe sind Ihre »Superkräfte« im Alltag. Ziehen Sie sie am besten gleich morgens an, wenn die Beine noch schlank sind, so wirken sie während des Tages am effektivsten.
- **Hautpflege als Ritual:** Täglich cremen schützt die Haut, hält sie geschmeidig und verringert das Risiko für Entzündungen. Machen Sie daraus ein kleines Wohlfühlritual, Ihr Körper wird es lieben.
- **Beine hoch, Druck runter:** Ob beim Lesen, Telefonieren oder Fernsehen, gönnen Sie Ihren Beinen zwischendurch eine Pause in Hochlage. Schon ein paar Minuten machen einen Unterschied.
- **Lockere Kleidung wählen:** Vermeiden Sie einschnürende Gummibänder oder zu enge Jeans. Enge Kleidung kann die Haut reizen, Druckstellen oder kleine Verletzungen begünstigen und damit das Risiko für Infektionen erhöhen. Mit bequemer Kleidung fühlen Sie sich gleichzeitig wohler.
- **Auf Signale achten:** Kleine Warnzeichen wie Spannungsgefühle, neue Schwellungen oder Druckempfindlichkeit sind wichtig. Hören Sie auf Ihren Körper.

Kontinuität ist der Schlüssel. Jeder Schritt, jede kleine Bewegung und jede Minute Kompression zählt und bringt Sie Ihrem Ziel näher: Leichtigkeit, Beweglichkeit und mehr Wohlbefinden im Alltag.

(M)Ein Gedanke für Sie

Ihr Lymphsystem ist ein stiller Held und wuppt ganz leise, zuverlässig und unsichtbar mehrere Liter jeden Tag. Was für eine großartige Leistung! Und wenn es mal nach Hilfe ruft, dann hören Sie achtsam hin, es braucht manchmal nur ein bisschen Unterstützung. Mit kleinen Routinen und konsequenter Kompression können Sie Ihr Leben leichter machen.

GEFÄSSVERÄNDERUNGEN DURCH DIE WECHSELJAHRE

Gefäße und Wechseljahre – wie hängen die eigentlich zusammen? Viele Frauen in dieser Lebensphase fragen sich genau das und wenden sich an mich, weil sie spüren, dass ihr Körper sich verändert und sie wissen möchten, wie sich das auf ihre Gefäße auswirkt. Und das ist gut so, denn die Veränderungen im Hormonhaushalt sind tatsächlich eng verknüpft mit den Gefäßen, die auch die neuen Töne im Körper spüren.

Die Wechseljahre sind keine Veränderung auf Knopfdruck. Sie sind eine lange Phase voller Anpassungen und Neuausrichtung. Über mehrere Jahre, manchmal ein Jahrzehnt, verändert sich das fein abgestimmte Hormonzusammenspiel. Vor allem Östrogen und Progesteron, die beiden Hauptakteure, treten Schritt für Schritt von der Bühne. Das Hormon Östrogen wirkt auf viele Bereiche: Es unterstützt die Elastizität der Gefäßwände, beeinflusst den Blutfluss und hält die Gefäßinnenhaut gesund. Sinkt der Östrogenspiegel, werden die Gefäße etwas steifer, der Blutdruck kann leichter steigen und das Risiko für Arteriosklerose nimmt zu. Doch keine Sorge: Ihr Körper passt sich an und mit dem Wissen über diese Veränderungen können Sie aktiv Einfluss nehmen. Bewegung, ausgewogene Ernährung, ausreichend Flüssigkeit und Entspannung helfen, die Gefäße im Rhythmus zu halten. Wer aufmerksam bleibt und kleine Routinen in den Alltag integriert, unterstützt das Herz-Kreislauf-System und gewinnt mehr Wohlbefinden in dieser spannenden Lebensphase.

Erkennen

Gefäße und Wechseljahre – auf den ersten Blick denkt man vielleicht: Was hat das miteinander zu tun? Aber wenn Frauen in dieser Lebensphase zu mir als Gefäßmedizinerin kommen und fragen, wie es ihren Gefäßen geht, spüre ich sofort: Das hängt ganz eng zusammen. Viele merken, dass sich der Körper verändert, dass das Herz manchmal schneller schlägt, der Schlaf unruhiger wird oder die Stimmung Achterbahn fährt. Ich höre oft: »Ich fühle mich irgendwie fremd in meinem eigenen Körper.« Und genau das ist es: Der Körper passt sich an eine neue Situation an.

In den ersten Jahren, der sogenannten Perimenopause, verändert sich oft das Progesteron zuerst. Wir nennen es ja gern das »Sanftmacherhormon«, das für Ruhe, guten Schlaf und Balance sorgt. Wenn es sinkt, spürt man das sofort an unruhigen Nächten, Stimmungsschwankungen und einem verrückt spielenden Zyklus. Gleichzeitig schwankt das Östrogen wie auf einer Achterbahn; es ist mal hoch, mal niedrig. Und genau diese Schwankungen führen zu Hitzewallungen, Herzklopfen oder Schweißausbrüchen. Viele Frauen schauen mich dann an und sagen: »Es ist, als würde mein Körper mir ständig Rätsel aufgeben.« Ja, das tut er, aber es ist kein Alarm. Es ist nur ein Hinweis darauf, dass er sich umstellt.

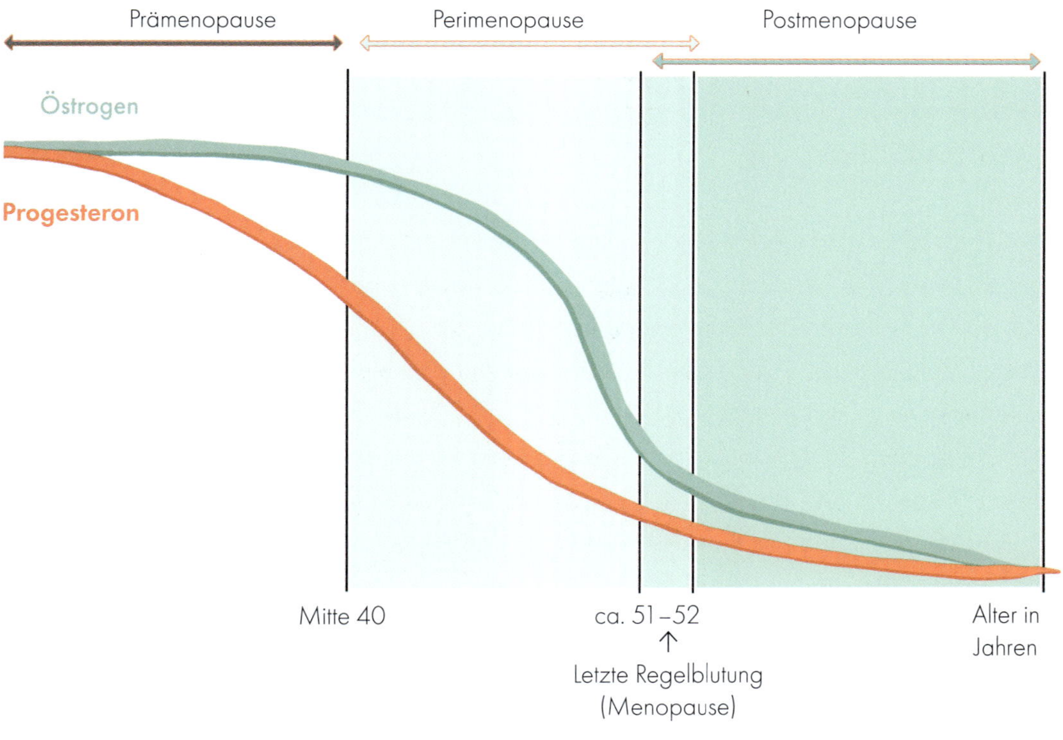

Hormone im Wandel: Östrogen und Progesteron im Verlauf der Wechseljahre.

Irgendwann kommt die Menopause, die letzte Regelblutung. Das passiert meist zwischen 45 und 55 Jahren. Das Östrogen sinkt jetzt dauerhaft, Progesteron ebenfalls. Der Körper lebt in einer neuen hormonellen Landschaft.

Und die Gefäße? Östrogen ist ein kleiner Schutzengel für sie. Es hält die Wände elastisch, wirkt entzündungshemmend, reguliert Fett- und Zuckerwerte und schützt vor Verkalkung. Fehlt dieser Schutz, spüren wir das: Gefäße werden steifer, Blutdruckprobleme tauchen auf, Blutfette verändern sich, das Risiko für Arteriosklerose steigt. Vor den Wechseljahren haben Frauen meist einen kleinen Vorsprung gegenüber Männern, danach gleichen sich die Risiken an und manchmal werden Frauen sogar stärker gefährdet.

Risikofaktoren wie Bluthochdruck, Diabetes, Übergewicht, hohe Blutfette oder Rauchen wirken in dieser Phase bei Frauen besonders hart. Deshalb sprechen wir gemeinsam darüber, wie wir die Werte regelmäßig im Blick behalten und kleine Veränderungen im Alltag umsetzen können. Ich sage dann oft: »Schon ein Spaziergang, ein bisschen Bewegung, eine ausgewogene Mahlzeit – das alles zusammen gibt dem Herz und den Gefäßen so viel zurück.«

Die Wechseljahre sind keine Phase, die man einfach aussitzt. Sie sind eine Gelegenheit, bewusster zu leben, den Körper besser zu verstehen und den Gefäßen die Aufmerksamkeit zu schenken, die sie verdienen. Ich begleite Frauen oft durch diese Phase und sehe, wie selbst kleine Schritte wieder mehr Energie und Sicherheit geben.

Fühlen (Symptome)

In den Wechseljahren verändert sich das Gefäßsystem oft langsam, aber spürbar. Das liegt vor allem daran, dass die Produktion von Östrogen nachlässt. Östrogen wirkt wie ein natürlicher »Schmierstoff« für die Gefäße: Es hält die Gefäßwände elastisch, unterstützt die Bildung von Gefäßinnenhaut-Schutzzellen und hilft, Entzündungsprozesse niedrig zu halten. Fällt das Hormon weg, reagieren die Gefäße sensibler, ziehen sich manchmal stärker zusammen oder verlieren ein wenig an Flexibilität.

Typische Signale sind:

- **Hitzewallungen und Herzrasen:** Plötzliches Hitzegefühl, oft begleitet von Herzklopfen oder unregelmäßigem Herzschlag, kann ein Hinweis sein, dass die Gefäße und das Nervensystem auf hormonelle Veränderungen reagieren.

- **Schwankender Blutdruck:** Manche Frauen bemerken, dass der Blutdruck leichter steigt oder stärker schwankt. Dies passiert, weil die Gefäße ihre Elastizität verlieren und das Herz mehr Arbeit leisten muss, um das Blut durch den Körper zu pumpen.
- **Schwere, müde Beine:** Nach längerem Sitzen oder Stehen fühlen sich die Beine oft schwer oder leicht geschwollen an. Das liegt daran, dass das Blut langsamer abfließt und die Venen stärker belastet werden – eine direkte Folge der Gefäßveränderungen.
- **Kleine, subtile Signale:** Müdigkeit, Konzentrationsprobleme, leichte Schwindelgefühle oder ein leichtes Engegefühl in der Brust. Diese Symptome wirken harmlos, sind aber oft erste Hinweise darauf, dass Herz und Gefäße jetzt sensibler reagieren und mehr Unterstützung brauchen.
- **Veränderte Haut und Schleimhäute:** Weniger Östrogen bedeutet weniger Kollagen und Durchblutung, die Haut wird dünner, die Gefäße darunter empfindlicher.
- **Mehr Bauchfett:** Durch den Östrogenmangel verlagert sich das Fett von Hüfte/Oberschenkel Richtung Bauch. Bauchfett ist aber besonders ungünstig für die Gefäße, weil es entzündliche Stoffe freisetzt.

Die Signale Ihres Körpers sollten Sie nicht erschrecken. Ihr Körper zeigt Ihnen damit: »Hey, ich passe mich gerade an einen neuen Rhythmus an.« Wenn Sie aufmerksam sind, können Sie diese Hinweise nutzen, um frühzeitig gegenzusteuern. Schon kleine Veränderungen wie regelmäßige Bewegung, Entspannungsübungen, bewusste Ernährung, ausreichend Schlaf und Stressreduktion haben große Wirkung auf Herz und Gefäße.

Alltagsbeobachtungen, die helfen, die Gefäße jetzt besser zu verstehen:

- Spüren Sie nach längeren Spaziergängen oder kurzen Sporteinheiten einen Unterschied in der Beinmüdigkeit?
- Beobachten Sie, ob Blutdruckschwankungen häufiger auftreten, zum Beispiel morgens oder abends?
- Fällt Ihnen auf, dass Hitzewallungen oft nach Stresssituationen oder Koffein stärker werden?

Wer diese Signale ernst nimmt, kann aktiv handeln, bevor es zu spürbaren Problemen kommt.

Achten (Warnzeichen, wann man schnell zum Arzt muss)

In den Wechseljahren verändert sich nicht nur der Hormonspiegel, sondern damit auch das Verhalten Ihrer Gefäße. Normalerweise fließt das Blut wie ein gleichmäßiger kräftiger Strom durch den Körper, die Gefäßwände sind elastisch, das Herz arbeitet effizient. Sinkt der Östrogenspiegel, werden die Gefäße sensibler. Sie ziehen sich stärker zusammen, reagieren schneller auf Stress oder Blutdruckschwankungen und kleine Ablagerungen in den Arterien können leichter Probleme machen.

Viele Frauen merken in dieser Zeit zum Beispiel, dass plötzlich ein Druckgefühl in der Brust auftritt. Das muss nicht immer ein Herzinfarkt sein, aber gerade in den Wechseljahren sollte man solche Signale ernst nehmen. Es kann ein Hinweis darauf sein, dass das Herz mehr arbeiten muss, weil die Gefäße weniger elastisch sind. Vielleicht spüren Sie auch, dass Sie schon beim Treppensteigen oder beim schnellen Gehen schneller außer Atem kommen als früher. Das ist oft ein Zeichen dafür, dass die Durchblutung etwas mehr Unterstützung gebrauchen könnte. Lassen Sie das abklären!

Herzrasen oder ein unregelmäßiger Herzschlag tauchen ebenfalls häufiger auf. Das Herz schlägt schneller oder unruhiger, und zwar auch ohne große körperliche Anstrengung. Manchmal ist das nur eine Reaktion auf die hormonellen Veränderungen, aber es kann auch bedeuten, dass die Gefäße mehr Aufmerksamkeit brauchen. Und vielleicht fällt Ihnen auf, dass Hände oder Füße öfter kalt sind oder dass Beine und Füße leicht anschwellen. Auch das zeigt, dass der Blutfluss nicht mehr so reibungslos läuft wie früher. Auch hier heißt es: Stellen Sie sich einer Spezialistin oder einem Spezialisten vor.

Prüfen (Diagnostik)

Sie haben erste Signale bemerkt, zum Beispiel Herzklopfen, Engegefühl, Schwellungen oder ungewöhnliche Atemnot, und fragen sich: »Liegt es an den Wechseljahren oder steckt etwas anderes dahinter?« Gut, dass Sie aufmerksam sind! Jetzt beginnt die Spurensuche, bei der Sie gemeinsam mit Ärztinnen und Ärzten herausfinden, was wirklich los ist.

In der Praxis erwartet Sie zuerst einmal ein Gespräch. Die Ärztin oder der Arzt wird genau nach Ihren Symptomen fragen: Wann treten sie auf? Treten sie nach körperlicher Belastung, Stress oder eher in Ruhe auf? Gab es Veränderungen im Alltag oder der Ernährung? Auch Ihr bisheriger Gesundheitszustand, Vorerkrankungen und Medikamente werden besprochen – das alles ist wichtig, um ein vollständiges Bild zu bekommen. Anschließend folgt eine körperliche Untersuchung: Herz, Kreislauf, Blutdruck und Puls werden kontrolliert, die Extremitäten auf Durchblutung und

Schwellungen untersucht. Dabei achten die Fachleute darauf, ob die Gefäße elastisch reagieren, ob ungewöhnliche Geräusche im Herzen zu hören sind oder ob sich Anzeichen einer Durchblutungsstörung zeigen.

Häufige diagnostische Schritte sind:

- **Blutdruck- und Pulsmessungen:** Zeigen, wie das Herz auf alltägliche Belastungen reagiert.
- **Blutwerte:** Cholesterin, Zucker, Entzündungswerte und Hormone geben Hinweise darauf, wie sich die Gefäße im Körper verändern.
- **Ultraschalluntersuchung der Gefäße:** Damit kann man Engstellen oder Ablagerungen in Arterien und Venen erkennen. Besonders an Hals, Beinen oder Armen liefert die Untersuchung wertvolle Informationen über Durchblutung und Gefäßgesundheit.
- **Herzuntersuchungen:** EKG oder Belastungstests zeigen, wie Ihr Herz auf unterschiedliche Belastungen reagiert und ob rhythmische Auffälligkeiten bestehen.

Dieser Aufwand lohnt sich, weil die Diagnosephase nicht dazu da ist, Angst zu machen, sondern um Ihnen Klarheit zu verschaffen. Wenn Sie wissen, wo Ihr Körper Unterstützung braucht, können gezielte Maßnahmen ergriffen werden: Bewegung, Ernährung, Hormonmanagement oder medikamentöse Therapien, je nachdem, was Ihre Ärztin oder Ihr Arzt empfiehlt.

Tipp

Notieren Sie sich Ihre Symptome, bevor Sie in die Praxis gehen, auch wenn sie klein erscheinen. Häufige Hitzewallungen, Herzstolpern, ungewöhnliche Müdigkeit oder kalte Hände und Füße, all das hilft, ein präzises Bild zu bekommen. Je besser Sie Ihren Körper beschreiben können, desto genauer lässt sich die Ursache erkennen und desto gezielter die Maßnahmen.

Denken Sie daran: In den Wechseljahren verändert sich vieles, aber das bedeutet nicht, dass Sie machtlos sind. Mit Aufmerksamkeit, einer klaren Diagnostik und gezielter Unterstützung können Sie Ihre Gefäße und Ihr Herz optimal begleiten.

Handeln (Therapie)

Wenn die Diagnose feststeht, geht es darum, aktiv zu werden. Aber keine Sorge, das bedeutet nicht gleich große Operationen oder drastische Eingriffe. Oft reichen schon kleine, gezielte Schritte, um viel zu bewirken. Die Hormone bewusst zu managen, ist dabei ein wichtiger Punkt. Sinkt der Östrogenspiegel in den Wechseljahren, verändert sich die Elastizität der Gefäße, und das kann das Herz-Kreislauf-System spürbar belasten. Eine individuell abgestimmte Hormontherapie kann dabei helfen, die Gefäße geschmeidig zu halten, den Blutdruck stabil zu unterstützen und auch Beschwerden wie Hitzewallungen oder nächtliche Schweißausbrüche zu lindern. Dabei geht es nicht um ein standardisiertes Rezept, sondern um eine Lösung, die genau zu Ihnen passt und Ihre persönlichen Risikofaktoren berücksichtigt.

Bewegung ist Ihr bester Verbündeter. Dabei zählt nicht, dass Sie Höchstleistungen erbringen, sondern dass Sie Ihren Körper in Schwung bringen, die Muskeln aktivieren und die Durchblutung fördern. Ein Spaziergang, eine Runde Radfahren, Schwimmen, Yoga oder ein paar leichte Kraftübungen reichen schon, um spürbare Effekte zu erzielen. Schon 20 bis 30 Minuten am Tag machen einen Unterschied und Ihre Gefäße danken es Ihnen.

Auch die Ernährung kann ein leiser, aber wirkungsvoller Helfer sein. Viele kleine Anpassungen, wie mehr Obst, Gemüse, Vollkornprodukte und Omega-3-Fettsäuren, weniger stark verarbeitete Lebensmittel, ausreichend trinken und Salz reduzieren, unterstützen Ihre Gefäße und stabilisieren die Herz-Kreislauf-Funktionen.

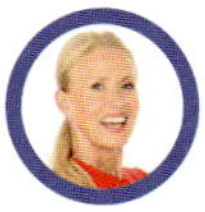

Als Ernährungsberaterin kann ich ganz klar sagen: Gerade in dieser Phase des Lebens unterstützt eine ausgewogene Ernährung die Gefäße und hilft, hormonelle Schwankungen besser auszugleichen. Vollkorn, pflanzliche Proteine, gesunde Fette und viel frisches Gemüse können den Körper entlasten, ihn stabilisieren und ihm neue, positive Energie geben.

Stress ist ein weiterer Faktor, der oft unterschätzt wird. Wenn das Herz und die Gefäße durch Dauerstress belastet werden, reagiert der Körper schneller, der Blutdruck steigt und die Elastizität der Gefäße leidet. Kurze Pausen, bewusstes Atmen oder kleine Entspannungsrituale im Alltag können schon eine große Wirkung entfalten und helfen, die Balance wiederzufinden.

Und vergessen Sie nicht, Ihre Werte regelmäßig kontrollieren zu lassen. Blutdruck, Cholesterin, Blutzucker und Hormone im Blick zu behalten, bedeutet, dass Probleme früh erkannt werden können, bevor sie größer werden. Es geht darum, gut auf sich zu achten und kleine Maßnahmen konsequent umzusetzen: So geben Sie Ihren Gefäßen die beste Chance, gesund zu bleiben.

Leben mit Veränderung

Die Wechseljahre bedeuten keinen Stillstand – weder für Sie noch für Ihre Gefäße. Im Gegenteil, mit dem richtigen Wissen und ein paar gezielten Maßnahmen können Sie Ihre Gefäße aktiv gesund halten und spürbar mehr Wohlbefinden gewinnen. Auch wenn die Östrogenspiegel sinken, heißt das nicht, dass Ihre Gefäße jetzt einfach altern müssen. Jede Bewegung, jede kleine Routine im Alltag wirkt sich positiv aus. Ein paar Treppen steigen, ein Spaziergang um den Block oder mit dem Rad zur Arbeit fahren – all das unterstützt Ihr Herz-Kreislauf-System und hilft, die Gefäße elastisch zu halten.

Regelmäßige Kontrollen geben Sicherheit und helfen, Veränderungen frühzeitig zu erkennen. Blutdruck, Cholesterin, Blutzucker oder gegebenenfalls Hormone im Blick zu behalten, bedeutet nicht, dass Sie panisch werden müssen, sondern dass Sie auf sich achten und rechtzeitig eingreifen können, falls es nötig wird. Betrachten Sie solche Termine als kleine Sicherheitschecks, die beruhigen und Orientierung geben.

Ihr Körper zeigt jetzt vielleicht deutlicher, wann er Pausen braucht. Lernen Sie, diese Signale zu spüren und ernst zu nehmen. Ein paar Minuten bewusstes Atmen, kleine Dehnübungen oder eine kurze Ruhephase zwischendurch helfen, Stress abzubauen, Herz und Gefäße zu entlasten und die Energie wieder aufzutanken.

Langfristig geht es nicht um radikale Veränderungen oder ein perfektes Leben, sondern um die kleinen, kontinuierlichen Schritte. Mit regelmäßiger Bewegung, einer ausgewogenen Ernährung, dem Umgang mit Stress und gelegentlichen Kontrolluntersuchungen bleiben Sie handlungsfähig. So können Sie die Risiken für Gefäßprobleme deutlich senken und gleichzeitig Ihr Wohlbefinden steigern.

Irrtümer

Im Dschungel der Informationen rund um Wechseljahre, Hormone und Gefäße ist es schwer, den Überblick zu behalten. Deshalb finden Sie hier einen klaren Faktencheck:

»Nur Frauen durchleben Wechseljahre.«

Das stimmt so nicht. Auch Männer kennen das sanfte Nachlassen ihrer hormonellen Hochphase, allerdings verläuft das leiser, schleichender und oft weniger offensichtlich. Während Frauen einen relativ klaren Zeitpunkt haben, an dem die Östrogenproduktion stark zurückgeht, sinkt beim Mann das Testosteron nicht schlagartig, sondern langsam über viele Jahre hinweg. Ab dem 40. Lebensjahr sinkt es jedes Jahr um etwa ein Prozent; das klingt wenig, summiert sich aber über die Jahrzehnte spürbar.

»Mit den Wechseljahren geht alles den Bach runter.«

Nein, keineswegs! Zwar sinkt der Östrogenspiegel und das kann Gefäße, Haut und Knochen beeinflussen. Aber die Veränderungen verlaufen individuell, und Sie können aktiv gegensteuern. Die Wechseljahre sind ein Übergang, kein Untergang.

»Ich muss Hormone nehmen, sonst wird alles schlimmer.«

Nicht unbedingt. Eine Hormonersatztherapie kann in bestimmten Situationen sinnvoll sein, vor allem bei starken Beschwerden oder erhöhtem Risiko für Gefäßprobleme. Aber sie ist nicht automatisch Pflicht. Ob und wie Hormone eingesetzt werden, muss individuell mit Ärztinnen und Ärzten abgestimmt werden, immer unter Abwägung von Nutzen, Risiken und Ihren persönlichen Wünschen.

»Gefäße werden unweigerlich starr und beschädigt.«

Nein. Gefäße passen sich dem Lebensstil an. Auch in den Wechseljahren lassen sich Elastizität, Durchblutung und Blutdruck positiv beeinflussen. Wer auf Bewegung, Ernährung, Stressabbau und regelmäßige Vorsorge achtet, hält seine Gefäße flexibel und vital.

»Ich kann nichts tun, die Veränderungen sind genetisch festgelegt.«

Das stimmt zum Teil. Gene spielen eine Rolle, aber sie bestimmen nicht Ihr Schicksal. Lebensstil und Achtsamkeit haben einen enormen Einfluss darauf, wie sich die Gefäße entwickeln und wie stark Symptome auftreten.

»Nur ältere Frauen sind betroffen.«
Wechseljahre betreffen alle Frauen in einem typischen Altersbereich. Aber Gefäßveränderungen können schon früher beginnen, etwa durch hormonelle Schwankungen, Stress oder andere Risikofaktoren. Wissen, Prävention und Achtsamkeit sind in jedem Alter wertvoll.

Kleine Alltagstipps mit großer Wirkung

Wechseljahre bedeuten nicht Stillstand – im Gegenteil: Jetzt ist der perfekte Zeitpunkt, um bewusst für Ihre Gefäße, Hormone und Ihr Wohlbefinden zu sorgen. Kleine Routinen können große Wirkung entfalten:

- **Bewegung als Blutantrieb:** Schon 10 bis 20 Minuten zügiges Gehen, Radfahren oder sanftes Training stärken Herz und Gefäße, halten Blutdruck und Durchblutung stabil und fördern gleichzeitig das Wohlbefinden.
- **Bauch- und Tiefenatmung:** Stress setzt Gefäßen zu. Ein paar tiefe Atemzüge zwischendurch, Yoga oder kurze Meditationseinheiten senken das Stresslevel, entspannen Gefäße und Herz.
- **Ernährung clever nutzen:** Viel frisches Gemüse, Obst, Vollkornprodukte, gute Fette wie Olivenöl oder Nüsse und ausreichend Flüssigkeit unterstützen die Gefäßgesundheit. Salz, Zucker und stark verarbeitete Lebensmittel besser reduzieren.
- **Achtsamkeit für Veränderungen:** Hören Sie in Ihren Körper hinein. Ungewöhnliche Beschwerden wie plötzliche Schwellungen, Herzrasen oder unerklärliche Schmerzen sollten Sie ernst nehmen und ärztlich abklären lassen.
- **Bewegung in den Alltag integrieren:** Treppen steigen, kurze Spaziergänge in Pausen, kleine Dehnübungen am Schreibtisch – all das hält den Blutfluss in Schwung, auch wenn die Zeit knapp ist.
- **Hormone bewusst begleiten:** Wenn eine Hormonersatztherapie oder andere Maßnahmen im Spiel sind, lassen Sie diese regelmäßig überprüfen und stimmen Sie sich eng mit der Ärztin oder dem Arzt ab. So nutzen Sie die Vorteile, ohne unnötige Risiken einzugehen.
- **Schlaf und Erholung:** Genügend Schlaf ist wie Öl für den Motor Ihrer Gefäße. Auch kurze Pausen im Alltag helfen, das Herz-Kreislauf-System zu entlasten.
- **Langfristig dranbleiben:** Kleine Routinen jeden Tag summieren sich zu großer Wirkung. Es geht nicht um Perfektion, sondern um Beständigkeit. Schon ein paar bewusst gewählte Handgriffe pro Tag machen den Unterschied.

Setzen Sie sich kleine, erreichbare Ziele: Heute zehn Minuten zügig spazieren, morgen eine extra Portion Gemüse, übermorgen eine Atemübung im Büro. Mit der Zeit summieren sich diese Mini-Maßnahmen zu einem großen Effekt – Ihr Herz und Ihre Gefäße werden es Ihnen danken.

(M)Ein Gedanke für Sie

Veränderung ist Chance – nicht Last. Die Wechseljahre sind kein Verlust, sondern ein Neustart in einem neuen Körperkapitel. Mit dem Rückzug der Hormone ändert sich das Gefäßspiel, aber Sie sind die Dirigentin! Bewegung, Ernährung, Routinen und Achtsamkeit lassen Ihre Gefäße auch ohne Östrogen im Takt schwingen.

TEIL ZWEI

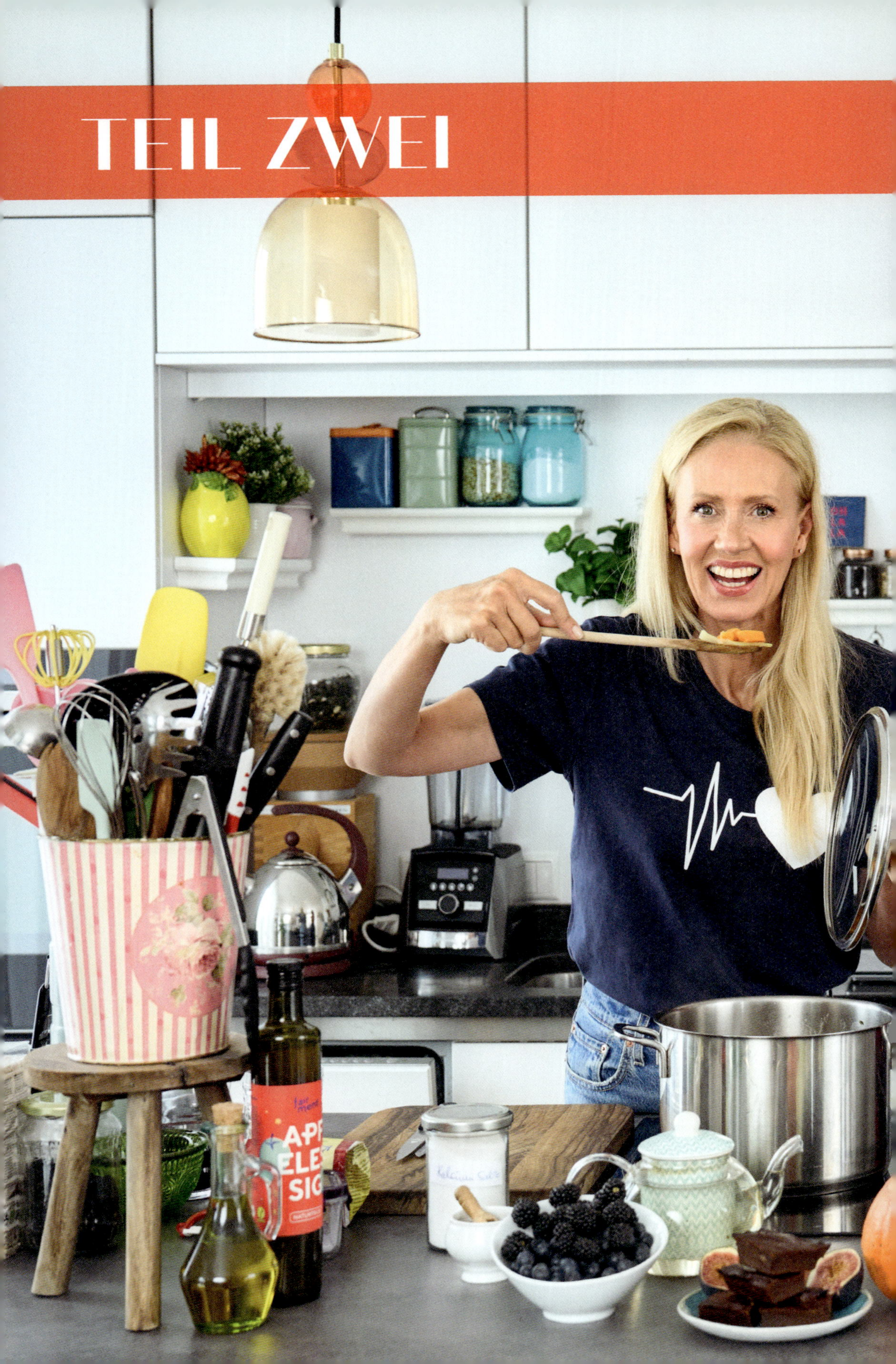

LIFESTYLE

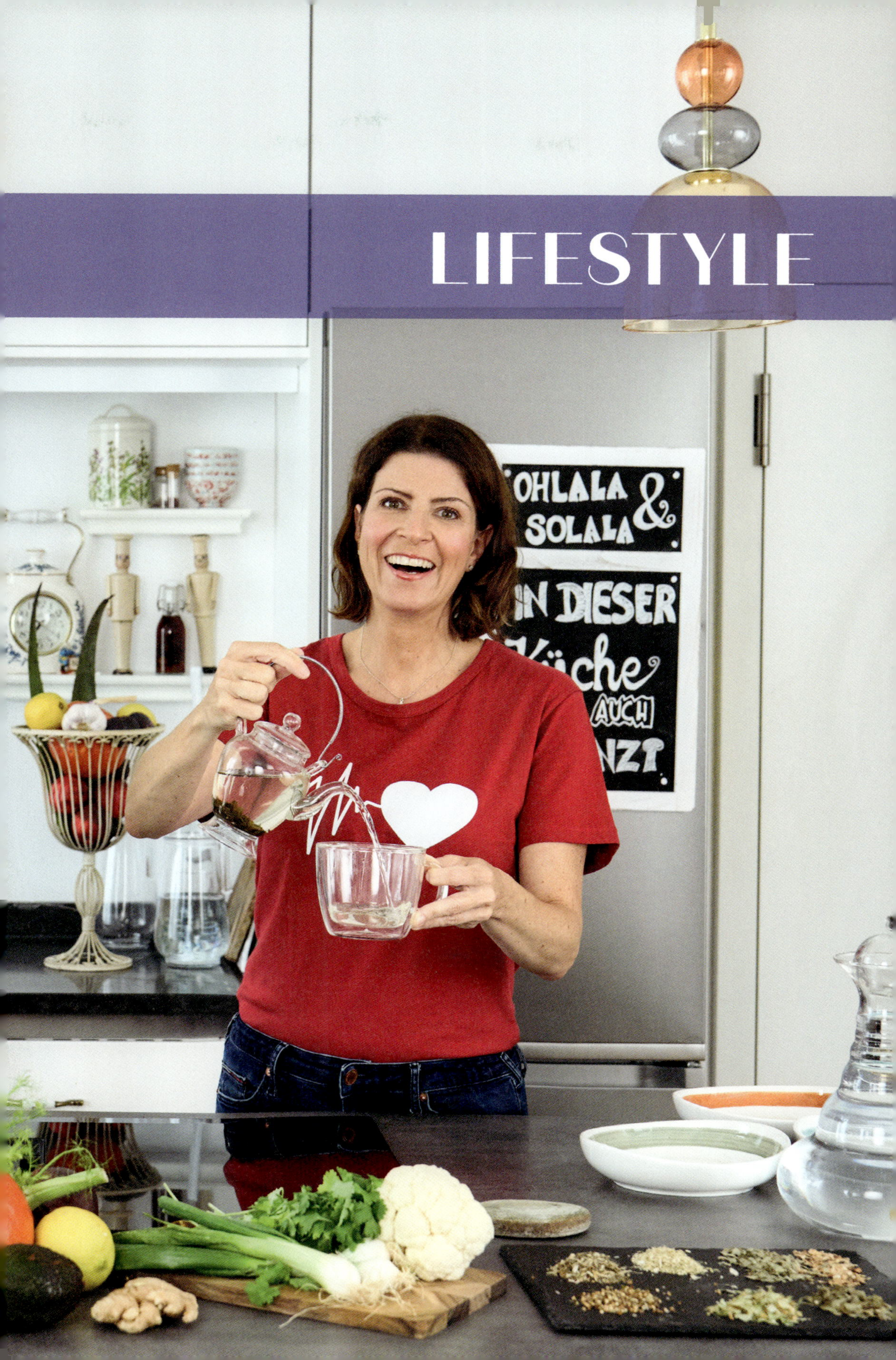

KAPITEL 3

LIFESTYLE FÜR GESUNDE GEFÄßE

Schon kleine Gewohnheiten sind die beste Medizin für Ihre Adern. Darum geht es in diesem Kapitel um Self-Care, also darum, Verantwortung zu übernehmen, gut für sich zu sorgen. Herz- und Gefäßgesundheit ist unser DIY-Motto für Sie!

Herz und Gefäße wollen gut versorgt und gepflegt werden, und zwar nicht irgendwann mal, sondern am liebsten gleich heute. Schließlich tragen uns diese beiden Heldinnen des Alltags Tag für Tag, Jahr für Jahr zuverlässig durchs Leben. Das darf ruhig öfter mal ins Bewusstsein rücken, oder?

Schauen wir uns doch mal um: Bei Autos, Flugzeugen oder großen Maschinen ist es ganz normal, regelmäßig zum TÜV zu fahren, alles durchzuchecken und zu warten. Aber bei uns selbst wird oft erst gehandelt, wenn es schon irgendwo zwickt. Dabei ist unser Körper die faszinierendste, klügste, großartigste »Maschine«, die es überhaupt gibt – das sage ich nicht einfach so, das meine ich mit tiefstem Respekt und größter Bewunderung.

Genau deshalb setze ich auf Wartung, Pflege und – na klar – Ernährung! Denn was wir essen, wie wir essen und wie liebevoll wir mit uns umgehen, hat direkten Einfluss darauf, wie lange und wie kraftvoll unser Herz schlägt und wie leicht und frei unser Blut durch unsere Gefäße fließt. Sie dürfen sich auf viele köstliche, herzwärmende Rezepte in diesem Buch freuen, denn Ernährung spielt eine Schlüsselrolle für ein starkes, gesundes Herz.

Aber – und das ist wichtig – Ernährung allein macht's nicht. Es gehört mehr dazu. Self-Care heißt: Ich übernehme Verantwortung für mich. Ich schaue hin. Ich tue etwas. Und ich warte nicht erst, bis der große Knall kommt.

In diesem Kapitel werfen wir gemeinsam einen liebevollen Blick auf all die kleinen, oft unscheinbaren, aber unglaublich wirksamen Dinge, mit denen Sie Ihren Körper ganz praktisch unterstützen können. Für eine bessere Durchblutung, mehr Regeneration, stärkere Abwehrkräfte. Von der Mundhöhle (ja, genau da fängt's tatsächlich an!) über Lymphe, Hautpflege und Beine bis hin zu cleveren Hilfsmitteln, die Ihnen den Alltag erleichtern und dabei helfen, sich rundum wohl in Ihrem Körper zu fühlen.

Hier können wir wirklich aktiv werden. Gemeinsam. Mit Freude. Für Ihr Herz, Ihre Gefäße und für das gute Gefühl: Ich tue etwas für mich. Ganz bewusst. Ganz liebevoll.

Ganz konkret erwarten Sie in diesem Kapitel Informationen zu folgenden Themen:

- **Prävention durch Pflege:** Die Herz- und Gefäßgesundheit beginnt bereits im Mund. Entzündungen, die hier entstehen, bleiben selten lokal, denn über den Blutkreislauf gelangen Bakterien und Entzündungsstoffe in den ganzen Körper und können dort leise, aber nachhaltig Schaden anrichten. In diesem Kapitel finden Sie praktische Tipps und Anleitungen, wie Sie Ihren Mundraum so pflegen, dass es gar nicht erst zu Entzündungen kommt – und Sie damit nicht nur Ihre Zähne, sondern auch Ihr Herz und Ihre Gefäße langfristig schützen.
- **Bewegung für den Fluss:** Lymphe, Venen, Beine – alles will bewegt werden. Wir sprechen über Lymphdrainage, Kompression, kleine Übungen für zwischendurch, Wandkniebeugen, Venenpumpe, Dehnübungen wie »Touch your Feet«, Trampolin-Bouncen, Tanzen. Auch gezielte Belastung durch kleine Gewichte im Alltag gehört dazu – ein einfacher, aber effektiver Weg zu mehr Fitness und Durchblutung.
- **Hilfsmittel, die wirklich helfen:** Von durchblutungsfördernden Trockenbürstenmassagen, Wadenwickeln, Fußbädern, Wasseranwendungen, Magnesiumbädern bis hin zu Kompressionsstrümpfen mit praktischen Tipps für den Alltag. Diese Anwendungen schenken Ihrem Körper regelmäßig kleine, wohltuende Impulse.

MUNDHYGIENE UND HERZGESUNDHEIT

Warum Ihr Mund mehr ist als nur das Tor zum nächsten Bissen

Es klingt vielleicht banal, aber es gehört zu den wichtigsten präventiven Maßnahmen für Ihr Herz und Ihre Gefäße: die tägliche, gründliche Mundpflege. Es geht nicht nur um frischen Atem und weiße Zähne, sondern es geht um Ihre Gesundheit.

Denn die Forschung zeigt glasklar: Entzündungen im Mundraum, insbesondere Parodontitis, erhöhen das Risiko für Herz-Kreislauf-Erkrankungen deutlich. Bereits ab dem 35. Lebensjahr sind über 50 Prozent der Menschen von Parodontitis betroffen, im Seniorenalter sogar bis zu 90 Prozent.

Die Mechanismen dahinter sind gut untersucht: Entzündetes Zahnfleisch wird durchlässig. Bakterien gelangen so über feinste Blutgefäße in den Kreislauf, setzen sich an die Innenwände der Gefäße und fördern schleichende Entzündungen. Dadurch steigt das Risiko für Arteriosklerose, und damit eben auch das Risiko für Herzinfarkt und Schlaganfall.

Was können Sie konkret tun? Die gute Nachricht: Es lohnt sich, auf eine wirklich gründliche, durchdachte Mundpflege zu achten. Und es ist empfehlenswert, zweimal im Jahr eine professionelle Zahnreinigung beim Zahnarzt durchführen zu lassen – vor allem für Menschen, die zu Zahnsteinbildung neigen. Damit lassen sich Beläge entfernen, die zu Hause oft nicht vollständig erreicht werden.

Und bitte vergessen Sie nicht, die Zahnbürste regelmäßig zu wechseln, und zwar mindestens alle drei Monate, besser alle acht bis zehn Wochen. Bei Ultraschall- oder Schallzahnbürsten gilt das für den Bürstenkopf genauso.

Die wichtigsten Punkte für Ihre Mundhygiene sind:

- **Sanfte, aber gründliche Zahnreinigung:** Eine weiche Zahnbürste oder eine gute Schallzahnbürste hilft, Beläge zu entfernen, ohne Zahnfleisch oder Zahnschmelz zu reizen. Morgens und abends.
- **Zahnzwischenräume nicht vergessen:** Sie machen rund 40 Prozent der gesamten Zahnoberfläche aus. Zahnseide oder Interdentalbürstchen gehören zur vollständigen Mundhygiene.
- **Zunge reinigen:** Auf der Zunge sitzt ein ganzer Mikrokosmos an Mikroben. Ein Zungenschaber – idealerweise aus Kupfer – entfernt sanft Beläge und unterstützt das Gleichgewicht des oralen Mikrobioms.
- **Keine aggressiven Mundspülungen:** Stark desinfizierende Mundwässer können das feine Mikrobiom im Mundraum zerstören. Das schwächt unsere natürliche Barriere gegen Bakterien.

Das Mikrobiom im Mund: unterschätzt, aber entscheidend

Auch im Mund leben Milliarden von Mikroorganismen, die entscheidend für unsere Gesundheit sind. Ein stabiles, gesundes orales Mikrobiom schützt nicht nur Zähne und Zahnfleisch, sondern trägt dazu bei, dass weniger entzündliche Prozesse im Körper entstehen. Diese Mundpflege gehört übrigens auch zur Immunhygiene – und die wiederum ist entscheidend für eine stabile Darmgesundheit. Ein gesundes und vielfältiges Mikrobiom beginnt eben nicht erst im Darm, sondern schon im Mund. Stören wir dieses System durch schlechte Pflege, Zucker, Rauchen oder aggressive Produkte, öffnen wir Tür und Tor für Bakterien, die still und leise Schaden anrichten können – auch weit entfernt vom Mundraum.

Und weil der Darm bekanntermaßen eben auch einen großen Einfluss auf Herz und Gefäße hat, wird hier der Zusammenhang deutlich. Im Kapitel Ernährung gehe ich darauf ganz speziell ein, wenn es darum geht, wie wir durch unser Essen aktiv unsere Herz- und Gefäßgesundheit fördern können (siehe Seite 153).

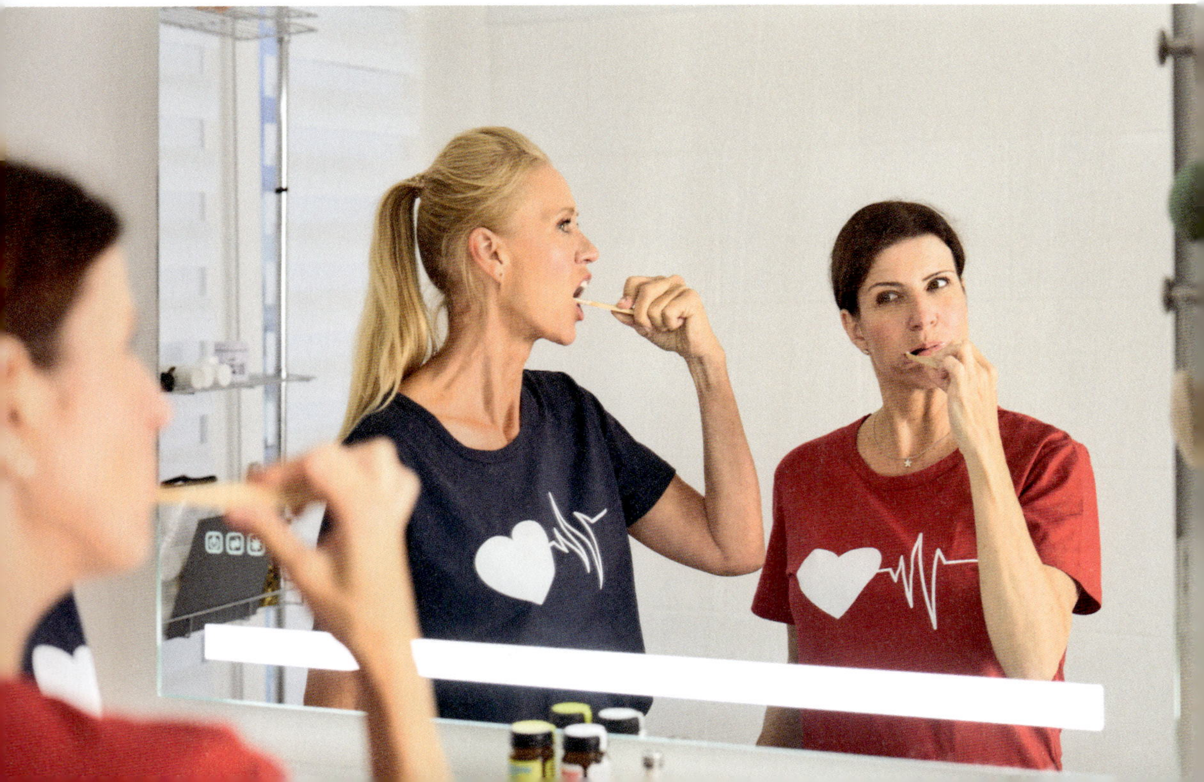

FAZIT

- Zweimal im Jahr professionelle Zahnreinigung.
- Zähne putzen, sanft und regelmäßig.
- Zahnzwischenräume reinigen.
- Zunge reinigen, idealerweise mit einem Kupferschaber.
- Das Mikrobiom respektieren, keine Chemiekeulen.

BEWEGUNG FÜR DEN FLUSS

Bevor wir zu den guten Nachrichten kommen, erwähne ich erst einmal die schlechten: Wir hören immer wieder von Ärztemangel, Pflegenotstand, überlasteten Praxen. Und wenn wir ehrlich sind, erleben wir es nicht nur in den Nachrichten, sondern manchmal ganz konkret am eigenen Leib. Beim Anruf in der Physiopraxis erfährt man, dass frühestens in sechs Wochen ein Termin frei wäre. Dabei bräuchte man gerade jetzt eine Lymphdrainage, vielleicht nach einem Unfall oder einer Operation, oder einfach bei schweren Beinen im Sommer.

Ich kenne diese Situation nur zu gut. Auch ich habe erlebt, wie es sich anfühlt, keine zeitnahe Hilfe zu bekommen, und zwar gerade dann, wenn man sie dringend bräuchte. Und genau deshalb ist mir dieses Kapitel so wichtig. Denn es geht nicht darum, alles allein machen zu müssen – sondern darum, zu wissen, was wir selbst tun können, wenn es darauf ankommt.

Wir stehen an einem Punkt, an dem sich unser Gesundheitswesen sichtbar verändert. Persönlich begleitete Behandlungen werden seltener. Individualität weicht oft standardisierten Abläufen und manchmal ist die einzige Antwort, die bleibt, ein KI-basierter Chat. Alte, bewährte Anwendungen geraten in Vergessenheit, obwohl sie seit Jahrzehnten in der Hausmedizin oder Naturheilkunde wertvolle Dienste leisten.

Genau deshalb ist es jetzt an der Zeit, unser Wissen zu erweitern, Und zwar nicht mit erhobenem Zeigefinger, sondern mit Freude und Neugier und mit dem ganz pragmatischen Wunsch, unabhängig zu sein. Denn Self-Care bedeutet: Ich kümmere mich. Nicht, weil ich alles selbst besser weiß – sondern weil ich selbst Teil der Lösung bin.

In diesem Kapitel finden Sie einige altbewährte Methoden zur Selbstanwendung – sanft, sicher, wirksam. Ich zeige Ihnen, wie Sie Kompressionsstrümpfe richtig tragen, worauf Sie bei Lymphdrainage achten können, wie Magnesiumbäder helfen, den Körper zu entlasten und warum Bürstenmassagen mehr sind als ein Hautritual.

All das ist aus der Praxis geboren; vieles davon habe ich selbst über Jahre hinweg ausprobiert und in meinen Videos auf *Ohlala & Solala* gezeigt. Und ich bin überzeugt: Wenn wir wissen, was uns guttut, und die richtigen Mittel zur Hand haben, dann verändert sich etwas Grundlegendes. Dann kommen wir vom Reagieren ins Handeln, vom Warten ins Tun. Und wir zeigen unserem Körper: »Ich bin für dich da«.

Kompressionsstrümpfe: praktische Helfer mit Wirkung

Wer sie noch nie getragen hat, denkt vielleicht an Gummistrümpfe, Krankenhausflure oder schweißtreibende Anziehversuche. Doch wer sie kennt – und richtig einsetzt – weiß: Kompressionsstrümpfe können echte Lebensverbesserer sein, und zwar für uns selbst, für unsere Gefäße, für unsere Mobilität. Ich selbst trage sie regelmäßig: beim Fliegen, im Winter, nach meiner Venenoperation. Und aus tiefster Überzeugung empfehle ich sie auch in der Schwangerschaft oder bei müden, schweren Beinen.

Das bewirken Kompressionsstrümpfe

Der äußere sanfte Druck durch die Strümpfe unterstützt den venösen Rückfluss des Blutes, entlastet die Venenklappen, verringert das Risiko von Blutstau und hilft gleichzeitig, Wasseransammlungen im Gewebe zu reduzieren. Auch das Lymphsystem profitiert: Durch die sanfte Kompression wird die Gewebeflüssigkeit leichter abtransportiert – das Ergebnis ist ein spürbar leichteres Beingefühl.

Die Kompression ist dabei intelligent aufgebaut: Sie wirkt am stärksten am Knöchel und nimmt nach oben hin ab – genau so, wie es der Körper physiologisch braucht.

Wann tragen wir sie – und warum?

Beim Fliegen oder langen Sitzen zur Thromboseprophylaxe und besseren Durchblutung, in der Schwangerschaft gegen Wassereinlagerungen, zur Venenentlastung.

- Bei Lip- oder Lymphödemen zur täglichen Unterstützung des Abflusses
- Nach Venenoperationen zur Stabilisierung und Heilungsförderung
- Bei Neigung zu Krampfadern oder Besenreisern vorbeugend oder im Anfangsstadium
- Bei stehender oder sitzender Tätigkeit als Entlastung im Alltag
- Im Winter als unsichtbare Helfer unter Hosen oder Kleidern, wohltuend bei Kälte und als tägliche Stütze

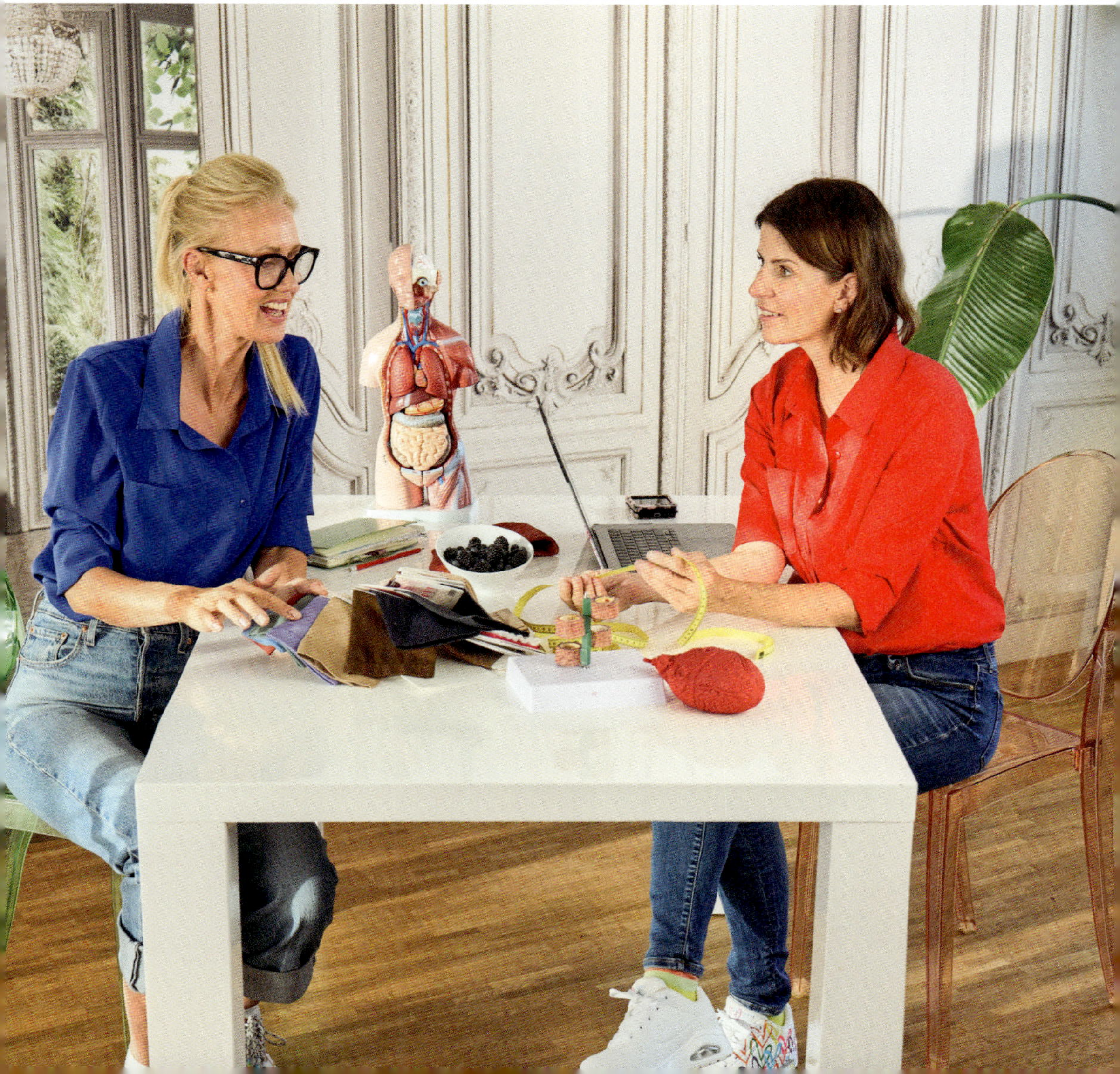

Welche Varianten gibt es?

Kompressionsstrümpfe gibt es in unterschiedlichen Ausführungen – und es lohnt sich, die passende Form für den eigenen Bedarf zu finden:

- Kniestrümpfe sind ideal für Alltag, Reise, leichte Venenschwäche.
- Schenkelstrümpfe eignen sich bei höherem Bedarf oder Problemen im gesamten Bein.
- Strumpfhosen mit leichter bis mittlerer Kompressionskraft sind besonders geeignet für Personen, die auch den Hüft- und Beckenbereich einbeziehen möchten oder im Winter eine rundum wärmende und stützende Lösung suchen.

Je nach Beschwerdebild oder Zielsetzung kann man sich ärztlich beraten lassen oder im Bereich der leichten bis mittleren Kompression auch selbst probieren, was sich gut anfühlt.

Welche Kompressionsklassen gibt es?

Die Kompressionswirkung wird in sogenannten Klassen angegeben; diese orientieren sich am ausgeübten Druck auf das Gewebe (in mmHg):

- **Klasse 1 (leichter Druck)**
  Bei ersten Beschwerden, müden Beinen, zur Vorbeugung oder in der Schwangerschaft
- **Klasse 2 (mittlerer Druck)**
  Bei sichtbaren Krampfadern, stärkeren Schwellungen, nach Operationen
- **Klasse 3 (starker Druck)**
  Bei chronischen Beschwerden, Lip- oder Lymphödemen – stets unter ärztlicher Begleitung

Modisch, bequem und längst nicht mehr altmodisch

Kompressionsstrümpfe sind heute keine grauen Klinikprodukte mehr. Es gibt sie in Schwarz, Beige, Marine, Bordeaux und sogar in Mustern, Glanz- oder Mattoptik. Viele Hersteller bieten sie inzwischen auch aus atmungsaktiven, hautfreundlichen und sogar nachhaltigen Materialien an. Ich persönlich trage sie im Winter fast täglich; sie sind für mich ein Wohlfühlstück geworden, denn schwere Beine machen einfach müde und energielos und ich merke wirklich einen Unterschied und bleibe an langen Tagen dadurch einfach fitter. Und das darf Self-Care auch sein: funktional, aber bitte auch angenehm und schön.

Hilfe beim Anziehen

Das Anziehen kann anfangs eine kleine Herausforderung sein, aber mit etwas Übung und den richtigen Kniffen wird es schnell zur Routine:

- Am besten morgens anziehen, direkt nach dem Aufstehen, wenn die Beine noch nicht geschwollen sind.
- Die Beine vorher nicht eincremen, denn sonst wird es rutschig und schwerer.
- Anziehhilfen oder Gummihandschuhe nutzen, besonders bei höherer Kompression.
- Im Sommer: Den bereits angezogenen Strumpf ganz einfach mit einer Sprühflasche mit Wasser benetzen – das bringt einen angenehm kühlenden Effekt und hilft, die Strümpfe auch an heißen Tagen gern zu tragen.

Lymphdrainage

»Die Säfte müssen fließen«: Wer mich kennt weiß, dass das einer meiner Lieblingssprüche ist, und das nicht ohne Grund! Unser Körper ist ein Bewegungsapparat im wahrsten Sinne des Wortes. Unser Blut und auch die Lymphe müssen fließen, damit Stoffwechselendprodukte von den Zellen und aus dem Gewebe abtransportiert und im Gegenzug Nährstoffe und Sauerstoff zu den Zellen und ins Gewebe transportiert werden können.

DIY-Lymphdrainage: sanfte Hände, große Wirkung

Wenn irgendwo im Leben zu viel Flüssigkeit ist, braucht es ein Ablaufsystem. Denken wir an den Garten: Nach einem starken Regenguss sorgt eine gut angelegte Drainage dafür, dass das Wasser langsam und gezielt abfließt, statt sich in Pfützen zu stauen oder die Wurzeln zu schädigen. Ganz ähnlich funktioniert es in unserem Körper.

Auch wir haben ein eigenes Drainagesystem: die Lymphe. Und wenn dieses System überlastet, geschwächt oder blockiert ist – sei es durch einen Unfall, eine Operation, hormonelle Schwankungen oder zu langes Sitzen –, dann staut sich Flüssigkeit im Gewebe. Wir spüren das als Schwellung, Spannungsgefühl oder als dumpfe Müdigkeit in den Beinen.

In meinem Buch *Well-Aging* habe ich bereits ausführlich über das Lymphsystem geschrieben – dort allerdings mit dem Fokus auf das Gesicht und den Halsbereich. Ich habe erklärt, wie wir mit gezielten Massagetechniken Schwellungen unter den Augen, im Wangen- oder Kieferbereich selbst lindern können und wie wichtig gerade der Abfluss über die Lymphknoten am Hals ist. Doch während das Gesicht oft im Zentrum der Aufmerksamkeit steht, geraten andere Bereiche, wie etwa die Beine, schnell in Vergessenheit.

Dabei ist gerade bei Schwellungen in den unteren Extremitäten, bei Lip- oder Lymphödemen oder nach Operationen eine sanfte Unterstützung des Lymphsystems am ganzen Körper entscheidend. Und genau darum geht es hier: um einfache Techniken, die Sie selbst anwenden können, um die Beine zu entlasten und damit dem ganzen System etwas Gutes zu tun.

Ich selbst habe die Erfahrung gemacht, wie wertvoll das sein kann. Nach einem Unfall war mein Bein deutlich geschwollen, doch ein Lymphdrainage-Termin war nicht zu bekommen, zumindest nicht vor Ablauf von sechs Wochen. Da wurde mir klar, wie wichtig es ist, einfache Grundtechniken zur Selbsthilfe zu kennen. Und genau die möchte ich in diesem Kapitel mit Ihnen teilen.

Das bewirkt eine Lymphdrainage

Die manuelle Lymphdrainage (kurz MLD) gehört zu den physikalischen Therapien und wird meist bei Lymphödemen, nach Operationen oder bei bestimmten chronischen Erkrankungen eingesetzt. Ziel ist es, den Lymphfluss im Gewebe anzuregen und überschüssige Flüssigkeit sanft abzutransportieren.

Unser Lymphsystem ist dabei kein Hochgeschwindigkeitsnetz wie der Blutkreislauf, sondern eher ein ruhiges, leises Transportsystem, das aber eine zentrale Rolle in der Entgiftung, der Immunabwehr und der Regulation von Gewebsflüssigkeit spielt. Und manchmal braucht es Unterstützung, um gut zu arbeiten.

Wichtig und zugleich oft unterschätzt ist, dass ohne Wasser nichts fließt. Eine manuelle Lymphdrainage ist nur dann wirklich wirksam, wenn der Körper auch innerlich ausreichend versorgt ist. Wer regelmäßig unter Schwellungen leidet, nach Operationen entlasten möchte oder chronisch mit dem Lymphsystem zu tun hat, sollte unbedingt darauf achten, täglich mindestens zwei bis drei Liter stilles Wasser zu trinken.

Auch die Ernährung spielt eine große Rolle: Eine pflanzlich betonte Ernährung mit möglichst unverarbeiteten Nahrungsmitteln mit vielen sekundären Pflanzenstoffen, Bitterstoffen und wenig Zucker hilft, den Stoffwechsel zu entlasten, das Gewebe zu entschlacken und die Lymphe nicht zu »verkleben«. Besonders hilfreich sind dabei Lebensmittel wie Chicorée, Artischocken, Grapefruit, grünes Blattgemüse, Beeren oder bittere Tees. So wird die Lymphdrainage nicht nur zu einer äußeren, sondern auch zu einer inneren Anwendung.

Wann kann die DIY-Anwendung sinnvoll sein?

- Bei Schwellungen nach langem Sitzen, Stehen oder körperlicher Belastung
- Nach Operationen oder Verletzungen (wenn keine Kontraindikationen bestehen)
- Bei chronischen Beschwerden wie Lip- oder Lymphödemen als tägliche Unterstützung
- Zur Selbstfürsorge bei Hitzeschwellungen im Sommer
- Zur Vorbeugung, um die Lymphe in Bewegung zu halten

Was brauchen wir dafür?

Wir benötigen nur unsere Hände und etwas Geduld. Für die Anwendung empfiehlt sich ein ruhiger Moment, idealerweise morgens oder abends. Wenn gewünscht, kann ein Tropfen Öl oder Lotion die Gleitfähigkeit der Hände verbessern – aber bitte so wenig, dass die Bewegungen kontrolliert und nicht zu rutschig sind.

BEIN-LYMPHDRAINAGE FÜR ZU HAUSE

Ganz wichtig vorab: Wir beginnen immer oben, am sogenannten Venenwinkel, direkt unter dem Schlüsselbein. Nur wenn dieser zentrale Abfluss geöffnet ist, kann alles, was weiter unten bewegt wird, auch tatsächlich abfließen. Also nicht am Fuß starten – das wäre so, also ob man bei einem verstopften Ablauf Wasser nachschütten würde.

1. Schlüsselbeinbereich aktivieren (Venenwinkel)

- Legen Sie die Fingerkuppen leicht unterhalb des rechten und linken Schlüsselbeins.
- Führen Sie sanfte, kreisende Bewegungen aus – etwa zehn pro Seite.

Die Bewegung ist eher ein Impuls, kein Druck. Diese Zone ist das »Tor« der Lymphe in den Blutkreislauf.

2. Leistenlymphknoten anregen

- Platzieren Sie Ihre Hände seitlich oberhalb des Beckens, dort, wo Sie den Puls spüren würden.
- Machen Sie kleine, sanfte Kreisbewegungen und streichen Sie dann flach zur Körpermitte aus.

Diese Region ist eine wichtige Sammelstelle für die Lymphe aus den Beinen.

3. Oberschenkel ausstreichen

- Umfassen Sie mit beiden Händen das Bein oberhalb des Knies und streichen Sie langsam Richtung Leiste aus.
- Fließende, wiederholte Bewegungen, etwa 10- bis 15-mal. Üben Sie keinen Druck aus; die Haut darf sich unter den Fingern leicht mitbewegen.

4. Kniekehle stimulieren

- Legen Sie beide Daumen sanft in die Kniekehle und führen Sie dort kleine, kreisende Bewegungen aus.

Dies ist eine zentrale Zone für den Lymphabfluss im Bein – bitte arbeiten Sie hier besonders sanft.

5. Wade und Unterschenkel

- Streichen Sie mit der flachen Hand von der Ferse bis zum Knie aus – in einem gleichmäßigen Rhythmus, 10 bis 15 Wiederholungen. Beziehen Sie auch die Rückseite der Wade mit ein.

6. Knöchel und Fuß

- Aktivieren Sie die Außenseite und Innenseite des Knöchels in kleinen Kreisen und streichen dann den Spann und die Fußsohle aus.
- Die Bewegungen laufen auch hier wieder Richtung Knie aus.

Was ist zu beachten?

- Druck ist hier fehl am Platz – die Lymphe reagiert auf sanften, rhythmischen Reiz
- Die Bewegungen dürfen langsam und ruhig sein – Tempo ist nicht wichtig
- Nicht anwenden bei akuten Infekten, Fieber, Thrombose oder unklaren Schmerzen
- Trinken nicht vergessen! Ohne Flüssigkeit kann die Lymphe nicht fließen. Idealerweise drei Liter Wasser täglich – besonders bei Hitze, Krankheit oder nach Operationen.

Aus der Praxis: kleine Routine, große Wirkung

Wer diese Anwendung regelmäßig macht – vielleicht zehn Minuten am Abend –, wird schnell feststellen, wie der Körper darauf reagiert. Besonders im Sommer, nach langen Tagen auf den Beinen oder bei Neigung zu Schwellungen, wird die Wirkung schnell spürbar. Für mich ist diese Technik längst ein Selbstverständnis geworden und zur Motivation erstelle ich darüber auch immer Videos auf YouTube oder bei Instagram – nicht als Ersatz, sondern als Ergänzung. Die Drainage stärkt mein Körpergefühl, schenkt mir Handlungsspielraum und erinnert mich täglich daran: Wir sind nicht ohnmächtig. Wir können etwas tun. Und das ist ein wunderbares Gefühl.

DARUM IST SITZEN NICHT GESUND

Kennen Sie den Spruch? »Sitzen ist das neue Rauchen.« Das klingt im ersten Moment vielleicht ein wenig übertrieben. Aber wenn wir uns die Zahlen und Fakten anschauen, dann wird klar: Bewegungsmangel hat sich zu einem der größten Risikofaktoren für unsere Herz- und Gefäßgesundheit entwickelt. Nicht mehr nur das Rauchen oder eine schlechte Ernährung stehen an der Spitze der Risikoliste für kardiovaskuläre Erkrankungen – es ist unser moderner Lebensstil, der uns immer mehr vom natürlichen Bewegungsdrang wegführt.

Unser Körper heißt nicht umsonst Bewegungsapparat. Er ist dazu gemacht, bewegt zu werden – und zwar regelmäßig. Wenn wir ihn zu lange stilllegen, leiden nicht nur die Muskeln und Gelenke, sondern auch Herz und Gefäße. Stillstand ist das, was unserem Organismus am meisten zusetzt: Die Durchblutung stagniert, der Lymphfluss stockt, die Muskeln verkümmern, der Kreislauf verliert an Kraft und Elastizität. Und weil wir immer mehr sitzen – am Computer, vor dem Fernseher, beim Scrollen am Smartphone –, hat sich dieser Satz durchgesetzt: »Sitzen ist das neue Rauchen.« Wer ihn noch nicht kannte, hat ihn jetzt gehört. Und er ist leicht zu verstehen: Je häufiger wir stillsitzen, desto mehr gefährden wir unsere Gesundheit.

In diesem Kapitel finden Sie keine komplizierten Fitnessprogramme, sondern einfache, alltagstaugliche Tipps und Übungen, die Sie ganz leicht integrieren können – oft sogar ohne Hilfsmittel. Schon kleine Bewegungen machen einen großen Unterschied: für Ihren Blutdruck, Ihre Psyche, Ihr Immunsystem, Ihre Gelenke, Ihren Lymphfluss – und ja, auch für Ihre Laune.

Der Körper will bewegt werden. Der Kreislauf will fließen. Das Leben will in Schwung bleiben.

Die Übung »Wandkniebeuge« ist unserer Meinung nach die effektivste Übung für den Alltag, die nachweislich den Blutdruck auf natürliche Weise senken kann. Glauben Sie nicht, nur weil sie einfach aussieht, dass sie es auch ist. Wir geben einen Zeitraum von einer Minute vor, seien Sie nicht frustriert, wenn Sie das zu Anfang nicht schaffen. Bedenken Sie, dass die Übung nachwirkt, steigern Sie langsam Ihr Pensum. Anschließend erklären wir noch einige weitere Übungen, die Ihrem Herz-Kreislauf-System einfach guttun.

Die Wandkniebeuge: klein, aber oho für Herz und Kreislauf

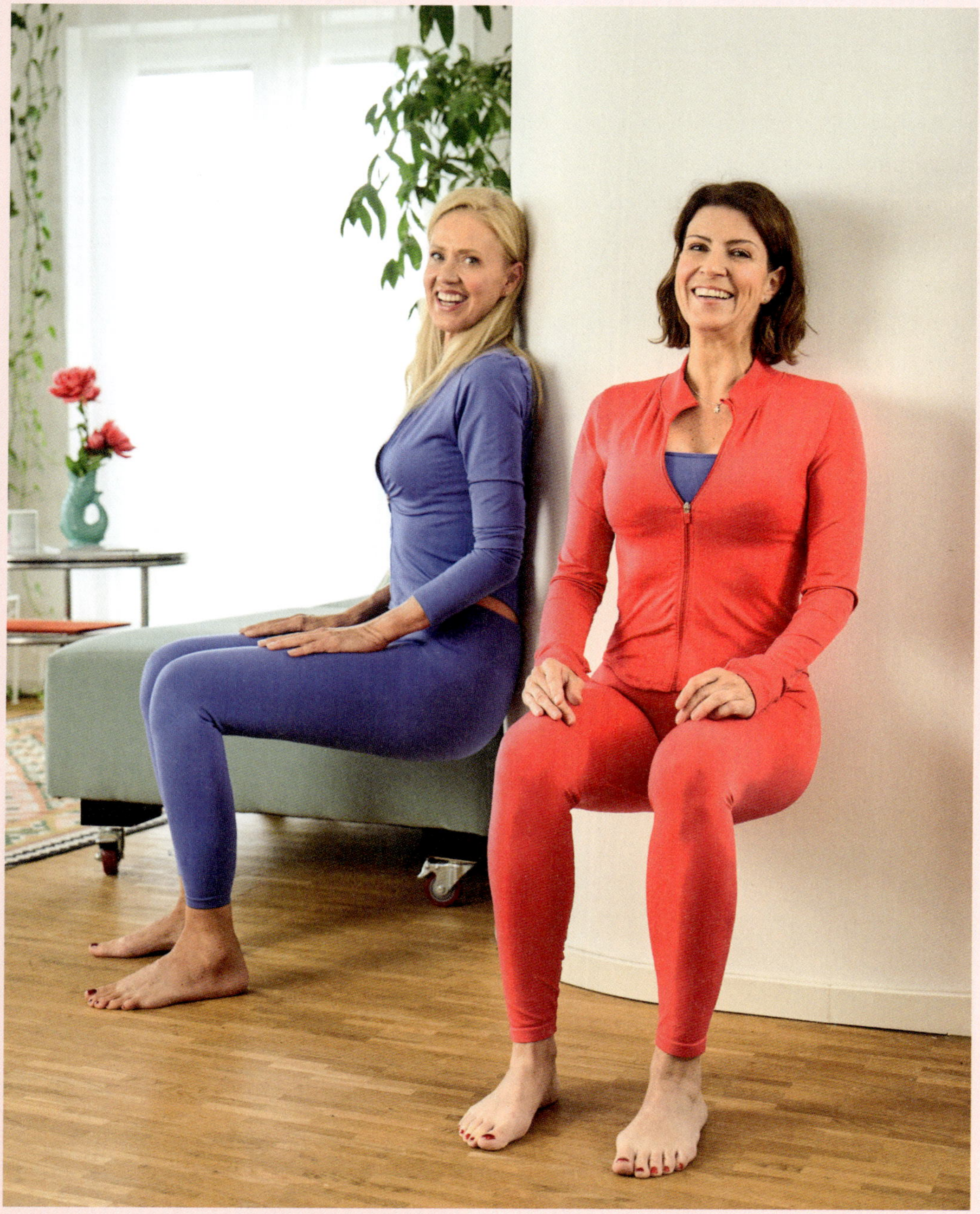

Was passiert dabei? Durch das statische Halten der Muskulatur wird der Blutfluss reguliert, die Gefäße werden trainiert, besser mit wechselndem Druck umzugehen. Der Kreislauf lernt, sich neu auszubalancieren. Gleichzeitig stärkt die Übung die Beinmuskulatur, insbesondere die großen Muskelgruppen der Oberschenkel – und genau die sind maßgeblich beteiligt an einem gesunden Blutdruckmanagement.

So geht's

1. Ausgangsposition: Stellen Sie sich mit dem Rücken an eine freie, stabile Wand. Die Füße stehen hüftbreit und etwa eine Schrittlänge von der Wand entfernt. Jetzt rutschen Sie langsam mit dem Rücken an der Wand nach unten, bis Sie auf einer Art »unsichtbarem Stuhl« sitzen.
2. Die Haltung überprüfen: Die Oberschenkel sind parallel zum Boden, die Unterschenkel stehen senkrecht. Achten Sie darauf, dass Ihre Knie direkt über den Fußgelenken bleiben. Der Rücken liegt komplett an der Wand an, die Schultern sind entspannt, der Blick geradeaus gerichtet.

Dauer

Halten Sie diese Position für 2 Minuten. Es darf ruhig anfangen, in den Oberschenkeln zu brennen – das zeigt nur, dass die Muskeln arbeiten.

Wiederholung

Nach den 2 Minuten machen Sie etwa 2 Minuten Pause, lockern die Beine leicht aus. Danach wiederholen Sie die Übung noch 3- bis 4-mal.

Warum lohnt sich das?

Diese Übung wirkt wie ein kleiner Reset-Knopf für den Kreislauf. Regelmäßig durchgeführt kann sie helfen, den Blutdruck auf natürliche Weise zu regulieren. Gleichzeitig stärkt sie die Bein- und Haltemuskulatur und sorgt für mehr Stabilität im Alltag.

Die Venenpumpe: kleine Bewegung, große Wirkung für die Gefäße

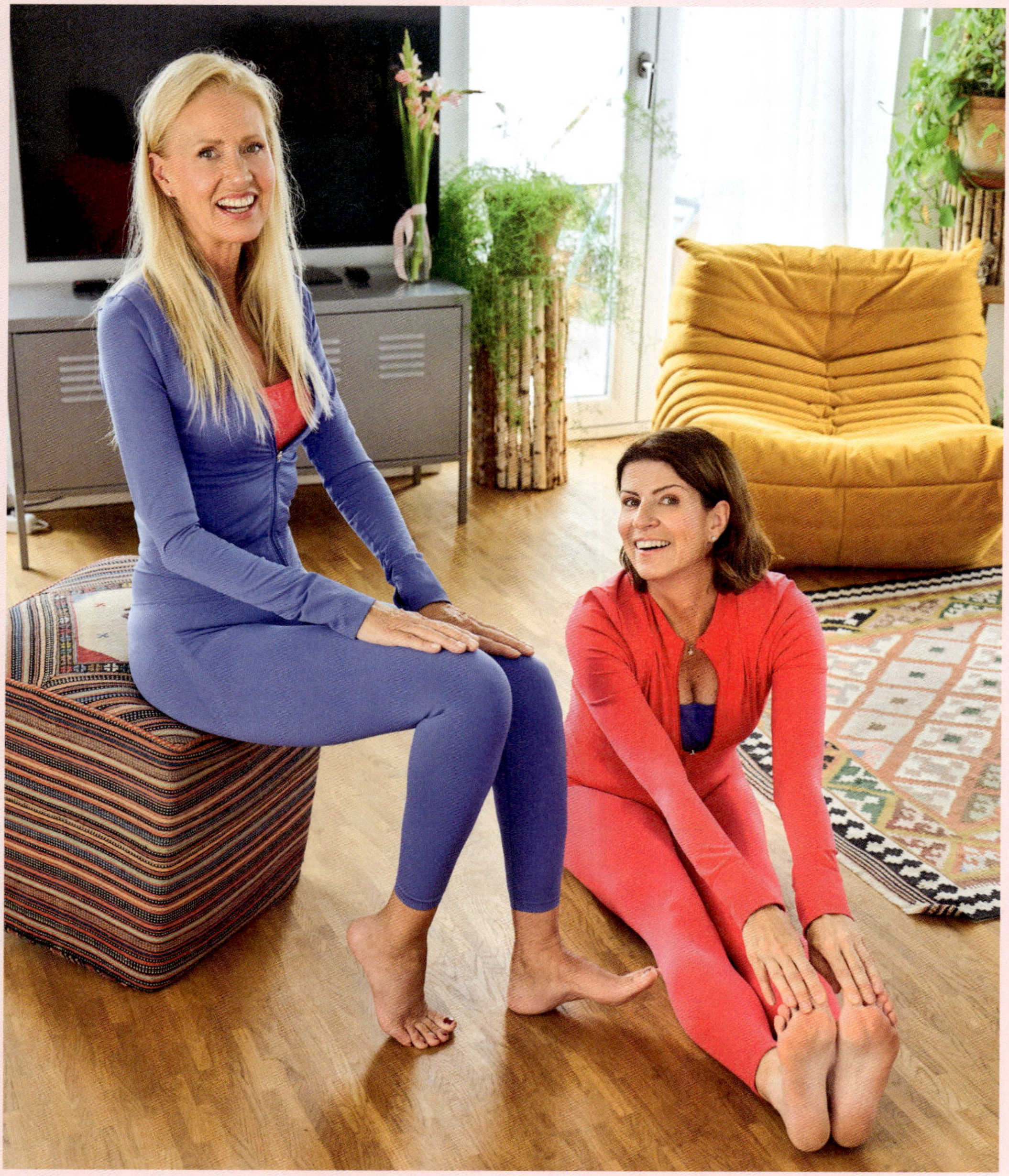

Was passiert dabei? Durch das rhythmische Anspannen und Entspannen der Wadenmuskulatur wird der venöse Blutfluss aktiviert. Die Venenklappen arbeiten effizienter, die Lymphe wird in Bewegung gebracht, Blut staut sich nicht in den Beinen – ein Geschenk für alle, die zu schweren Beinen, Wassereinlagerungen oder Krampfadern neigen.

So geht's

1. Ausgangsposition: Setzen Sie sich gerade auf einen Stuhl oder stellen Sie sich hüftbreit aufrecht hin. Die Füße stehen fest auf dem Boden, die Knie sind locker, nicht durchgestreckt.
2. Heben Sie die Fersen vom Boden ab, sodass Sie nur noch auf den Fußballen stehen. Halten Sie diese Position für 2 bis 3 Sekunden, dann senken Sie die Fersen langsam wieder ab.

Wiederholung

Wiederholen Sie die Bewegung 20- bis 30-mal in einem ruhigen, gleichmäßigen Tempo. Achten Sie darauf, dass die Wadenmuskulatur bei jedem Anheben spürbar arbeitet.

Steigerung

Diese Übung kann mehrfach am Tag durchgeführt werden. Besonders empfehlenswert ist sie morgens nach dem Aufstehen, zwischendurch bei längerem Sitzen oder Stehen und am Abend zur Entlastung der Beine.

Warum lohnt sich das?

Die Venenpumpe bringt Schwung in den venösen Rückfluss und entlastet so Herz, Venen und Lymphsystem. Gleichzeitig wird das Gewebe besser durchblutet, Wassereinlagerungen werden reduziert und die Beine fühlen sich spürbar leichter an.

»Touch your Feet«: dehnen, bewegen, entspannen

Was bringt's? Durch die Dehnung wird der Blutfluss verbessert, Verspannungen werden gelöst, die Flexibilität bleibt erhalten und auch das Herz-Kreislauf-System profitiert.

So geht's

1. Ausgangsposition: Stellen Sie sich aufrecht hin, die Füße hüftbreit, die Knie locker, nicht durchgestreckt. Die Arme hängen locker an den Seiten.
2. Beugen Sie sich langsam und kontrolliert aus der Hüfte nach vorne, die Arme lassen Sie dabei entspannt Richtung Boden sinken. Die Knie dürfen leicht gebeugt bleiben. Versuchen Sie, mit den Fingerspitzen Ihre Füße oder den Boden zu berühren, wenn das möglich ist.

Dauer

Bleiben Sie für 20 bis 30 Sekunden in dieser Dehnung. Atmen Sie dabei ruhig weiter, spüren Sie, wie der Rücken, die Beine und die Waden sanft gedehnt werden.

Wiederholung

Richten Sie sich langsam und kontrolliert Wirbel für Wirbel wieder auf. Wiederholen Sie die Übung bis zu 3-mal.

Warum lohnt sich das?

»Touch your Feet« fördert die Beweglichkeit, regt die Durchblutung an, löst Verspannungen und schenkt ein wohliges Gefühl von Leichtigkeit.

Trampolin-Bouncen: kleines Hüpfen, große Wirkung für Lymphe, Herz und Kreislauf

Es sieht spielerisch aus, macht gute Laune und ist dabei eines der effektivsten Workouts für den gesamten Körper: sanftes Bouncen auf dem Mini-Trampolin. Was viele nicht wissen: Schon wenige Minuten täglich fördern nicht nur Kondition und Koordination, sondern unterstützen aktiv das Herz, die Gefäße und vor allem das Lymphsystem.

Denn beim Bouncen werden durch das ständige Wechselspiel von Anspannung und Entlastung nicht nur Muskeln und Knochen aktiviert. Besonders die Lymphbahnen profitieren, weil der rhythmische Druck wie eine Pumpe wirkt und den Abtransport von Schlacken und überschüssiger Gewebsflüssigkeit unterstützt. Die Lymphe kommt in Bewegung und das hat direkten Einfluss auf unsere Abwehrkraft, das Immunsystem und die Zellgesundheit. Gleichzeitig wird der venöse Rückfluss gestärkt, der Kreislauf stabilisiert und der Stoffwechsel angekurbelt.

Und das Herz profitiert doppelt: zum einen durch die sanfte Kreislaufaktivierung, zum anderen durch die Entlastung, weil Venen und Lymphe besser arbeiten. Wer regelmäßig bounct, trainiert Herz und Gefäße, ohne sie zu überfordern.

5 Minuten statt 30 Minuten – die NASA wusste es schon früher. In den 1980er-Jahren hat sie gezeigt: 5 bis 10 Minuten Bouncen auf dem Mini-Trampolin sind effektiver für den gesamten Organismus als 30 Minuten Joggen. Besonders in Bezug auf den Lymphfluss, die Zellregeneration und die Stabilisierung der Muskulatur liefert das sanfte Springen beeindruckende Ergebnisse. Die Astronauten nutzten das Trampolintraining, um ihre Knochen- und Muskelkraft nach dem Aufenthalt in der Schwerelosigkeit wieder aufzubauen.

Warum lohnt sich das?

Nur 5 Minuten am Tag genügen, um Herz, Lymphe, Gefäße, Muskulatur, Gleichgewicht und gute Laune gleichzeitig zu pflegen. Es schont die Gelenke, macht Spaß und lässt sich wunderbar zu Hause integrieren.

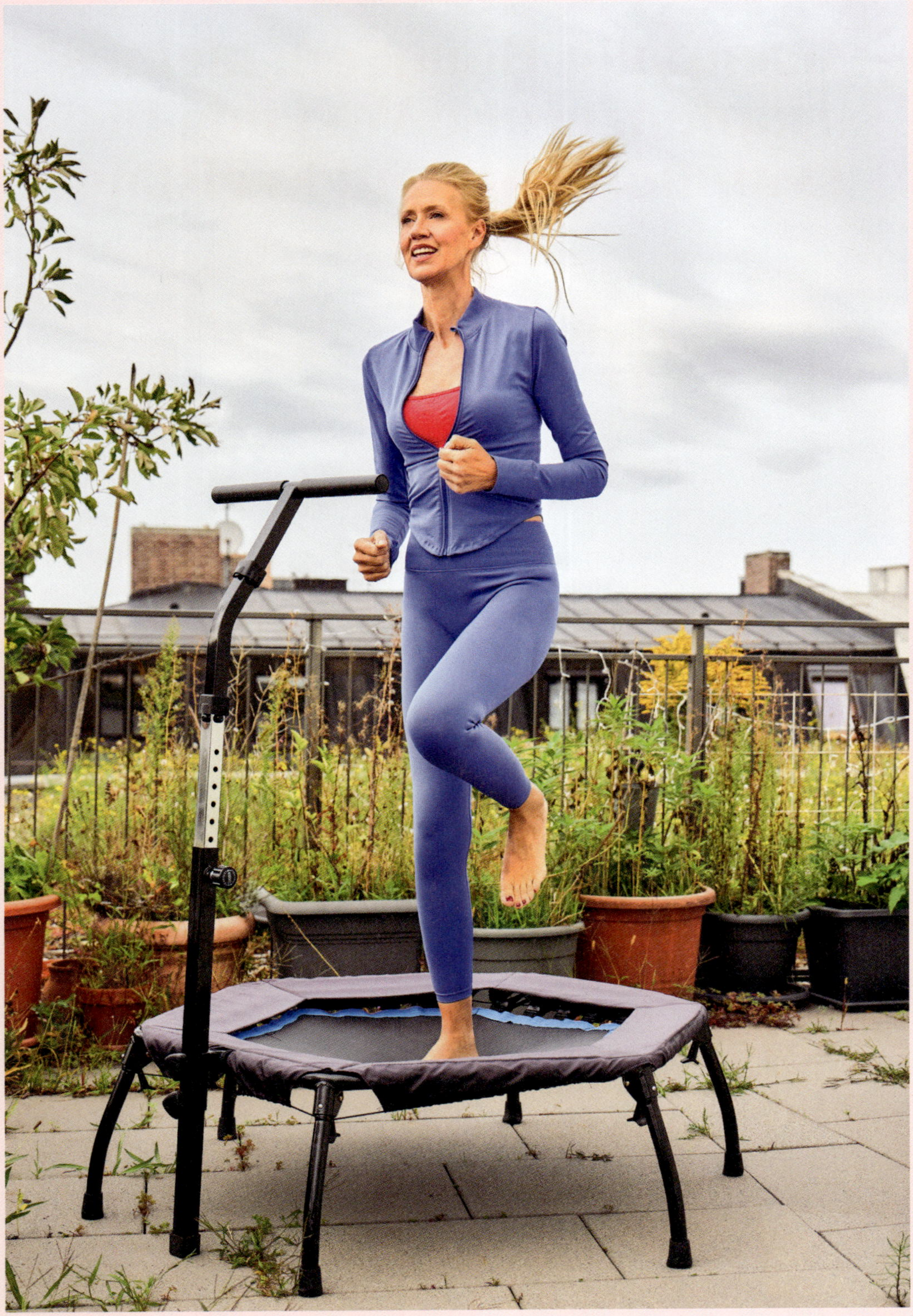

So geht`s

1. Ausgangsposition: Sie stehen aufrecht in der Mitte des Trampolins, die Füße stehen hüftbreit, die Knie sind leicht gebeugt, die Schultern locker, der Blick ist geradeaus gerichtet.
2. Beginnen Sie, sanft und rhythmisch zu wippen. Es geht nicht darum, hoch zu springen, sondern den Körper in eine leichte, schwingende Bewegung zu bringen. Die Füße können den Kontakt zum Trampolin behalten oder sich nur minimal abheben.

Dauer

Starten Sie mit 5 Minuten am Tag. Wer mag, kann langsam auf 10 bis 15 Minuten steigern.

Wirkung

Schon nach wenigen Minuten ist der Lymphfluss angeregt, der Kreislauf in Schwung und der Körper fühlt sich wach, gelockert und durchblutet an.

Worauf sollte man beim Kauf eines Mini-Trampolins achten?

- Gute Qualität der Federung (ideal: seilring- oder gummigefedert für Gelenkschonung)
- Stabile, rutschfeste Standfüße
- Durchmesser circa 100 bis 120 Zentimeter für ausreichend Bewegungsfreiheit
- Griffstange (optional) für Einsteigerinnen und Einsteiger zur besseren Stabilität

Hula-Hoop für Herz und Gefäße

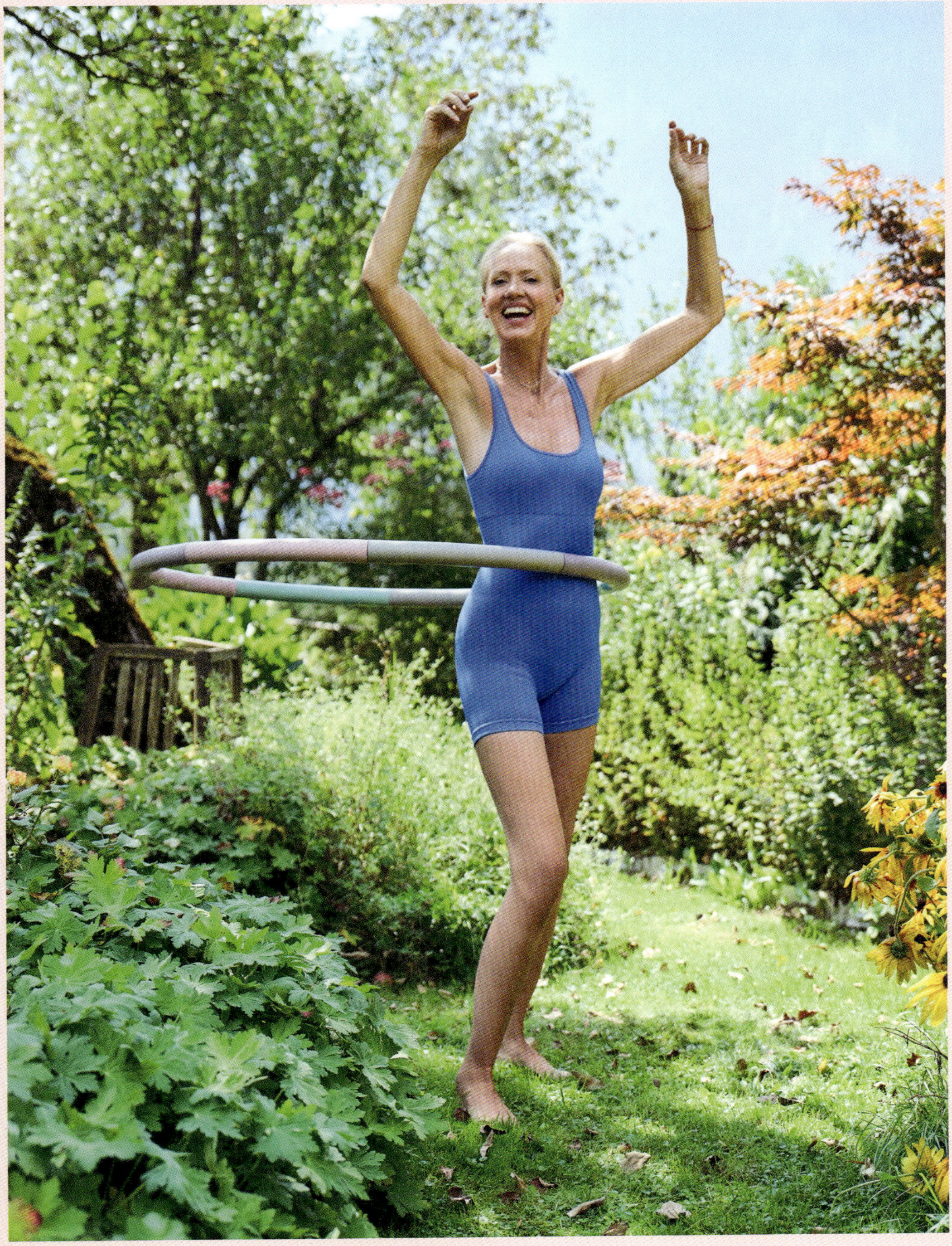

Es kann so einfach sein und sogar Spaß machen! Ich bin absolut im Hula-Hoop-Fieber. Fast jeder von uns kennt das noch aus Kindertagen, allerdings konnte ich es nie, aber das ist Geschichte: Heute kreist der Reifen leicht um meine Körpermitte und zwar nicht nur als Spielzeug, sondern als überraschend effektives Training für Herz, Gefäße und den gesamten Kreislauf. Verschiedene Untersuchungen konnten zeigen: Hula-Hoop ist weit mehr als ein nettes Freizeitspiel.

Durch das Kreisen des Reifens wird der ganze Rumpf in Bewegung gebracht. Bauch- und Rückenmuskeln arbeiten, der Beckenboden wird intensiv trainiert und die inneren Organe erfahren durch die Massage eine regelrechte Gymnastik. Das regt die Durchblutung an, fördert das lymphatische System, bringt den Stoffwechsel in Schwung und stärkt die Muskulatur. Ganz nebenbei werden Kalorien verbrannt: Schon zehn Minuten Hula-Hoop sind in etwa so effektiv wie eine Joggingrunde, es geht nur deutlich leichter und spielerischer.

So gelingt der Einstieg: Für den Anfang eignet sich ein etwas schwererer Reifen, der stabil am Körper kreist. Wichtig ist, die Bewegung in beide Richtungen zu üben, um den Körper gleichmäßig zu belasten. Schon wenige Minuten reichen, und mit der Zeit lassen sich Dauer und Intensität steigern. Entscheidend ist, dass das Training locker bleibt und Freude macht – dann wird Hula-Hoop schnell zur liebgewonnenen Routine.

Hula-Hoop ist damit eine unkomplizierte und kostengünstige Möglichkeit, Herz und Gefäße zu stärken, die Muskulatur zu kräftigen, die Verdauung anzuregen und dem ganzen Körper mehr Leichtigkeit zu schenken.

Ping Shuai Gong: Variante »Lymphwippe«

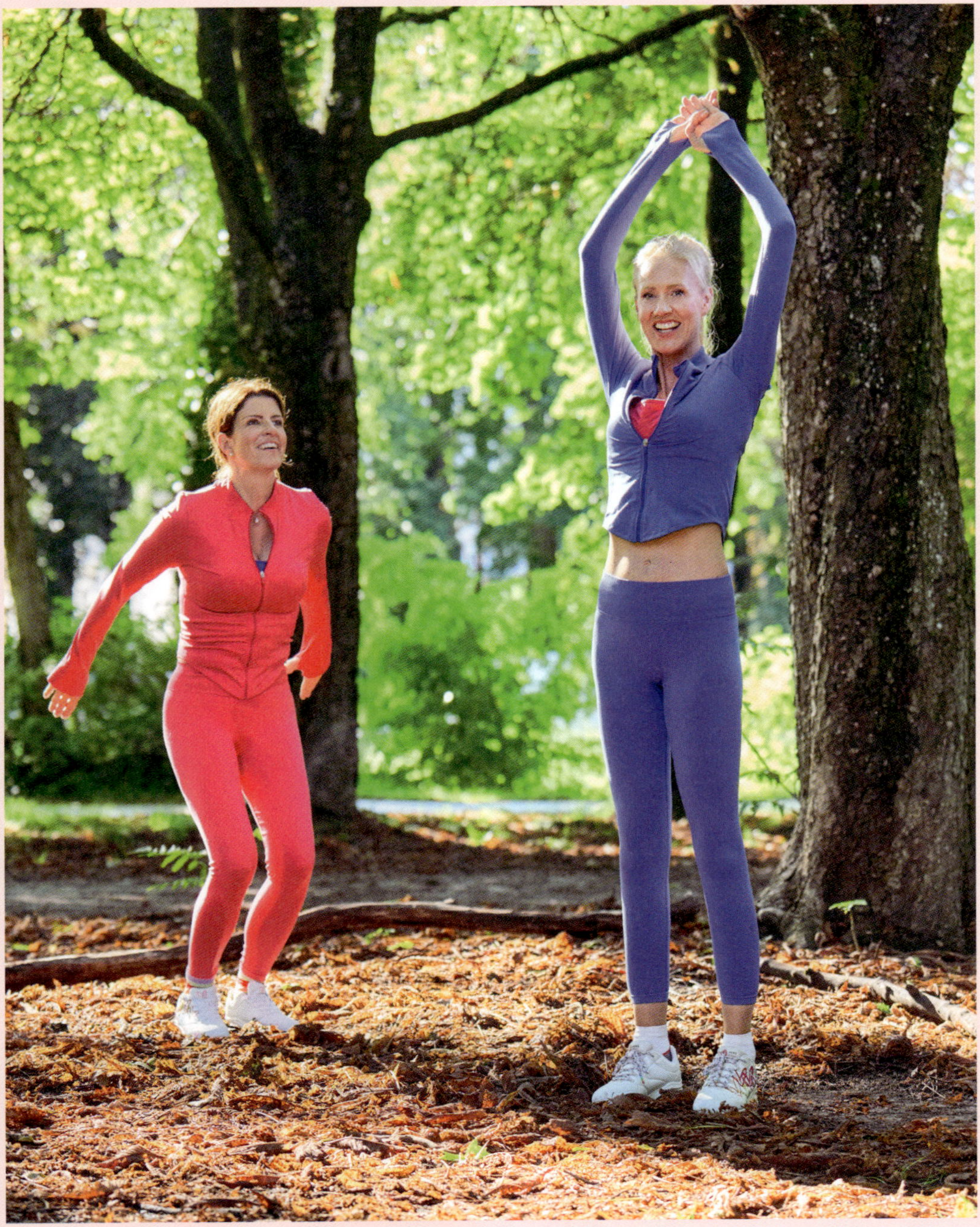

Diese Übung ist für mich jedes Mal wie ein kleiner Stimmungsaufheller. Der Körper kommt in eine natürliche, beschwingte Bewegung, wie man sie eigentlich nur als Kind ganz selbstverständlich hatte. Dieses Gefühl von Leichtigkeit, das beim rhythmischen Schwingen entsteht, macht sofort gute Laune. Man spürt, wie der ganze Organismus in einen angenehmen Fluss kommt. Es ist, als würde der Körper innerlich lächeln.

Diese einfache Übung aus dem Qigong ist ein wahres Geschenk für das Herz-Kreislauf- und Lymphsystem. Durch das rhythmische Zusammenspiel von Arm- und Beinbewegung entsteht ein natürlicher Pumpmechanismus, der den Lymphfluss aktiviert, die Venenpumpe anregt und den gesamten Kreislauf in Schwung bringt. Gleichzeitig vertieft sich die Atmung, der Brustraum öffnet sich und Verspannungen im Schulter-Nacken-Bereich können sich lösen.

Gerade im Alltag, wenn langes Sitzen oder Stehen die Flüssigkeitszirkulation verlangsamt, kann schon eine Minute Lymphwippe wie ein kleiner Reset wirken. Die Übung ist einfach, überall durchführbar und schenkt sofort spürbare Leichtigkeit, besonders in Beinen, Kopf und Schultern.

So geht's

1. Stellen Sie sich barfuß oder mit flachen Schuhen auf einen festen Boden. Die Füße stehen hüftbreit, die Knie sind locker und nicht durchgedrückt. Der Oberkörper ist aufrecht, die Schultern entspannt und der Blick nach vorn gerichtet.
2. Lassen Sie die Arme locker seitlich herabhängen und atmen Sie tief durch die Nase ein und aus. Spüren Sie den Kontakt zum Boden und finden Sie einen ruhigen Atemrhythmus.
3. Mit der nächsten Einatmung schwingen Sie beide Arme parallel locker nach vorne und oben, etwa bis auf Schulterhöhe oder leicht darüber. Die Bewegung entsteht aus dem Schwung, nicht aus Muskelkraft.
4. Mit der Ausatmung lassen Sie die Arme wieder parallel nach unten pendeln und gehen gleichzeitig leicht in die Knie, als würden Sie sanft in eine elastische Feder sinken. Der Rücken bleibt aufrecht, der Kopf in Verlängerung der Wirbelsäule.

Rhythmus finden

Wiederholen Sie diesen Ablauf gleichmäßig und fließend: einatmen beim Hochschwingen, ausatmen beim Herunterschwingen mit Kniebeuge. Lassen Sie den Körper in einen natürlichen Rhythmus kommen. Schon nach kurzer Zeit entsteht ein angenehm durchströmendes Gefühl von Leichtigkeit und innerer Weite.

Tanzen, lachen, singen: Bewegung, Herzgesundheit und der Vagusnerv

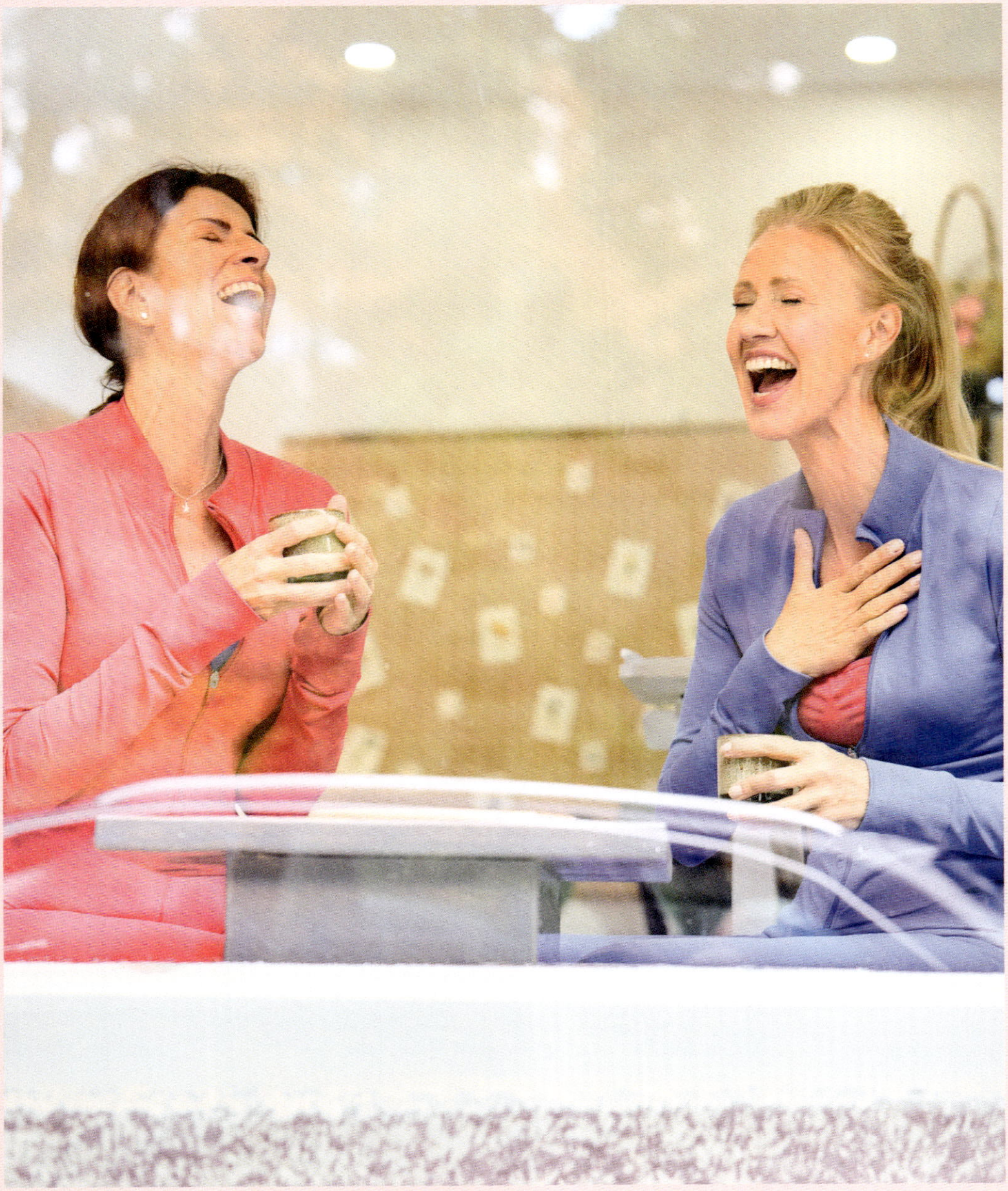

Manchmal sind es genau die Dinge, die uns als Kind selbstverständlich waren, die heute den größten gesundheitlichen Wert haben: tanzen, lachen und singen. Alles drei bringt uns nicht nur in Bewegung, sondern unterstützt nachweislich Herz, Kreislauf, Lymphe und Psyche.

Beim Tanzen kommt der Kreislauf ins Schwingen. Tanzen aktiviert beinahe jeden Muskel im Körper. Es fördert die Durchblutung, bringt das Lymphsystem in Bewegung und stärkt Herz und Kreislauf. Dabei geht es nicht um Perfektion, sondern um pure Freude an der Bewegung.

Lachen bedeutet Herzgesundheit mit Nebenwirkung Glück. Lachen senkt den Stresspegel, hebt die Stimmung, fördert die Durchblutung und entspannt die Gefäße. Lachen erweitert die Gefäße messbar und verbessert den Blutfluss. Gleichzeitig aktiviert es den Parasympathikus, unseren Entspannungsnerv.

Singen hat Einfluss auf den Atem, den Blutdruck, den Vagusnerv. Singen bringt den Körper in Schwingung, trainiert die Atemmuskulatur und stimuliert den Vagusnerv – unseren inneren Wellness-Nerv für Herz, Kreislauf und Verdauung. Ein aktivierter Vagusnerv beruhigt den Herzschlag, senkt den Blutdruck, fördert die Verdauung und sorgt für mehr Entspannung.

Warum lohnt sich das?

Tanzen, lachen und singen bringen das Herz in Schwung, die Lymphe in Bewegung, das Nervensystem in Balance. Sie stärken Muskulatur, verbessern Durchblutung, aktivieren Atmung und Stoffwechsel – und machen einfach glücklich.

Bewegung mit Extraeffekt: Gewichtsweste, Hand- und Fußgewichte für Herz, Gefäße und Tiefenmuskulatur

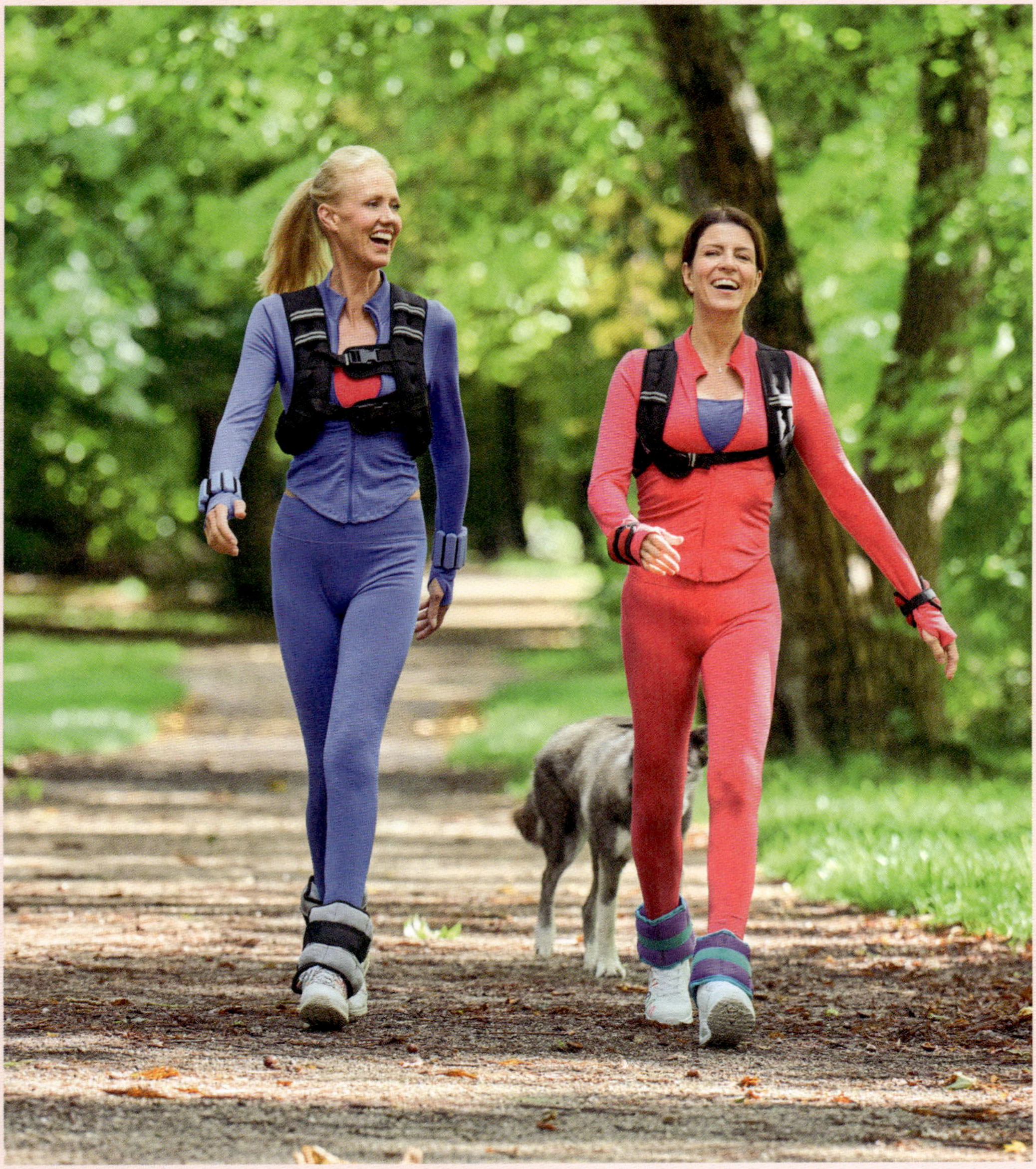

Das hier ist mein persönlicher Geheimtipp aus dem Alltag: Gewichtswesten und kleine Gewichte an Hand- oder Fußgelenken. Klingt simpel, ist aber ziemlich effektiv für unsere Gesundheit, für die Haltung, für das Herz-Kreislauf-System, für die Lymphe und die Muskulatur. Ich selbst trage meine Weste beim Putzen, beim Spazieren, manchmal einfach beim Zuhause-Herumwuseln.

Warum funktioniert das so gut? Weil der Körper durch diese kleinen Extras bei jeder Bewegung ein bisschen mehr gefordert wird – und das macht ihn stark, wach und durchblutet.

Was bringt das konkret?

- **Tiefenmuskulatur und Haltung stärken:** Durch das zusätzliche Gewicht werden nicht nur die sichtbaren Muskeln angesprochen, sondern auch die tieferliegenden Haltemuskeln. Diese helfen uns, aufrecht zu bleiben, stabil zu stehen, nicht zu stolpern und in Balance zu bleiben. In der Wissenschaft nennt man das propriozeptiv. Das klingt wichtig, heißt aber einfach: Der Körper spürt durch das zusätzliche Gewicht, dass er mehr arbeiten muss, um im Gleichgewicht zu bleiben.
- **Gefäße und Herz-Kreislauf kommen in Schwung:** Auch bei so einfachen Tätigkeiten wie Spazierengehen, Treppensteigen oder Hausarbeit erhöhen diese Gewichte Puls, Sauerstoffaufnahme und Energieverbrauch. Das heißt: Herz, Lymphe, Muskeln, Kreislauf – alles kommt in Bewegung.
- **Kalorienverbrauch und Stoffwechsel ankurbeln:** Untersuchungen konnten zeigen: Wer mit einer Weste spazieren geht, verbraucht bis zu 30 Prozent mehr Kalorien. Das bringt den Stoffwechsel in Schwung und hilft, das Körpergewicht langfristig stabil zu halten.
- **Durchblutung und Lymphfluss unterstützen:** Jedes kleine Extragewicht fordert die Muskulatur stärker – und wo Muskeln arbeiten, wird Blut besser gepumpt, Lymphe bewegt und der Stoffwechsel aktiviert.
- **Muskelkraft und Knochendichte stärken:** Gerade ab der Lebensmitte ist das ein Riesenvorteil: Diese kleinen Gewichte helfen, Muskeln und Knochen stabil und stark zu halten. Wie wir heute wissen, können durch regelmäßiges Tragen solcher Gewichte Muskelkraft und Knochendichte besser erhalten bleiben.

Untersuchungen zeigten, dass moderates Training mit Gewichtsweste nicht nur die Muskelmasse, sondern auch Blutzuckerwerte und Entzündungsmarker verbessern kann – alles wichtige Faktoren für Herz, Gefäße und Stoffwechsel.

Hand- und Fußgewichte steigern nachweislich Kalorienverbrauch und Herzfrequenz sogar beim einfachen Gehen.

Wie lässt sich das im Alltag gut nutzen?

Gewichtswesten: Ideal sind fünf bis zehn Prozent des eigenen Körpergewichts. Sie sind perfekt beim Putzen, Spazieren, Treppensteigen oder einfach beim aufrechten Bewegen durchs Zuhause.

Hand- und Fußgelenkgewichte: Starten Sie mit leichten Gewichten, dabei reichen ein bis zwei Prozent des eigenen Körpergewichts völlig. Solche Gewichte sind ideal für kleine Bewegungseinheiten oder Spaziergänge.

Dauer

10 bis 30 Minuten am Tag genügen oft. Es geht nicht ums Leistungstraining, sondern um kluge, sanfte Aktivierung im Alltag.

Tipp

Fangen Sie langsam an, übernehmen Sie sich nicht gleich, sondern bauen Sie Ihre Fitness langsam, aber konsequent auf.

Warum lohnt sich das? Weil diese kleinen Helfer fast alles in Bewegung bringen, was wir für unsere Gesundheit brauchen: Herz, Lymphe, Muskeln, Stoffwechsel, Haltung, Knochen, Durchblutung. Und das ist ohne großen Aufwand, ohne Fitnessstudio, ohne neue Termine im Kalender möglich. Sie legen die Gewichte einfach an, legen los und bleiben nebenbei gesund.

Dauerhafte Bewegung – kleine Schritte, große Wirkung für Herz und Gefäße

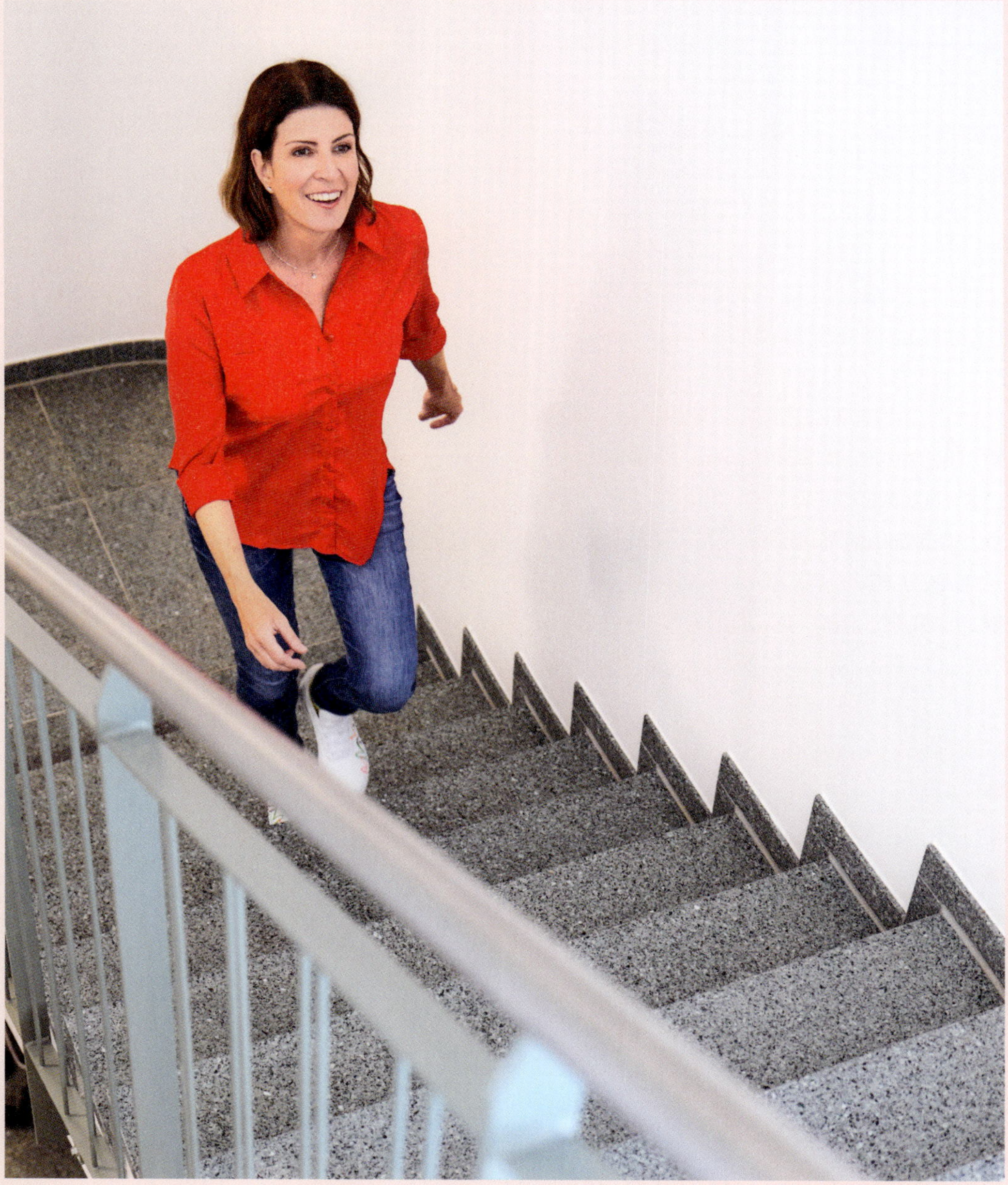

Jetzt zu meiner Lieblings-Trainingseinheit, die nicht einfacher sein könnte. Ich habe sie mir lange Zeit selbst verwehrt. Warum? Keine Ahnung, Wahrscheinlich aus Bequemlichkeit, wegen des Alltagstrotts oder schlicht Nicht-dran-Denkens. Aber seitdem ich weiß, wie gut es mir tut – auch der Form meiner Beine, meiner Fitness, meiner Durchblutung –, nehme ich immer die Treppe, und zwar überall und immer, selbst am Flughafen, selbst in der U-Bahn. Ich bin mittlerweile eine echte Verweigerin von Lift und Rolltreppe geworden, und das aus Überzeugung. Es gibt nämlich nichts Preiswerteres, Einfacheres und gleichzeitig Effektiveres, um seine Durchblutung zu fördern, seine Muskulatur zu stärken und seinem Herz-Kreislauf-System etwas richtig Gutes zu tun, als eine Treppe hochzugehen.

Dazu kommt dieser wunderbare Satz, der sich bei mir fest eingebrannt hat: »Eine kräftige Wade ist das zweite Herz.« Und genau so ist es: Unsere Wadenmuskulatur arbeitet wie eine natürliche Venenpumpe. Mit jedem Schritt, jeder Anspannung pumpt sie das venöse Blut aktiv gegen die Schwerkraft zurück in Richtung Herz. Wenn wir sie regelmäßig fordern – durch Gehen, Steigen, leichte Bewegung im Alltag –, unterstützen wir unseren Blutfluss, entlasten unser Herz, beugen Krampfadern und Durchblutungsstörungen vor und stärken unsere Gefäße von innen heraus.

Darum ist Bewegung im Alltag so wichtig

- **Treppe statt Rolltreppe oder Aufzug:** Das kräftigt die Waden, bringt den Kreislauf in Schwung.
- **Stehzeiten nutzen:** Beim Zähneputzen oder Kochen abwechselnd auf die Zehenspitzen gehen, denn das aktiviert die Venenpumpe.
- **Barfußlaufen, Tautreten, kurze Wege bewusst gehen:** Das stärkt nicht nur die Muskulatur, sondern auch das Körpergefühl und die Koordination.

Das bewirkt regelmäßige Bewegung für Herz und Gefäße

- Die Wadenmuskulatur stärkt die venöse Rückführung.
- Das Herz wird entlastet, weil das Blut leichter zurückfließt.
- Die Durchblutung verbessert sich bis in die kleinsten Gefäße.
- Die Gefäßwände bleiben elastisch, das schützt langfristig vor Bluthochdruck.
- Starke Waden bedeuten bessere Herzgesundheit.

Die Wadenmuskelpumpe ist der entscheidende Faktor für die venöse Gesundheit. Ohne aktive Waden sind unsere Venen träge, der Rückfluss des Blutes stockt, die Beine fühlen sich schwer an, und das Herz muss mehr arbeiten. Umgekehrt gilt: Wer seine Waden pflegt, stärkt sein Herz.

HILFSMITTEL, DIE WIRKLICH HELFEN: ALTBEWÄHRT, GELIEBT UND IMMER WIEDER GUT

Ach ja, wer mich schon länger kennt – sei es von meinem YouTube-Kanal *Ohlala & Solala* oder aus meinen Büchern wie *Alles sauber oder was?* oder meinen Detox-Guides –, der weiß: Ich bin ein echter Fan von diesen kleinen, feinen Anwendungen, die man einfach selbst machen kann. Ich schwöre nicht erst seit gestern auf Bürstenmassagen, Wadenwickel, Fußbäder und Magnesiumbäder. Im Gegenteil – ich erzähle und zeige das nun schon seit vielen, vielen Jahren. Und warum? Weil es wirkt. Punkt.

Diese Anwendungen gehören für mich zur liebevollen Selbstfürsorge wie der Kaffee am Morgen oder der Kräutertee am Abend. Sie sind keine Raketenwissenschaft (und ja, das sage ich immer wieder gern), aber sie bringen Ihren Kreislauf in Schwung, beruhigen das Nervensystem, unterstützen die Durchblutung, entstauen die Lymphe, wirken entspannend auf die Gefäßmuskulatur – und damit letztlich auch auf den Blutdruck.

Vor allem sind sie einfach wohltuend. Sie helfen dabei, sich selbst wieder besser zu spüren. Und mal ehrlich: Wann haben Sie sich das letzte Mal so richtig bewusst um Ihre Waden, Füße oder Ihre Haut gekümmert? Eben.

Hier fasse ich für Sie noch mal das zusammen, was sich in der Praxis – auch in meiner eigenen täglichen Routine – seit Jahren bewährt hat. Es geht um Maßnahmen, die direkt über die Haut, über Temperaturreize oder über den sanften Druck einer Bürste auf das vegetative Nervensystem wirken. Genau der Teil unseres Nervensystems, der sich um Herzschlag, Gefäßspannung, Blutdruck und Durchblutung kümmert, und zwar ohne dass wir bewusst etwas dafür tun müssten – außer eben, ihm freundliche Impulse zu geben.

Trockenbürstenmassagen: ein echter Klassiker

Sie regen die Haut, die Lymphe und die Durchblutung an. Am besten funktioniert das mit einer Sisalbürste oder einem Sisalschwamm – angenehm auf der Haut, weder zu weich noch zu hart.

So geht's

- **Beine:** Beginnen Sie an der Fußsohle, arbeiten Sie sich über die Fußrücken bis zu den Knien vor, und zwar immer in kreisenden oder streichenden Bewegungen Richtung Herz. Dann geht es von den Knien weiter Richtung Oberschenkel und Po.
- **Arme:** Bürsten Sie genauso Handrücken, Handfläche, dann über die Unterarme Richtung Schultern.
- **Rumpf:** Den Bauch bürsten Sie in sanften, kreisenden Bewegungen im Uhrzeigersinn – das unterstützt übrigens auch die Verdauung. Der Rücken kann nach Belieben behandelt werden.
- **Brustbereich und Dekolleté:** Hier gehen Sie ganz zart vor, das ist eine empfindliche Zone.

Dauer

5 bis 10 Minuten reichen vollkommen. Danach duschen Sie sich lauwarm ab und tragen – wenn Sie mögen – ein bisschen Naturöl auf. Das tut der Haut gut.

Der Effekt? Die Durchblutung wird angeregt, die Haut besser versorgt, der Kreislauf angekurbelt. Sie fühlen sich frischer, wacher, lebendiger.

Wadenwickel: die sanfte Blutdruckbremse

Wadenwickel kennt man bei Fieber, aber sie helfen auch bei müden Beinen, schweren Tagen oder leicht erhöhtem Blutdruck.

Sie brauchen

- Zwei Baumwolltücher (etwa Küchenhandtücher)
- Zwei trockene Frotteehandtücher
- Kaltes Wasser (nicht eiskalt, angenehm kühl reicht)
- Optional: Rosskastanientinktur (venenstärkend) oder ein Spritzer Apfelessig

So geht's

Die Baumwolltücher tränken Sie mit Wasser, wringen sie dann gut aus und wickeln sie straff um die Waden. Darüber schlagen Sie locker die trockenen Handtücher und lassen alles 10 bis 15 Minuten wirken. Wenn es unangenehm kalt wird, nehmen Sie die Tücher früher ab.

Achtung: Nicht bei Kältegefühlen oder Frösteln anwenden.

Fußbäder: kleine Wanne, große Wirkung

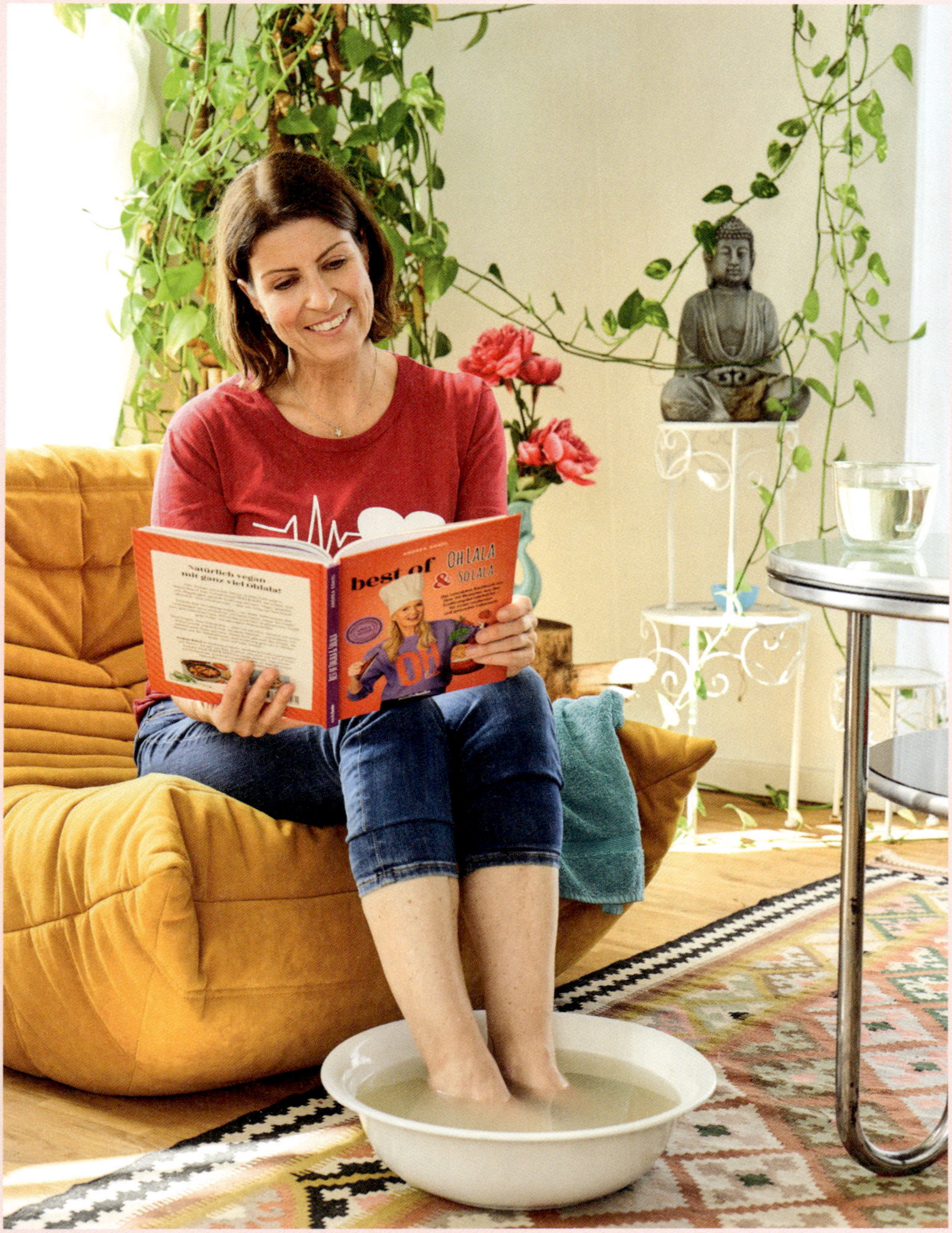

Fußbäder sind für mich echte Klassiker, darüber habe ich ja schon vor Jahren in »Alles sauber oder was?« geschrieben. Denn sie sind mehr als nur ein bisschen Wellness für die Füße. Ein gutes Fußbad entspannt, entstaut, fördert den Schlaf und wirkt sich positiv auf die Durchblutung und den Blutdruck aus.

So geht's

1. Wasser auf Temperatur bringen. 37 Grad Celsius sind angenehm und nicht zu heiß.
2. Gewünschte Zusätze in das Wasser geben und kurz vermischen.
3. Die Füße ins Wasser stellen und genießen.
4. Danach trocknen Sie Ihre Beine und Füße gut ab, ziehen warme Socken an und legen die Füße hoch.

Dauer

15 bis 20 Minuten. Genießen Sie die Wärme und Entspannung.

Diese Zusätze tun gut

- Lavendelblüten oder ätherisches Lavendelöl (entspannend)
- Zeolith-Pulver (bindet Schadstoffe, unterstützt die Entgiftung)
- Ein Spritzer Apfelessig (regt die Durchblutung an)

Wechselwarme Wasseranwendungen: der Kneipp'sche Kreislaufkuss

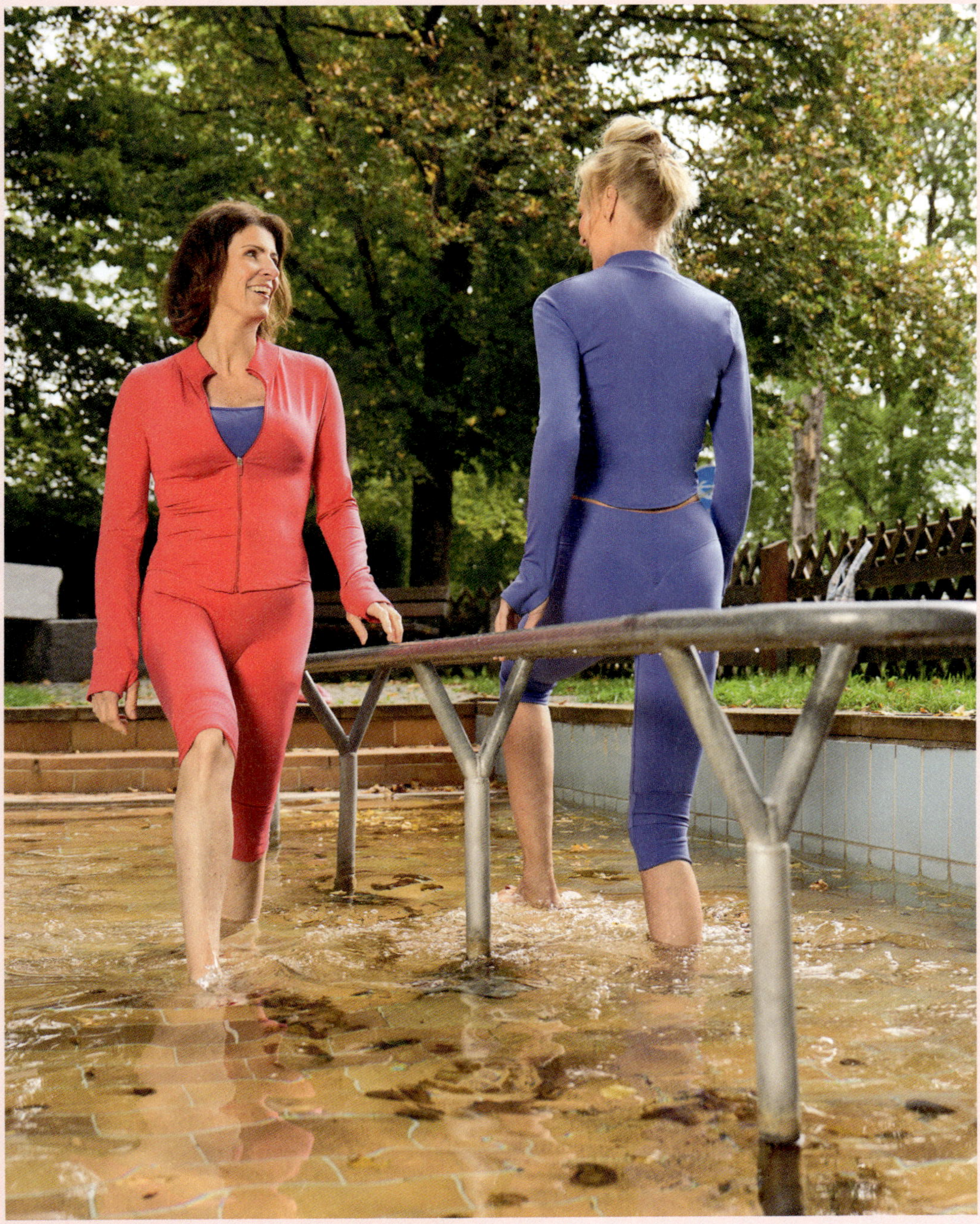

Diese Anwendung ist altbewährt, aber keinesfalls veraltet. Wer denkt, das sei irgendwas für Reha-Kliniken oder alte Leute, der kennt mich schlecht. Ich steige seit Jahren in jedes Gewässer, das nicht reißend ist. Und ich genieße es jedes Mal aufs Neue. Hosen hochkrempeln, Schuhe aus, Socken aus, rein bis zu den Knien in die kalte Isar oder in eine der circa 750 öffentlichen Kneippanlagen in Deutschland. Dieses Gefühl von kaltem Wasser auf der Haut, von Naturverbundenheit, von Lebendigkeit – das macht sofort etwas mit dem Kreislauf, der Durchblutung und auch mit der Stimmung.

Dasselbe gilt für Tautreten im Gras oder das Barfußlaufen im Schnee. Diese kleinen, natürlichen Reize sind für unsere Gefäße wie ein liebevoller Trainingspartner: Sie fordern, aber überfordern nicht.

So geht's

1. Lassen Sie kaltes Wasser über die Füße, Unterschenkel oder Arme laufen (nicht abrupt eiskalt, aber frisch).
2. Danach wechseln Sie zu warmem Wasser.
3. Schließen Sie jede Runde mit kaltem Wasser ab.

Oder eben Sie machen es wie oben beschrieben: Schuhe aus, Natur an, Kreislauf freut sich.

Magnesiumbäder: mein persönlicher Supertipp

Wenn es eine Sache gibt, von der ich seit Jahren nicht genug bekomme, dann sind es Magnesiumbäder. Ich habe schon unzählige Videos dazu gemacht und wer mich kennt, weiß: Das ist mein persönliches Hausmittel gegen Stress, Muskelverspannungen, Erschöpfung, Infekte und überhaupt alles, was einen runterzieht.

Aber Magnesiumbäder tun noch viel mehr: Sie haben auch einen ganz direkten Einfluss auf unsere Herz- und Gefäßgesundheit.

Wie wirkt das?

- **Entspannung der Gefäßmuskulatur:** Magnesium wirkt direkt auf die glatte Muskulatur der Gefäße. Sie weiten sich sanft, der Blutdruck kann sich normalisieren. Das entlastet das Herz, weil es weniger gegen Widerstand arbeiten muss.
- **Osmotischer Ausgleich:** Über die Haut werden Säuren und Stoffwechselreste ausgeleitet, Magnesium wird aufgenommen. Das entlastet Lymphe, Leber, Nieren – und damit indirekt auch das Herz-Kreislauf-System.
- **Beruhigung des vegetativen Nervensystems:** Ein entspannter Parasympathikus heißt: Herzfrequenz sinkt, Blutdruck reguliert sich, Gefäße entspannen.
- **Verbesserung der Mikrozirkulation:** Durch Wärme, Magnesium und Entspannung verbessern sich Durchblutung und Sauerstoffversorgung bis in die kleinsten Gefäße (Kapillaren).

So geht's – mein persönliches Magnesiumbad-Ritual

- **Menge:** 800 bis 1200 Gramm Magnesiumchlorid (idealerweise aus dem Zechstein-Urmeer) ins Badewasser geben
- **Wassertemperatur:** nicht über 37 Grad Celsius (sonst kippt der osmotische Effekt)

Dauer

90 Minuten – ja, das klingt lange, aber der osmotische Ausgleich beginnt erst nach 50 bis 60 Minuten so richtig zu arbeiten. Ich schaue dabei meist einen Film auf dem Laptop.

Danach sollten Sie sich lauwarm abduschen, warm einpacken und ruhen.

Tipps

Wenn das Wasser etwas abgekühlt ist, lassen Sie einfach etwas ab und füllen neues warmes Wasser nach.

Was bringt das konkret für Herz und Gefäße?

- Die Gefäße entspannen sich.
- Der Blutdruck kann sich regulieren.
- Das Herz wird entlastet.
- Die Durchblutung verbessert sich, Säuren und Stoffwechselreste werden ausgeleitet.
- Das Nervensystem kommt zur Ruhe.

Ob nach Sport, Stress, Krankheit oder einfach einem langen Tag – diese Bäder holen Sie wieder runter. Der Körper wird leichter, der Kopf freier, der Schlaf tiefer. Und das sage ich nicht, weil es irgendwo steht, sondern weil ich es seit Jahren selbst so mache.

LIEBEN, LEBEN, LAUFEN

In diesem Kapitel, das ich persönlich auch Lieben, leben, laufen nenne, haben Sie jetzt jede Menge kleine, aber wirkungsvolle Tipps an die Hand bekommen, um sich selbst und Ihren Körper vielleicht noch mal ganz neu zu entdecken. Es geht hier nicht um Perfektion, nicht um höher, schneller, weiter – sondern darum, den Unterschied zu spüren. Den Unterschied, ob Sie sich um sich selbst kümmern oder es weiter aufschieben. Ob Sie bereit sind, Verantwortung zu übernehmen – für sich, Ihr Herz, Ihre Gefäße und Ihr Wohlbefinden.

Das Herz, die Gefäße, der Kreislauf danken es Ihnen nicht durch Applaus, sondern durch ein gutes Gefühl im Körper: mehr Leichtigkeit, mehr Energie, bessere Durchblutung, bessere Regeneration. Das merken Sie nicht von heute auf morgen, aber Sie merken es.

Diese kleinen Routinen, Anwendungen, Bäder und Bewegungen schenken Ihnen etwas zurück: ein Stück mehr Lebendigkeit, ein bisschen mehr Freude am eigenen Körper und nicht zuletzt ein feines Bewusstsein für das, was in Ihnen steckt.

Lieben, leben, laufen – das heißt nicht, sich zu hetzen. Es heißt: in Bewegung bleiben, das Herz nicht vergessen und mit kleinen Gesten für sich sorgen. Für das Jetzt. Für das Morgen. Für ein gesundes, kraftvolles Leben.

FAZIT

Diese kleinen Veränderungen im Alltag sind wie ein Trainingslager fürs Herz, und zwar ohne Aufwand, ohne Kosten, mit großer Wirkung. Jede Stufe zählt. Jeder Schritt macht einen Unterschied. Wer sich bewegt, bewegt auch seine Gefäße in die richtige Richtung – hin zu mehr Leichtigkeit, besserer Durchblutung und einem kraftvollen Herzen.

KAPITEL 4

HERZENS-SACHE ERNÄHRUNG

Tag für Tag können Sie Ihre Gefäße und Ihr Herz am Esstisch stärken, denn was wir essen, entscheidet nicht nur über unser Bauchgefühl, sondern auch über unsere Herzschläge. Unsere Gefäße sind keine starren Röhren, sondern lebendige Leitungen. Sie reagieren auf alles, was wir ihnen geben: auf zu viel Zucker mit Stress, auf gute Fette mit einem Lächeln. Sie ziehen sich zusammen, wenn's ihnen zu sauer wird – und tanzen, wenn die Nährstoffe stimmen.

Selbst die Deutsche Gesellschaft für Ernährung – und die ist nun wirklich nicht für besonders progressive Empfehlungen bekannt – betont inzwischen: Mehr als 300 Gramm Fleisch pro Woche sollten es besser nicht sein. Vor allem Wurstwaren und verarbeitetes Fleisch gelten als problematisch, weil sie nicht nur den Körper übersäuern, sondern nachweislich entzündungsfördernd wirken. Ein Übermaß an tierischen Produkten belastet die Gefäße, Entzündungswerte im Blut steigen und das Risiko für Herz-Kreislauf-Erkrankungen erhöht sich. Pflanzliche Lebensmittel hingegen wirken oft basisch, entzündungshemmend und enthalten sekundäre Pflanzenstoffe, die unsere Gefäße regelrecht aufatmen lassen.

Herz- und Gefäßgesundheit beginnt also nicht erst beim Blutdruckmessen oder im Wartezimmer. Sie beginnt in der Küche, am Marktstand oder im Garten, und zwar in der Auswahl, wie bunt, wie lebendig, wie pflanzlich unsere Mahlzeiten sind. In einer Welt, in der Bewegungsmangel, Stress, industrielle Ernährung und ein Übermaß an Omega-6-Fettsäuren beinahe zum Alltag gehören, wird unsere Ernährung zum stärksten Gegenpol – oder eben zum Risikofaktor.

Bewegung ist wichtig – ja! Aber was nützt das flotteste Herz, wenn der Blutstrom durch verkalkte Leitungen schleicht? Arteriosklerose ist das Fachwort dafür, wenn sich unsere Gefäße mit Fett, Zucker und entzündlichen Stoffen zusetzen und irgendwann verengen oder sogar verstopfen.

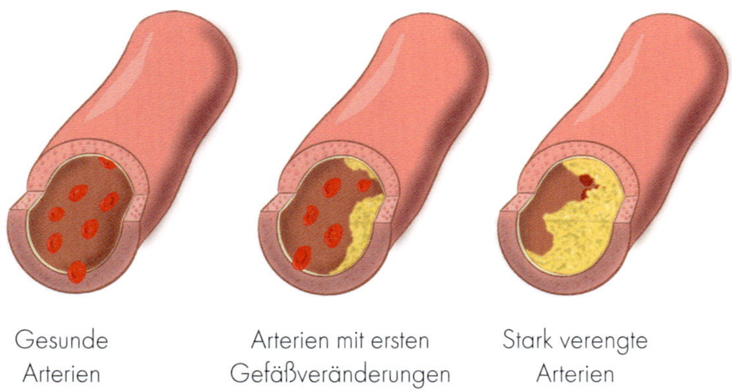

Krankhaft veränderte Arterien

Genau das passiert, wenn unser Lebensstil aus Sitzen, Snacken und Stress besteht. Und genau da dürfen wir ansetzen; es sollte mehr Liebe auf unserem Teller landen für uns und unsere Liebe, Gesundheit und Vitalität mit der Gabel, nicht erst mit der Pille.

Denn eine vitalstoffreiche, pflanzliche Ernährung kann genau das Gegenteil bewirken: Sie nährt nicht nur das Herz, sie beruhigt das Nervensystem, bringt Entzündungen zum Schweigen und macht unsere Gefäße elastisch wie eine frisch geölte Fahrradkette. Besonders wichtig sind dabei grüne Blattgemüse (Chlorophyll), rote Früchte (Anthocyane), Bitterstoffe, gesunde pflanzliche Eiweiße, fermentierte Lebensmittel und entzündungshemmende Superhelden wie Omega-3-Fettsäuren – bevorzugt aus Algen und Leinsamen statt aus Fischfilet.

Die Devise ist: weniger industriell, mehr ursprünglich pflanzenbasiert zu essen und bei weniger Salz mehr gesundheitsfördernde Gewürze zu verwenden – und das immer mit Lust und Laune statt mit Verzicht und Vorschrift.

Denn unser Körper ist eine wunderbare Maschine – ein echtes Meisterwerk der Natur. Und doch behandeln wir ihn oft stiefmütterlich. Beim Auto achten wir auf regelmäßige Inspektionen, wechseln rechtzeitig das Motoröl, sorgen dafür, dass der Keilriemen nicht reißt und bringen es brav zum TÜV. Aber wie oft machen wir das mit unserem eigenen Körper? Dabei ist er das einzige Gefährt, das uns wirklich ein Leben lang begleitet – ohne Ersatzteilgarantie. Also bemühe ich mich hier, Sie für einen Gefäß-TÜV zu motivieren. Denn wenn wir unser Herz-Kreislauf-System und unser Herz gut versorgen, mit der richtigen Ernährung, Bewegung und Fürsorge, dann läuft er nicht nur rund – dann fährt er uns mitten hinein in ein langes, vitales Leben.

Herzgesund essen heißt also: sich selbst zu lieben und seine Mitmenschen gleich mit. Denn ein vitales Herz ist auch ein emotionales Herz. Beziehungen, Berührungen, Bewegung und Boden – alles gehört dazu.

Als zertifizierte ganzheitliche Ernährungsberaterin, Longevity-Expertin und leidenschaftliche Nährstoffaktivistin ging es mir noch nie ums Kalorienzählen, sondern immer darum, wie wir unseren Körper – dieses fantastische, fein abgestimmte System – mit echten Nährstoffen so versorgen können, dass er kraftvoll, widerstandsfähig und lebendig bleibt.

Für mich bedeutet Ernährung mehr als »satt« sein, sie bedeutet Balance, Energie, Vitalität und Lebensfreude. Und vor allem: Verbindung. Denn alles hängt zusammen – unsere körperliche

Gesundheit, unsere Psyche, unsere Hormone, unser Herz und die feinen Gefäßstraßen, die jeden Winkel unseres Körpers versorgen. Genau deshalb arbeite ich ganzheitlich – mit dem Blick aufs große Ganze und dem Wissen um die Details.

ERNÄHRUNG FÜR FREIE GEFÄSSE

Wir müssen auf acht Schlüsselfaktoren dringend achten, um unser Herz stark und unsere Gefäße gesund, flexibel und elastisch zu halten.

Unsere Blutgefäße sind echte Hochleistungsleitungen. Sie transportieren Sauerstoff, Nährstoffe, Hormone und Abfallstoffe rund um die Uhr durch unseren Körper – meist über Jahrzehnte hinweg. Damit sie das geschmeidig und ohne Störungen tun können, brauchen sie vor allen Dingen eine entzündungsarme, nährstoffreiche Umgebung. Und genau hier spielt unsere tägliche Ernährung eine Schlüsselrolle.

Viele unterschätzen, wie sehr sich Essen auf unsere Gefäße auswirkt. Es geht längst nicht nur um Cholesterin oder Bluthochdruck. Es geht darum, wie bestimmte Nahrungsmittel die zarte Innenhaut der Gefäße, das sogenannte Endothel, pflegen oder reizen. Es geht um stille Entzündungen, freie Radikale, Stressreaktionen im Körper und die wunderbare Fähigkeit, all das durch Ernährung positiv zu beeinflussen.

Folgende acht zentrale Punkte kommen in der heutigen Ernährung oft zu kurz und Sie sollten sie kennen, wenn Sie Ihre Gefäße schützen, entzündungsfrei halten und vital durchs Leben gehen möchten.

1. Gutes Fett und schlechtes Fett …

Fett ist nicht gleich Fett. Hochwertige Omega-3-Fettsäuren, vor allem die sogenannten DHA (Docosahexaensäure) und EPA (Eicosapentaensäure) aus Algenöl, wirken entzündungshemmend und unterstützen die Elastizität der Gefäße. Konventionelle Speiseöle hingegen, wie Sonnenblumen-, Distel- oder Maiskeimöl, fördern still und heimlich entzündliche Prozesse. Sie enthalten einfach zu viele Omega-6-Fettsäuren, und wenn dieses Verhältnis kippt, kann das chronische Mikroentzündungen im Gefäßsystem begünstigen.

Noch gefährlicher sind Transfette, die bei industriellen Härtungsprozessen entstehen. Sie gelten als besonders gefäßschädlich und stecken in Margarine, frittierten Snacks, vielen Backwaren und Fertigprodukten.

Tipp

Verzichten Sie möglichst ganz auf verarbeitetes Essen aus Tüten, Tuben oder Tiefkühltruhen, denn darin steckt fast immer minderwertiges Fett.

Worauf Sie beim Fett achten sollten

Olivenöl extra vergine – am besten kalt gepresst und in dunklen Flaschen – ist ein mediterraner Klassiker und darf gerne täglich in die Küche. Aber bitte erhitzen Sie es nicht zu stark, sondern geben Sie es eher auf Salate, Gemüse oder zum Schluss über die Pasta.

Zum Braten eignen sich hitzestabile Fette wie Kokosöl, Avocadoöl oder Bratöl auf High-Oleic-Basis. Und Bratöl nie zweimal verwenden! Denn dadurch oxidierte Fette sind Gift fürs Gefäßsystem.

Und dann sind natürlich Omega-3-Fettsäuren entscheidend, wie oben erwähnt. Mein Favorit ist reines Algenöl mit EPA und DHA; es ist rein pflanzlich, wirksam, ohne Fischgeruch und gut fürs Herz. Schon ein Tee- oder Esslöffel täglich kann hier Wunder wirken.

Butter und Margarine allerdings gehören nicht mehr auf den Brotzeitplan eines gefäßbewussten Lebensstils. Butter ist eben auch tierischer Herkunft und gesättigtes Fett und Margarine enthält oft gehärtete Fette, selbst wenn's nicht draufsteht.

Aber keine Sorge: In diesem Buch finden Sie jede Menge kreative Alternativen für Brotaufstriche, zum Beispiel von drei verschiedenen Hirsebuttern, die köstlich und gesund und dabei allesamt streichzart, pflanzlich und gefäßfreundlich sind.

Also sind »Stullen« natürlich erlaubt, aber man sollte das Brot mit anderen Zutaten belegen. So macht gesunde Ernährung nicht nur Sinn, sondern auch Spaß.

2. Salz ist das stille, total unterschätzte Risiko

Salz (Natriumchlorid) ist grundsätzlich lebensnotwendig, keine Frage. Ohne Natrium würden unsere Muskeln nicht kontrahieren, unser Herz nicht schlagen und Nervenimpulse nicht fließen. Aber die Menge macht's. Und genau da liegt der Haken.

Denn zu viel Salz, vor allem in versteckter Form in Brot, Aufstrichen, Soßen, Fertigsuppen, Dressings, in industriell verarbeiteten Nahrungsmitteln und Fertigessen in Kantinen und Krankenhäusern usw., führt nicht nur zu Bluthochdruck, sondern auch zu Wassereinlagerungen. Das belastet die Nieren, erhöht den Druck in den Gefäßen und verändert sogar die Spannung in der Gefäßwand.

Langfristig kann das zu Arteriosklerose, Ödemen, einer Verdickung des Herzmuskels oder sogar zu Schwindel und Kopfschmerzen führen. Dies wird noch verstärkt, wenn man außerdem nur wenig Kalium und Magnesium zu sich nimmt.

Die empfohlene Tagesmenge liegt bei maximal fünf Gramm Salz, das ist weniger als ein Teelöffel. Die Realität jedoch sieht ganz anders aus; wir essen oft doppelt so viel und das meist, ohne dass wir es merken.

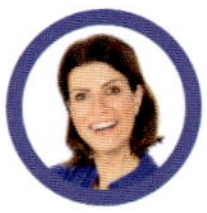

Salz hat echt viele Fans, aber unsere Gefäße gehören definitiv nicht dazu! Salz ist auf unserem Speiseplan so alltäglich, dass wir sein Risiko vollkommen unterschätzen. Also, Sie haben es gehört: Salzstreuer runter vom Tisch! Und seit ich Andrea kenne, gibt es nur noch Kaliumsalz.

Was tun? Kaliumsalz statt Natriumsalz

In allen Rezepten dieses Buchs verwende ich Kaliumsalz als eine ideale Alternative zu herkömmlichem Kochsalz.

Denn Kaliumsalz erhöht den Blutdruck nicht, sondern kann sogar positiv regulierend auf das Herz-Kreislauf-System wirken. Es gleicht den oft überhöhten Natriumspiegel aus und unterstützt gleichzeitig die Nierengesundheit.

Natriumsalz versus Kaliumsalz

Natriumsalz (also normales Kochsalz) besteht hauptsächlich aus Natriumchlorid. Zu viel davon bringt den Elektrolythaushalt aus dem Gleichgewicht und erhöht den Wasserdruck in den Gefäßen.
Kaliumsalz enthält anstelle eines Teils des Natriums Kaliumchlorid, ein Mineral, das wir sowieso viel häufiger brauchen, als wir es zu uns nehmen. Vor allem pflanzenbasierte Ernährung ist kaliumreich! Kalium wirkt im Körper quasi als Gegenspieler zu Natrium: Es entspannt die Gefäße und hilft beim Ausschwemmen von überschüssigem Wasser.

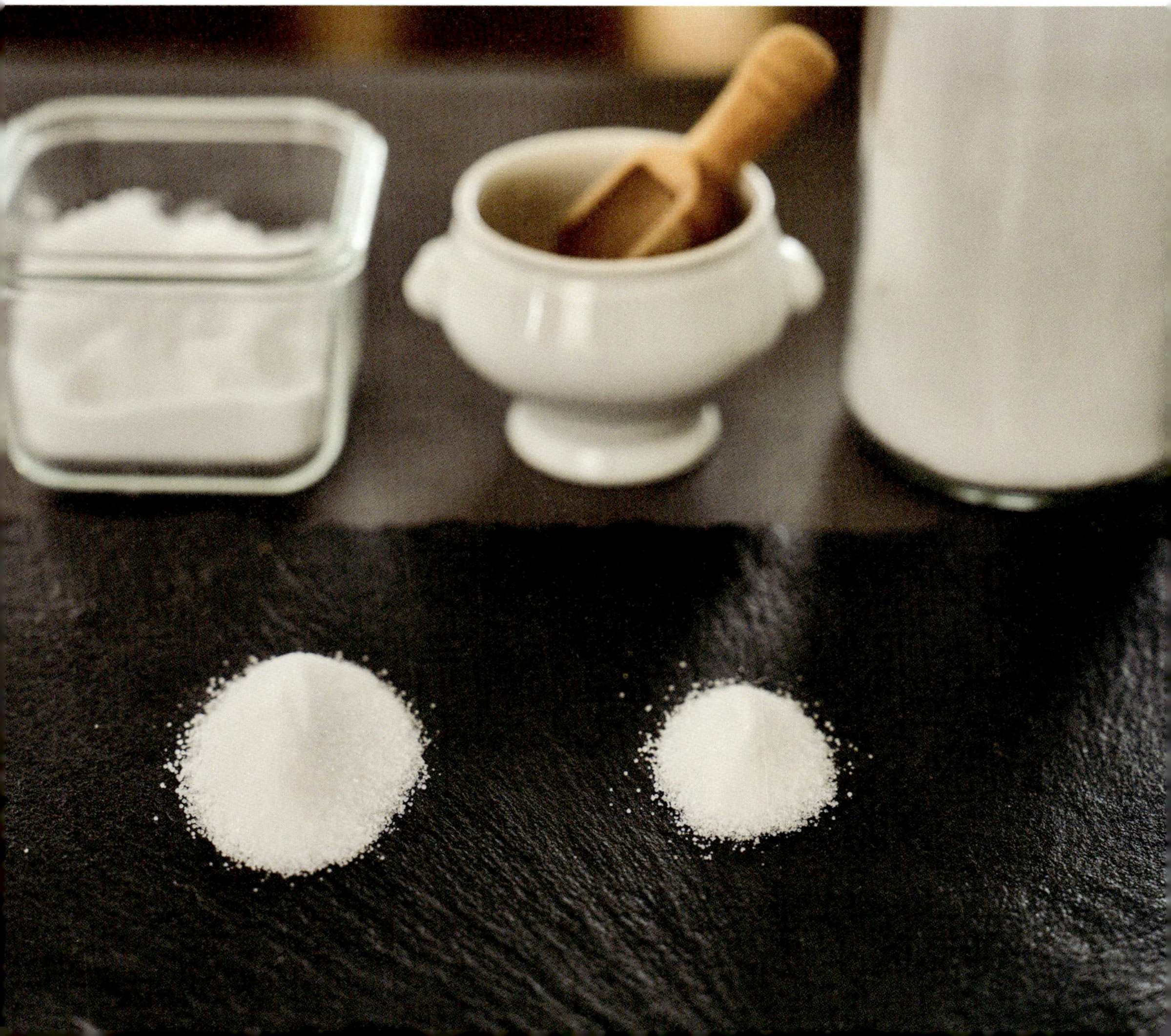

3. Zucker: süß, aber wirklich gefährlich

Zucker ist längst nicht nur ein Thema für Zähne oder Taille. Ein dauerhaft hoher Zuckerkonsum lässt unseren Blutzuckerspiegel regelrecht Achterbahn fahren, kurbelt die Insulinproduktion an und bringt dadurch unser gesamtes Stoffwechselorchester aus dem Takt.

Noch viel kritischer ist aber, dass Zucker buchstäblich unsere Gefäße verklebt. Denn Zucker verbindet sich mit Eiweißen im Blut und es entstehen sogenannte AGEs *(Advanced Glycation End-products)*. Über diese AGEs habe ich schon in meinem Buch *Well-Aging* geschrieben. Diese kleinen Übeltäter machen unsere Gefäße steif und unelastisch, lassen das Blut zähflüssiger werden und begünstigen langfristig Arteriosklerose, also die schleichende Verkalkung und Verengung der Gefäße. Auch unsere Zellen und das Bindegewebe werden durch zu viel Zucker förmlich »karamellisiert«. Man sieht das übrigens auch an müder Haut, Fältchen oder schlechter Wundheilung.

Ein Zuviel an Zucker wirkt zudem übersäuernd, und zwar nicht direkt im Blut, aber im Gewebe, wo viele Stoffwechselprozesse stattfinden. Das bringt auf Dauer Leber, Nieren, Bindegewebe und vor allem das Mikrobiom unter Stress. Denn auch dort liebt Zucker die Falschen: Hefepilze und entzündungsfördernde Bakterien vermehren sich, während die »guten Darmbakterien« eher Bitterstoffe, Ballaststoffe und Polyphenole brauchen.

Warum fällt uns der Verzicht so schwer? Ganz einfach: Wir sind auf süß gepolt. Über Jahrzehnte wurden die natürlichen Bitterstoffe aus Obst, Gemüse und Salaten herausgezüchtet, weil sie angeblich zu »streng« schmecken. Aber genau diese Bitterstoffe helfen nicht nur der Leber beim Entgiften, sondern auch uns beim klaren Denken, beim Sättigungsgefühl und beim Loslassen von alten Zuckermustern.

Alternative Zuckerarten

Wer nicht ganz auf Süßes verzichten mag (oder muss), darf sich freuen: Es gibt durchaus Alternativen zu Industriezucker. Trockenfrüchte wie Datteln, Aprikosen oder Feigen bringen natürliche Süße mit – und liefern gleichzeitig Ballaststoffe, Mineralien und ein angenehmes Sättigungsgefühl. Auch frische Beeren, Bananen oder ein Löffel Apfelmus können beim Backen oder im Smoothie eine süße Basis schaffen.

Ab und zu darf es auch Kokosblütenzucker oder Yaconsirup sein, aber bitte verwenden Sie diese sparsam, denn auch sie beeinflussen den Blutzucker.

Wer allerdings mit Blutzuckerschwankungen, Fettleber, Insulinresistenz, Gefäßproblemen oder Heißhunger zu kämpfen hat, kann Galactose als interessante Alternative ausprobieren. Diese besondere Einfachzuckerart hebt den Blutzucker kaum an, hat keinen Einfluss auf den Insulinspiegel und schmeckt dabei angenehm mild. Der Nachteil: Galactose ist relativ teuer und daher eher ein Spezialtipp für besondere Momente oder eine sanfte Entwöhnungsphase.

4. Ballaststoffe: nicht nur für den Darm, sondern fürs Herz

Ballaststoffe hatten lange ein echtes Imageproblem. Viele denken sofort: »Ah, gut für die Verdauung.« Stimmt – aber das ist nur die halbe Wahrheit. Denn Ballaststoffe sind echte Multitalente und spielen nicht nur im Darm, sondern auch für unsere Herz- und Gefäßgesundheit eine zentrale Rolle. Denn unser Darmmikrobiom, also die Welt der Billionen kleinen Helfer in unserem Verdauungssystem, ist direkt mit dem Herz-Kreislauf-System verbunden. Wer ein vielfältiges, ausgewogenes Mikrobiom hat, produziert weniger entzündungsfördernde Stoffwechselprodukte und dafür mehr schützende kurzkettige Fettsäuren wie zum Beispiel Butyrat (Buttersäure, die im Darm gebildet wird). Solche Fettsäuren werden auch aus retrogradierter Stärke gebildet, die in abgekühltem Reis, Nudeln und Kartoffeln entsteht. Diese kurzzeitigen Fettsäuren wirken entzündungshemmend, gefäßstabilisierend und immunregulierend. Das bedeutet im Klartext: Geht's dem Darm gut, freut sich das Herz. Dazu habe ich bei *Ohlala & Solala* schon jede Menge Videos gemacht, weil das ein so wichtiges Thema ist und weil es so leicht umgesetzt werden kann, nämlich durch Meal Prep (dazu komme ich im Rezeptteil noch, siehe Seite 193).

Ballaststoffe binden außerdem Gallensäuren, was hilft, den Cholesterinspiegel zu senken. Sie verlangsamen die Aufnahme von Zucker ins Blut, entsprechen also blutzuckerstabilen Mahlzeiten, und halten uns lange satt. Genau das entlastet nicht nur die Leber und das Insulinsystem, sondern auch die feinen Gefäße im gesamten Körper.

Die gute Nachricht: Man muss Ballaststoffe nicht in Pulverform löffeln. Wer sich pflanzlich und vielfältig ernährt, hat sie ohnehin schon auf dem Teller, besonders über Hülsenfrüchte, Gemüse, Beeren, Nüsse, Kerne und Vollkorn. Doch da die empfohlene Tagesmenge bei etwa 30 bis 40 Gramm liegt und wir im Alltag oft nur die Hälfte schaffen, lohnt es sich, gezielt ein bisschen nachzuhelfen.

Sie können einfach morgens mit einem ballaststoffreichen Müsli aus Hafer, Leinsamen, Flohsamenschalen, Beeren und Nüssen in den Tag starten oder mittags einen Klecks ungesüßten Sojajoghurt mit einem Löffel geschrotetem Leinsamen kombinieren. Auch ein Eintopf mit Linsen oder eine Gemüsesuppe mit Kichererbsen bringen schnell einige Ballaststoffpunkte aufs Konto. Ballaststoffe gehören auf den täglichen Speiseplan, nicht als Extra, sondern als selbstverständlicher Bestandteil unserer Ernährung.

Wer also täglich Hülsenfrüchte, Vollkorn, Gemüse, Beeren und Nüsse isst, tut seinem Darm und seinen Gefäßen einen riesigen Gefallen.

5. Fermentiertes: die lebendigen Helfer für unsere Gefäßgesundheit

Fermentierte Lebensmittel begleiten die Menschheit schon seit Jahrhunderten. Lange bevor es Kühlschränke, Konservendosen oder Pasteurisierung gab, war Fermentation die cleverste Methode, um Lebensmittel ganz ohne Zusatzstoffe, einfach durch natürliche Mikroorganismen, haltbar zu machen. Ob Sauerkraut im Winter, saure Gurken aus dem Garten oder Brot mit Sauerteig: Unsere Vorfahren wussten, wie man Nahrung lebendig und nahrhaft erhält.

Heute ist uns diese uralte Tradition vielerorts verloren gegangen – verdrängt von industriell verarbeiteten Produkten, Konserven und sterilen Verpackungen. Doch gerade in diesen »lebendigen« Lebensmitteln stecken wahre Schätze für unsere Gesundheit – und nicht nur für den Darm!

Denn fermentierte Lebensmittel unterstützen unser Mikrobiom, regen die Bildung entzündungshemmender Botenstoffe an, stärken die Darmschleimhaut als Barriere und haben damit eine systemische Wirkung, wirken also auf den ganzen Körper. Auch das Herz-Kreislauf-System profitiert: weniger stille Entzündungen, bessere Nährstoffaufnahme, mehr Immunbalance.

Dabei muss es nicht immer nur Sauerkraut sein (obwohl das roh und unpasteurisiert schon ein echter Klassiker ist!). Auch Kimchi, ungesüßter Kokos- oder Sojajoghurt, Miso, Tempeh, Wasserkefir oder ein Schluck Kombucha können das Mikrobiom täglich nähren. Toll sind auch Salzzitronen, die nicht nur im Glas hübsch aussehen, sondern jede Suppe, jedes Curry und auch den Mittagsteller aromatisch aufpeppen, inklusive probiotischer Wirkung. Und beim Brot lohnt es sich, auf echte Sauerteigbrote zu achten oder gleich selbst zu backen. Im Rezeptteil dieses Buchs findet sich als ganz besonderes Highlight mein fermentiertes Linsenbrot: Es ist köstlich, ballaststoffreich, darmfreundlich und rundum herzgesund.

6. Antioxidantien aus Beeren: das Superfood für unsere Kapillaren

Beeren sind wahre Wunderwerke der Natur: klein, aber oho! Sie enthalten nicht nur viele Vitamine, Mineralstoffe und Ballaststoffe, sondern vor allem eine geballte Ladung sekundärer Pflanzenstoffe: Anthocyane, Polyphenole, Flavonoide, Carotinoide wirken entzündungshemmend, zellschützend und sind echte Helfer für unsere Herz- und Gefäßgesundheit. Besonders beeindruckend ist ihre Wirkung auf die feinen Kapillaren und das Endothel, also die innere Auskleidung unserer Blutgefäße. Genau dort entfalten Beeren ihre antioxidative Kraft, neutralisieren freie Radikale, schützen vor Mikroentzündungen und sorgen so für mehr Elastizität und Vitalität in unserem Gefäßsystem.

Doch so sehr wir Beeren lieben, müssen wir genau hinschauen. Denn viele der Beeren, die heute im Handel sind, wurden über Jahrzehnte auf Süße und Größe gezüchtet. Dabei ist der Anteil an Fructose gestiegen, der an wertvollen sekundären Pflanzenstoffen aber gesunken. Deshalb lohnt sich der Griff zu ursprünglichen Sorten: Wildheidelbeeren (zum Beispiel tiefgekühlt), Sauerkirschen, die fast vergessen sind, aber unglaublich kraftvoll, schwarze Johannisbeeren, Aronia oder Holunderbeeren gern als Mus, Püree oder ungesüßter Saft.

Tipp

Essen Sie die ganze Frucht, also nicht nur den Saft, sondern die komplette Fruchtmatrix mit Schale, Fruchtfleisch und Ballaststoffen. Denn genau dieses Zusammenspiel macht Beeren so wirksam für den Darm, fürs Immunsystem und natürlich auch für unser Herz.

So lassen sich Beeren am besten in den Alltag integrieren

Beeren lassen sich wunderbar einfrieren, pürieren, mixen oder löffeln. Und genau darum habe ich im Rezeptteil dieses Buchs auch eine bunte Auswahl an Beeren-Smoothies, herzgesunden Säften und sogar gesunden Marmeladen beschrieben, die natürlich ohne Industriezucker, dafür mit Liebe und Wissen gemacht sind und voller Pflanzenpower stecken.

7. Bitterstoffe: die unterschätzten Herzhelfer

Bitter ist das neue Süß – zumindest, wenn es um unsere Gesundheit geht. Bitterstoffe sind wahre Alleskönner für unser Herz-Kreislauf-System und wurden leider über Jahrzehnte aus vielen Lebensmitteln herausgezüchtet. Dabei brauchen wir diese herben Stoffe dringend, um Leber, Galle und Bauchspeicheldrüse in Schwung zu bringen.

Bitterstoffe regen den Gallenfluss an und fördern so die Fettverdauung. Das bedeutet: Fette werden leichter aufgespalten, Cholesterin kann besser gebunden werden und so sinkt das Risiko, dass sich Ablagerungen in den Gefäßen bilden. Auch die Bauchspeicheldrüse profitiert, weil Bitterstoffe die Ausschüttung von Verdauungsenzymen fördern. Gleichzeitig wird die Leber entlastet, und eine freie Leber ist ein wahres Geschenk für das Herz und den gesamten Blutkreislauf. Ich sage immer: Bitterstoffe bringen unsere Säfte zum Fließen, und zwar vom Speichel über das Blut und die Verdauungssäfte; so bleibt alles im Fluss.

Ein weiterer Pluspunkt ist, dass Bitterstoffe den Heißhunger auf Süßes zügeln. Gerade weil unsere heutige Ernährung oft zu süß und zu fett ist, helfen diese Pflanzenstoffe, den Geschmackssinn wieder ins Gleichgewicht zu bringen. Das macht sie zu einem wertvollen Bestandteil einer herzfreundlichen Ernährung.

Es gibt unzählige Möglichkeiten, Bitterstoffe ganz ohne Verzicht in den Speiseplan zu integrieren. Schon ein paar Blätter Rucola, Chicorée, Radicchio, Endivien oder Löwenzahn auf dem Teller können Wunder wirken. Auch Gemüse wie Artischocken, Rosenkohl oder Brokkoli liefert wertvolle Bitterstoffe, die unseren Stoffwechsel ankurbeln.

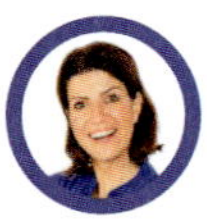

Ich war jahrelang fest im Team Süß – Bitter hatte auf meinem Teller bestimmt nichts verloren. Bis Andrea in mein Leben kam … und siegte. Dank ihr weiß ich: Bitter kann erstaunlich guttun und hat den Platz in unserem Speiseplan mehr als verdient!

Im Rezeptteil dieses Buchs finden Sie zahlreiche Ideen, wie Bitterstoffe nicht nur gesund, sondern auch richtig lecker schmecken – ob als bunter Salat, cremige Suppe oder raffinierte Gemüsepfanne. Wir haben gemeinsam so viele Möglichkeiten, diese natürlichen Herzhelfer wieder auf den Tisch zu bringen.

Bitterstoffe

Bitterstoffe sind kleine, oft unterschätzte Schätze. Sie entlasten Leber und Bauchspeicheldrüse, unterstützen die Fettverdauung und schützen so unsere Gefäße vor Ablagerungen. Wer regelmäßig bitteres Gemüse isst, schenkt seinem Körper und Herzen ein Stück Leichtigkeit und Vitalität.

8. Herzgesundheit beginnt mit Machen!

Wissen wirkt, sage ich immer, aber Gesundheit entsteht erst durch Umsetzung. Die Punkte, die in diesem Buch beschrieben werden, sind kraftvolle Werkzeuge, doch ihre Wirkung entfalten sie erst, wenn wir sie auch wirklich in unser Leben holen. Das soll nicht perfekt, nicht dogmatisch, sondern Schritt für Schritt im Alltag passieren.

Denn unser Herz-Kreislauf-System reagiert nicht nur auf Ernährung sensibel, sondern auch auf unsere Lebensweise. Chronischer Stress, zu wenig Bewegung, unregelmäßiges Essen oder fehlende Pausen treiben unseren Cortisolspiegel in die Höhe. Das wiederum begünstigt Entzündungen, erhöht den Blutdruck und greift das Endothel, die empfindliche Gefäßinnenhaut, direkt an.

Dabei können wir mit einfachen Mitteln so viel tun. Pflanzliche Nervennahrung, wie Sie sie in diesem Buch finden, kann helfen, das System zu beruhigen. Blutzuckerstabile Mahlzeiten, reich an Ballaststoffen, Magnesium, Omega-3-Fettsäuren, B-Vitaminen und Bitterstoffen, geben dem Körper genau das, was er braucht, um Hormone und Nerven ins Gleichgewicht zu bringen.

Auch pflanzliche Adaptogene, wie Ashwagandha, Rosenwurz oder Heilpilze, können den Organismus dabei unterstützen, besser mit Stress umzugehen. Und manchmal beginnt echte Prävention nicht im Kopf, sondern in den Händen – beim frischen Einkaufen, beim Kochen, beim Kümmern um sich selbst.

Im Rezeptteil dieses Buchs finden Sie zahlreiche alltagstaugliche Gerichte, die sich genau an diesen Prinzipien orientieren – einfach, wohltuend, herzwarm. Denn Self-Care beginnt oft in der Küche.

ENTDECKE EIN GRÜNES HERZ

Abwarten und Tee trinken war gestern – heute heißt es handeln! Diese im Folgenden beschriebenen acht Kräuter bringen dein Herz in Schwung und stärken deine Gefäße.

Die Natur war schon immer die beste Apotheke und sie hat ganz besonders für ein starkes Herz und den Kreislauf so einiges im Garten versteckt. Schon Hildegard von Bingen, Paracelsus und viele Kräuterkundige aus der Volksmedizin wussten: Es gibt Pflanzen, die nicht nur gut schmecken, sondern auch das Herz stärken, die Gefäße geschmeidig halten und sogar den Blutdruck sanft in Balance bringen.

Was früher intuitiv gesammelt und als Sud, Aufguss oder Tee zubereitet wurde, ist heute wissenschaftlich gut erforscht: Sekundäre Pflanzenstoffe wie Rutin, Saponine, Flavonoide und ätherische Öle wirken entzündungshemmend, gefäßschützend und durchblutungsfördernd und sie sind leicht über Kräutertees verfügbar.

Meine acht Herz- und Gefäßhelden in Kräuterform für Teeanwendungen

Fangen wir an mit dem **Buchweizenkraut**. Dieses unterschätzte Kraut enthält den sekundären Pflanzenstoff Rutin, ein echtes Schutzschild für unsere feinen Kapillaren. Rutin hilft, die Gefäßwände abzudichten, Entzündungen zu reduzieren und oxidativen Stress zu bekämpfen. Für Menschen mit schwachen Venen, Besenreisern – oder wie in meinem Fall früher Migräne – kann Buchweizen regelrecht lebensverändernd sein. Er stärkt die Gefäße von innen, und das ganz ohne Nebenwirkungen.

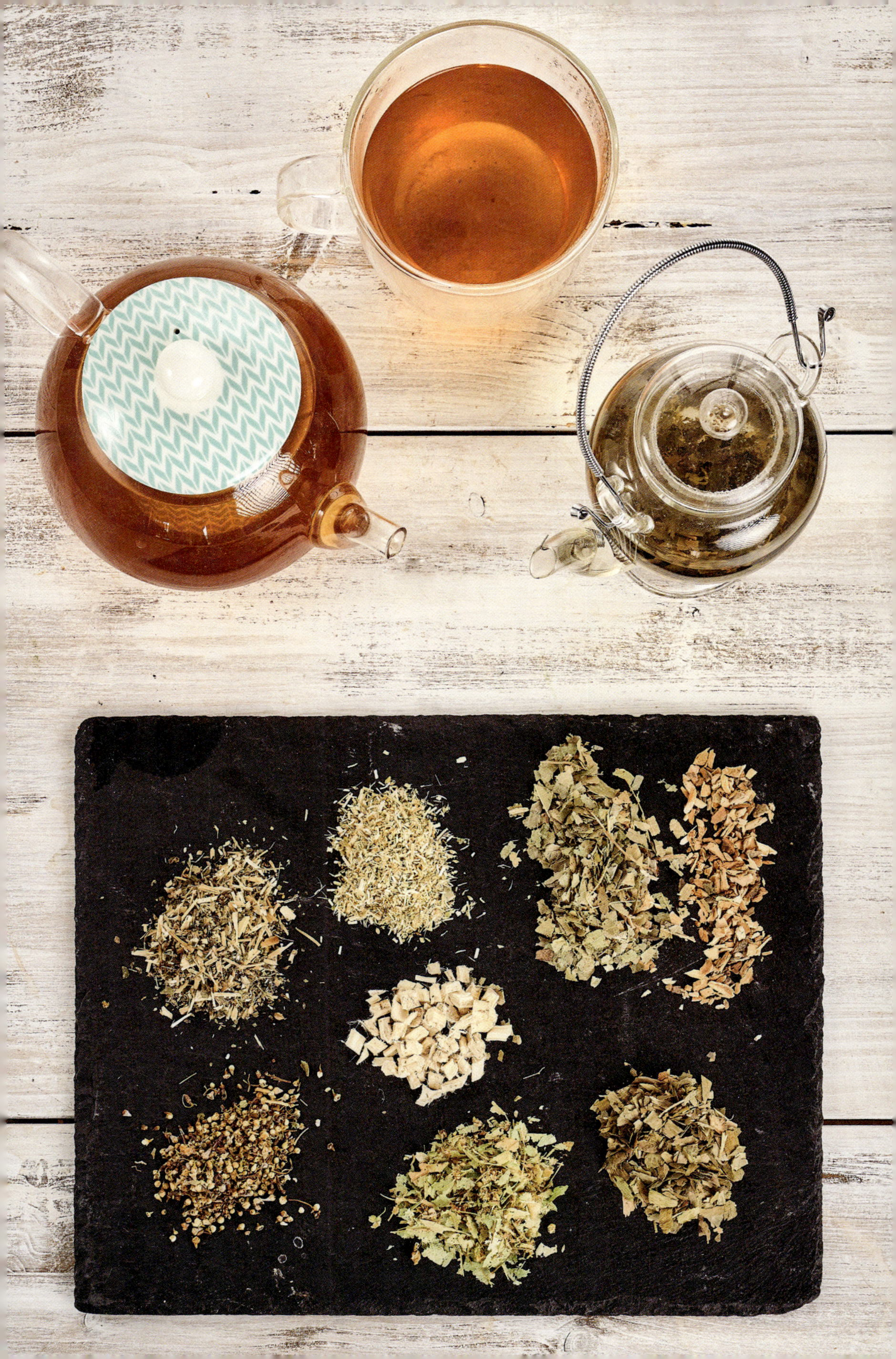

Weißdorn, der Klassiker aus der Klostermedizin, ist ein echtes Herz-Krönchen. Seine Blätter und Blüten enthalten viele Flavonoide und sogenannte Procyanidine, die die Durchblutung fördern und das Herz stärken. Besonders bei nervösem Herzflattern, altersbedingter Herzschwäche oder nach Phasen großer seelischer Belastung kann Weißdorn helfen, die Herzleistung ganz sanft und zuverlässig zu stabilisieren.

Der **Steinklee** bringt Bewegung ins System. Durch seine Cumarine wirkt er leicht blutverdünnend und unterstützt den Lymphfluss – ideal bei schweren Beinen, Stauungen oder venöser Schwäche. Und dabei ist er ganz sanft zur Leber. Steinklee ist sozusagen der sanfte »Pusher«, der das Blut wieder in Fluss bringt, ohne zu viel Druck zu machen.

Ginkgo, der Baum der Weisheit, ist ein Segen für die feinsten Gefäße, vor allem im Gehirn. Seine Inhaltsstoffe, darunter Ginkgolide und Flavonoide, fördern die Durchblutung, schützen vor freien Radikalen und helfen, die Konzentration zu verbessern. Ginkgo ist ideal für alle, die geistig fit bleiben wollen und ihre Mikrogefäße pflegen möchten, es ist ein Well-Aging-Kraut par excellence!

Die **Rosskastanie**, vor allem ihre Blätter und Rinde, enthält den Wirkstoff Aescin, der venenschützend und abschwellend wirkt. Sie wird traditionell bei Venenproblemen eingesetzt, etwa bei Krampfadern, Schweregefühl in den Beinen oder bei chronischer Veneninsuffizienz: ein starker Baum mit starker Wirkung für starke Beine und starke Gefäße!

Lindenblüten sind mild, aber oho. Mit ihren Schleimstoffen und Flavonoiden wirken sie entzündungshemmend, leicht beruhigend und können sogar den Blutdruck sanft regulieren. Sie sind ideal für empfindsame Seelchen mit leichtem Bluthochdruck oder Herzunruhe und ergeben einen Tee, der wie eine Umarmung, wohltuend und herzöffnend wirkt.

Mit **Rosmarin** kommt Bewegung in die Bude! Mit seinen ätherischen Ölen und Rosmarinsäure regt er den Kreislauf an, fördert die Durchblutung und wirkt gleichzeitig entzündungshemmend. Rosmarin ist wie ein Espresso für die Gefäße – nur ohne Koffein, aber mit jeder Menge Schwung!

Und last but not least: **Eibischwurzel**. Sie ist reich an Saponinen und Schleimstoffen, die nicht nur unsere Schleimhäute beruhigen, sondern auch die zarte Gefäßinnenhaut, das Endothel, schützen und regenerieren. Gerade bei stillen Entzündungen oder nach Infekten ist Eibisch ein wunderbar milder Helfer, der im Hintergrund auch bei Husten und Bronchitis viel leistet. Die Eibischwurzel ist sozusagen der stille Held im Kräuterteam.

Buchweizenkraut: der Rutin-König

Wirkung: Buchweizenkraut enthält viel Rutin, ein sogenanntes Flavonoid (sekundärer Pflanzenstoff). Rutin wirkt gefäßabdichtend, stärkt die Kapillaren (feine Blutgefäße), schützt vor freien Radikalen und kann Entzündungen hemmen. Es unterstützt die Venengesundheit, kann gegen Besenreiser, Krampfadern und – wie bei mir – sogar gegen Migräne helfen

Tipp

Achtung, hier kommt mein eigener Erfahrungsbericht zu Buchweizentee, den ich immer im Haus habe. Ich hatte früher schlimme Migräne und habe dann eine gefäßstärkende Kur mit Buchweizentee gemacht, wie mir meine Ärztin es damals empfohlen hat. Was soll ich sagen: Meine Migräne ist seitdem wie weggeblasen. Zum Thema habe ich auch schon vor einigen Jahren ein tolles *Video* für *Ohlala & Solala* gemacht!

Buchweizenkrauttee

Zutaten

- 1 gehäufter TL getrocknetes Buchweizenkraut (Apotheke, Kräuterfachhandel oder Internet, bitte in Bio-Qualität)
- 250 ml Wasser

Zubereitung

1. Wasser auf 100 °C erhitzen
2. Kraut in eine Tasse oder Kanne geben, mit dem kochenden Wasser übergießen
3. Abdecken (wichtig, damit die ätherischen Öle nicht verfliegen!)
4. 10 Minuten ziehen lassen, dann abseihen

Anwendung

2 bis 3 Tassen täglich über mindestens 3 bis 4 Wochen. Am besten kurweise anwenden, beispielsweise 6 Wochen, dann pausieren.

Weißdorn: das Herz-Krönchen der Natur

Inhaltsstoffe und Wirkung: Weißdorn (*Crataegus monogyna oder Crataegus laevigata*) gehört zur Familie der Rosengewächse – und das passt, denn er ist eine botanische Liebeserklärung an unser Herz. Medizinisch genutzt werden vor allem die Blätter mit Blüten; sie enthalten Flavonoide wie Hyperosid, Vitexin und Rutosid, die die Durchblutung fördern und antioxidative Effekte haben.

Procyanidine sind sekundäre Pflanzenstoffe, die das Herz kräftigen und gleichzeitig vor Überlastung schützen. Gerbstoffe und Phenolsäuren wirken entzündungshemmend und gefäßschützend und haben außerdem leicht beruhigende Effekte auf das vegetative Nervensystem.

Weißdorn kann die Kontraktionskraft des Herzens stärken, die Durchblutung der Herzkranzgefäße verbessern und sogar leichte Formen der Herzschwäche (Schweregrad NYHA I–II) sanft begleiten sowie auch bei Herzstolpern, nervösem Herzflattern oder niedrigem Blutdruck helfen.

Weißdorn: ein kurzer historischer Ausflug

Schon in der Klostermedizin galt Weißdorn als »Schutzpflanze fürs Herz«. Paracelsus beschrieb ihn als »Herztrost«, und in der Volksheilkunde wurde er oft älteren Menschen gegeben, um »das Herz zu kräftigen und die Lebensgeister zu wecken«. Energetisch steht Weißdorn auch für Herzöffnung, innere Klarheit und die Verbindung von Herz und Verstand.

Weißdornblättertee

Zutaten

- 1 TL getrocknete Weißdornblätter mit Blüten
- 250 ml Wasser

Zubereitung

1. Wasser auf 100 °C erhitzen
2. Das Kraut übergießen, abdecken
3. 10 bis 15 Minuten ziehen lassen, dann abseihen

Anwendung

2 bis 3 Tassen täglich, idealerweise über 4 bis 6 Wochen; kurweise oder dauerhaft als Teil einer herzfreundlichen Tagesroutine.

Achtung: Kombinieren Sie Weißdorn nicht ohne ärztliche Rücksprache mit Ihren Herzmedikamenten!

Tipp

Wer mag, kann Weißdorn auch mit Lindenblüten kombinieren; das verstärkt die beruhigende Wirkung und unterstützt das Herz bei Stress und Unruhe.

Steinklee: der Lymphflussaktivator

Inhaltsstoffe und Wirkung: Steinklee (*Melilotus officinalis*) ist ein Wildkraut aus der Familie der Hülsenfrüchtler – und sein Hauptwirkstoff hat es in sich: Cumarine. Cumarine (zum Beispiel *Melilotin*) fördern die Durchblutung, wirken mild blutverdünnend, krampflösend und entzündungshemmend.

- Flavonoide und Gerbstoffe schützen die Gefäße und helfen gegen kleine Entzündungsprozesse.
- Saponine unterstützen zusätzlich das Lymphsystem.
- Ätherisches Öl wirkt leicht beruhigend und harmonisierend.

Steinklee ist besonders bei Venenbeschwerden, schweren Beinen, Lymphstauungen, Krampfadern oder Neigung zu Blutgerinnseln spannend. Er wirkt auf sanfte Art und Weise gegen den »Stau«.

Auch in der Naturheilkunde bei Zyklusschmerzen, Hämorrhoiden oder stillen Entzündungen wird Steinklee eingesetzt, also immer dort, wo Flüssigkeit im Körper »hängt« oder »stockt«.

Kräutermagie und Geschichte

In der alten Bauernmedizin hieß Steinklee auch »Heuwickelkraut«, weil er oft in Heu vorkam und dort, wo man Heu einatmete, war auch oft sein Duft in der Luft: mild, süßlich, fast vanilleartig. Früher wurde er auch für die »Freimachung des Herzens« verwendet – sozusagen ein Stimmungsaufheller bei emotionalem Stau.

Steinkleetee

Wichtig: Steinklee enthält Cumarine und sollte deshalb bitte nur getrocknet verwendet werden, da beim Trocknen das Cumarinsystem stabilisiert wird. Bei frischen Pflanzen kann es durch Gärung zu unerwünschten Stoffwechselprodukten kommen.

Zutaten

- 1 TL getrocknetes Steinkleekraut
- 250 ml heißes Wasser

Zubereitung

1. Wasser auf circa 90 bis 95 °C erhitzen (nicht kochend)
2. Steinklee damit übergießen
3. Abgedeckt etwa 10 Minuten ziehen lassen und abseihen

Anwendung

1 bis 2 Tassen täglich, maximal 3 Wochen am Stück, dann 1 bis 2 Wochen Pause.

Steinklee ist wunderbar in Kombination mit Buchweizenkraut, wenn es um venöse Schwäche oder lymphatische Stauungen geht!

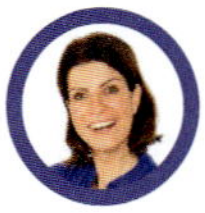

In meinem Praxisalltag sehe ich viele Menschen, die mit schweren Beinen oder Lymphproblemen kämpfen. Und jedes Mal freue ich mich über alles, was ihren Alltag ein bisschen leichter machen könnte. Steinklee ist da ein spannender, natürlicher Baustein.

Achtung: Steinklee darf nicht bei bekannter Blutgerinnungsstörung oder Einnahme von Antikoagulanzien verwendet werden. Auch Schwangere sollten diese Pflanze meiden, weil die Wirkung auf die Gebärmutter unklar ist!

Ginkgo: der Hirndurchbluter mit Urzeitpower

Inhaltsstoffe und Wirkung: Ginkgo (*Ginkgo biloba*) ist ein echter Dino unter den Pflanzen. Er hat Eiszeiten, Katastrophen und Menschheitswandel überlebt und wird nicht umsonst auch der »Lebensbaum« genannt. Genutzt werden in der Pflanzenheilkunde die Blätter, denn sie enthalten Ginkgolide und Bilobalide. Diese sogenannten Terpenlactone verbessern die Mikrodurchblutung, verbessern und hemmen die Blutplättchenaggregation. Flavonoide wirken antioxidativ, gefäßschützend, entzündungshemmend. Kollagenstabilisierende Stoffe sind wichtig für die Elastizität der Gefäße.

Die Wirkung von Ginkgo entfaltet sich besonders in den kleinsten Gefäßen, also zum Beispiel in den Kapillaren des Gehirns, der Augen, des Innenohrs und der Haut. Er verbessert die Sauerstoffversorgung des Gewebes, schützt Nervenzellen und fördert geistige Klarheit und Konzentration. Das ist also Well-Aging für den Kopf.

Ginkgoblatttee

Zutaten

- 1 TL getrocknete Ginkgoblätter (aus der Apotheke)
- 250 ml Wasser

Zubereitung

1. Wasser auf 90 bis 95 °C erhitzen
2. Blätter übergießen, abdecken
3. 10 Minuten ziehen lassen, dann abseihen

Anwendung

1 bis 2 Tassen täglich, am besten über einen Zeitraum von 8 bis 12 Wochen. Die Wirkung entfaltet sich langsam, dafür nachhaltig.

Ginkgo lässt sich gut mit Rosmarin oder Weißdorn kombinieren, um geistige und körperliche Vitalität gemeinsam zu fördern.

Wichtig: Ginkgo kann die Blutgerinnung beeinflussen; wenden Sie Ginkgo nicht parallel mit Blutverdünnern oder vor Operationen an!

Rosskastanie: Venenpower aus der Baumkrone

Inhaltsstoffe und Wirkung: Die Blätter der Rosskastanie tragen ein sanftes Grün, das im Frühjahr und Sommer weithin leuchtet. Ihre Inhaltsstoffe sind milder als die der Rinde, aber keineswegs ohne Wirkung. Vor allem Saponine und Flavonoide stecken in den Blättern, die dafür bekannt sind, den venösen Rückfluss zu unterstützen und die Gefäße sanft zu stärken. Ein Tee aus Rosskastanienblättern wirkt weniger intensiv, eignet sich aber gut für eine längere Anwendung und für Menschen, die ihre Venen im Alltag pflegen und vor Überlastung schützen möchten. Gerade bei müden Beinen, ersten Besenreisern oder nach langem Stehen können die Blätter hilfreich sein, weil sie leicht entzündungshemmend und durchblutungsfördernd wirken. Sie sind damit ein leiser Begleiter, der im Hintergrund dafür sorgt, dass die Gefäße elastisch bleiben und das Blut besser zurück zum Herzen fließt.

Die Rinde der Rosskastanie hingegen ist kraftvoller und wird traditionell eher in konzentrierterer Form eingesetzt. Sie enthält höhere Mengen an *Aescin*, dem wichtigsten Wirkstoff der Kastanie, der dafür bekannt ist, die Venen zu stabilisieren, Wasseransammlungen zu reduzieren und Schwellungen zu lindern. Ein Absud aus der Rinde hat daher eine spürbar stärkere Wirkung, eignet sich aber weniger für den täglichen, leichten Genuss. Vielmehr kommt er dann ins Spiel, wenn die Venen bereits geschwächt sind, wenn Krampfadern, Ödeme oder eine Neigung zu Venenschwäche sichtbar werden. Die Rinde wirkt gezielter, fast wie eine kleine Kur, die das Gewebe strafft, die Durchlässigkeit der Gefäßwände reguliert und das Herz entlastet, weil das Blut leichter zurückfließen kann.

So ergänzen sich Blätter und Rinde in wunderbarer Weise: Die Blätter sorgen für die sanfte, dauerhafte Begleitung, die Rinde für die kräftige, kurhafte Unterstützung. Beide schenken dem Gefäßsystem Stabilität, lindern Beschwerden in den Beinen und tragen dazu bei, dass das Herz nicht gegen einen ständigen Widerstand anpumpen muss. In dieser Kombination zeigt sich die Rosskastanie als echter Schatz für die Herz- und Gefäßgesundheit.

Rosskastanientee

Zutaten

- 1 TL geschnittene, getrocknete Rosskastanienblätter oder Rinde
- 250 ml Wasser

Zubereitung

1. Wasser auf 100 °C bringen
2. Kraut mit dem Wasser übergießen, abdecken
3. 10 bis 12 Minuten ziehen lassen, dann abseihen

Anwendung

1 bis 2 Tassen täglich, idealerweise als Kur über 4 Wochen. Wenden Sie Rosskastanie nicht dauerhaft an, denn sie ist stark wirksam. Wer unter Wassereinlagerungen leidet, kann Rosskastanie mit Steinklee kombinieren, das wirkt synergistisch auf den Lymphfluss.

Vorsicht: Bei bekannten Venenproblemen sollten Sie die Anwendung vorher mit einer naturheilkundlich orientierten Ärztin oder einem naturheilkundlich orientierten Arzt abklären!

Lindenblüten: sanft blutdrucksenkend und nervenberuhigend

Inhaltsstoffe und Wirkung: Die zarten Blüten der Linde (*Tilia cordata* oder *Tilia platyphyllos*) sind ein Klassiker der Volks- und Klostermedizin. Sie wirken nicht nur bei Erkältung, sondern auch herz- und gefäßunterstützend. Die wichtigsten Inhaltsstoffe sind Flavonoide (vor allem *Quercetin*, Kämpferol), das entzündungshemmend, antioxidativ, und gefäßschützend wirkt.

- Schleimstoffe wirken beruhigend auf Schleimhäute – auch auf die Gefäßinnenhaut (Endothel!)
- Ätherische Öle wirken leicht beruhigend und ausgleichend.
- Gerbstoffe wirken zusammenziehend, schützend auf die Gefäßwände.

Lindenblütentee hat eine milde blutdrucksenkende Wirkung, unterstützt das vegetative Nervensystem und hilft bei Stress, Herzunruhe, nervösem Herzflattern oder Schlafstörungen: eine Wohltat für Herz und Seele – vor allem in stressigen Zeiten.

Historischer Rückblick

In vielen Dörfern war die Dorflinde der zentrale Versammlungsort – unter ihr wurde gefeiert, geheiratet, geweint, gesungen. Kein Zufall, denn Lindenblüten symbolisieren Sanftmut, Frieden und Herzöffnung. Hildegard von Bingen schätzte die Linde als »Pflanze, die das Herz wärmt und das Gemüt heilt«.

Lindenblütentee

Zutaten

- 1 TL getrocknete Lindenblüten
- 250 ml Wasser

Zubereitung

1. Wasser auf 100 °C erhitzen
2. Blüten übergießen, abdecken
3. 8 bis 10 Minuten ziehen lassen, dann abseihen

Anwendung

2 bis 3 Tassen täglich, besonders am Nachmittag oder Abend. Bei akutem Stress können Sie eine Tasse in kleinen Schlucken trinken und verspüren fast sofort eine Wirkung.

Lindenblütentee eignet sich auch gut als Begleitung bei Weißdornkuren, da die Wirkung sich ergänzt. Mit Melisse oder Lavendel gemischt wird Lindenblütentee zur perfekten Herz-Nerven-Mischung für inneren Frieden und einen gleichmäßigen Puls.

Eibischwurzel: der Schleimhautschützer für deine Gefäße

Eibisch an Bord! Jetzt wird's weich, schützend und wohltuend wie eine flauschige Decke für deine inneren Schleimhäute. Die Eibischwurzel ist leise, aber wirkungsvoll – perfekt zum Abschluss unserer herzstärkenden Teehelden.

Inhaltsstoffe und Wirkung: Eibisch (*Althaea officinalis*) ist eine sanfte Heilpflanze mit großem Talent für die Schleimhäute – innen wie außen. Besonders in der Wurzel stecken seine wichtigsten Wirkstoffe: Schleimstoffe (Polysaccharide) legen sich wie ein Schutzfilm über Schleimhäute, auch über das empfindliche Endothel, die innere Gefäßauskleidung.

- Saponine wirken entzündungshemmend, gefäßschützend und mild schleimlösend.
- Pektine beruhigen den Magen-Darm-Trakt und regulieren den Blutzucker.
- Flavonoide wirken antioxidativ und entzündungshemmend.

Die Eibischwurzel ist ideal bei stillen Entzündungen, chronischem Stress, nach Infekten oder zur Regeneration des Gefäßsystems. Sie beruhigt gereizte Systeme, stärkt von innen und bringt milde Ordnung ins Chaos.

Wissenswertes zu Eibisch

Schon die alten Ägypter nutzten Eibisch zur Wundpflege und bei Atemwegsleiden. Hildegard von Bingen empfahl ihn bei »Verhärtung im Inneren« – sowohl körperlich als auch seelisch. In der Volksmedizin gilt Eibisch als Pflanze, die heilt, ohne zu reizen – ganz besonders bei überlasteten Herzen, entzündlichen Gefäßen oder nach Zeiten großer Erschöpfung.

Eibischwurzeltee – Kaltauszug

Schleimstoffe lösen sich nur im kalten Wasser, daher wird Eibisch als Kaltauszug zubereitet.

Zutaten

- 1 gehäufter TL geschnittene Eibischwurzel
- 250 ml kaltes Wasser

Zubereitung

1. Eibischwurzel mit kaltem Wasser übergießen
2. Mindestens 2 Stunden abgedeckt ziehen lassen (gerne über Nacht)
3. Danach durch ein feines Sieb oder Tuch abseihen
4. Sanft erwärmen, aber nicht kochen!

Anwendung

1 bis 2 Tassen täglich, besonders morgens auf nüchternen Magen oder abends.

Der Eibischwurzeltee ist ideal als Kur für 2 bis 3 Wochen, zum Beispiel nach Infekten, Fastenkuren oder hohen Stressphasen. Eibisch harmoniert wunderbar mit Lindenblüten oder Malve für eine extra Portion Herzschmeichelei und Schutz.

Vorsicht: Kombinieren Sie Eibisch nicht mit stark wirkenden Medikamenten, denn Eibisch kann die Aufnahme anderer Wirkstoffe hemmen (bitte 1 bis 2 Stunden Abstand bei der Einnahme halten).

FEUER UND WÜRZE FÜRS HERZ

Was das Herz stärkt, darf auch gerne schmecken, denn Gewürze machen unser Essen nicht nur schmackhafter, sondern sie können weit mehr: Viele von ihnen tragen aktiv zu unserer Herzgesundheit bei und sind kleine, oft unterschätzte Helfer für unsere Gefäße, den Kreislauf und das Nervensystem. Dabei sind es oft nur Spurenstoffe, die Großes bewirken: sekundäre Pflanzenstoffe, ätherische Öle, Bitterstoffe oder bioaktive Verbindungen wie Eugenol, Curcumin oder Saponine.

Was sie gemeinsam haben? Sie wirken entzündungshemmend, durchblutungsfördernd, antioxidativ oder gefäßentspannend – genau das, was unsere Herz-Kreislauf-Gesundheit in einer reizüberfluteten, oft still »entzündeten« Welt dringend braucht.

Im nächsten Abschnitt stelle ich eine Auswahl an Gewürzen vor, die sich besonders positiv auf unser Herz und unsere Gefäße auswirken können. Sie lassen sich wunderbar in den Alltag integrieren, sind oft regional verfügbar und sie bringen auch die Seele zum Schwingen.

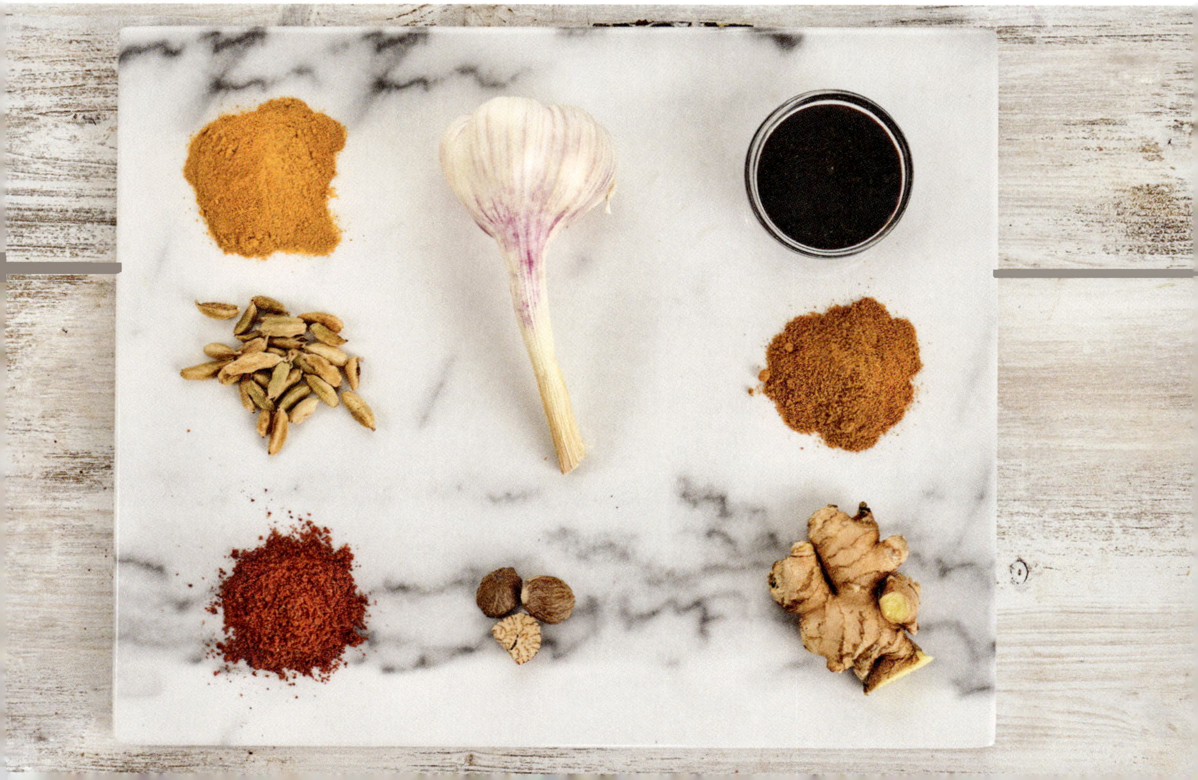

Acht herz- und gefäßfreundliche Gewürze

Die hier vorgestellten Gewürze sind kleine Aromawunder mit großer Wirkung für unser Herzenssystem.

Sumach: der säuerliche Rote mit Antioxidanzien-Power

Säuerlich, herb, zitronig und wunderschön tiefrot gehört Sumach seit Jahren zu meinen Lieblingsgewürzen. Dazu gibt es bei *Ohlala & Solala* verschiedene Videos. Sumach schmeckt wirklich toll und verleiht jedem Gericht eine besondere Note. Das Gewürz wird aus den getrockneten Fruchtständen des Essigbaums gewonnen und ist reich an Anthocyanen, die antioxidativ und entzündungshemmend wirken. So wird die Gefäßelastizität unterstützt und Bluthochdruck kann reguliert werden.

Tipp

In Salatdressings, über Ofengemüse oder Linsen, mit Tahin oder Granatapfel ist Sumach ein Gedicht.

Tamarindepaste: die fruchtig-saure Geheimzutat

Frisch, sauer, leicht süßlich, wie Zitrone mit Tiefe, ist Tamarinde eine wirkliche Geschmacksexplosion, ein toller neuer Geschmack, den man noch nicht überall kennt. Die Paste wird aus dem getrockneten Fruchtfleisch der Tamarindenschote gewonnen und ist reich an Polyphenolen, die das LDL-Cholesterin senken und antientzündlich wirken. So wird die Verdauung unterstützt und der Blutdruck kann sanft gesenkt werden.

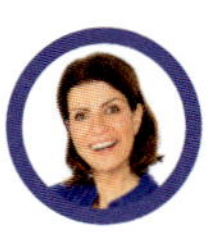

Ich gebe zu: Tamarinde war für mich eine absolute Neuentdeckung. Und was soll ich sagen? Geschmacklich super spannend, gesundheitlich ein echter Gewinn, besser geht's kaum.

Tipp

In Chutneys, Currys, Linsensuppen oder statt Essig in Dressings verwenden – mit Apfelsaft balancieren.

Kurkuma: goldgelb und gefäßschützend

Kurkuma ist erdig und mild-bitter und besitzt eine heilende Kraft. Speisen mit Kurkuma – von goldener Milch bis Kurkuma-Reis – sind sehr bekannt.

Der Inhaltsstoff Curcumin wirkt stark entzündungshemmend und zellschützend und fördert die Endothelfunktion der Gefäße. In Kombination mit Pfeffer (Piperin) ist Curcumin noch deutlich wirksamer.

Tipp

In goldener Milch, Dips, Hirsegerichten oder als Paste mit Leinöl.

Ingwer: scharf, durchblutungsfördernd und rhythmusfreundlich

Wärmend, klar, vitalisierend für Suppen oder als Tee, ob warm oder kalt: Ingwer ist immer eine tolle Erfrischung.

Gingerole fördern die Durchblutung, senken »stille« Entzündungen, wirken blutverdünnend, gefäßentspannend und immunaktivierend.

Tipp

Frisch gerieben in Tees, Salatsoßen oder Currys – auch im Smoothie ein Boost.

Kardamom: edle Frische mit Blutdruckwirkung

Würzig, zitronig, leicht mentholig ist Kardamom eines der teuersten Gewürze der Welt und es ist mein absoluter Liebling. Kardamom ist reich an Flavonoiden, wirkt blutdrucksenkend und krampflösend, fördert die Durchblutung und Verdauung.

Tipp

In Chai, Kompott, Quinoabrei oder über Ofengemüse mit Süße.

Muskat: das kleine Bisschen Tiefe für Herz und Nerven

Dieses Gewürz ist warm, nussig, leicht scharf und hat Ruhepotenzial. Muskat entspannt mich sofort und es bringt mich immer zum Lächeln.

Myristicin und Safrol wirken muskelentspannend; Muskat gefäßaktivierend und stimmungsaufhellend.

Tipp

In Kartoffelstampf, Nusscremes oder feinen Suppen – bitte immer sparsam!

Kreuzkümmel (Cumin): Verdauungshelfer mit Antioxidanzien

Kreuzkümmel ist warm, leicht bitter, schmeckt orientalisch; es schärft die Sinne,unterstützt die Nährstoffaufnahme und senkt oxidativen Stress. Das Gewürz fördert eine gesunde Verdauung und ist wichtig für den Gesamtstoffwechsel.

Tipp

In Linsen, Quinoa, Gemüsepfannen oder mit Zitronensaft und Tahin als Dressing.

Knoblauch: der Klassiker mit Herzschutzgarantie

Knoblauch schmeckt intensiv, ist scharf, urgesund und gehört auf jeden Fall zu meiner Hausapotheke!

Allicin wirkt cholesterinsenkend, blutverdünnend und gefäßreinigend. Knoblauch schützt vor Plaquebildung in den Arterien und stärkt das Immunsystem.

Tipp

Frisch, geröstet oder als Pulver – in fast allem ein natürlicher Gefäß-Booster.

GEMÜSE, NÜSSE UND SAMEN MIT GEFÄßKRAFT

Gemüse ist für mich längst nicht nur Beilage. Gerade fürs Herz-Kreislauf-System spielen bestimmte Sorten eine Hauptrolle durch ihre sekundären Pflanzenstoffe, Vitamine, Mineralien und Ballaststoffe. Entscheidend ist aber nicht nur das Was, sondern auch das Wie.

Früher haben wir alles einfach gekocht – Spargel, Kartoffeln, Gemüse – und das Kochwasser danach in den Ausguss gekippt. Und mit dem Wasser sind leider auch jede Menge Vitamine und Mineralstoffe mit weggespült worden. Heute machen wir das cleverer und dämpfen das Gemüse nur noch kurz. Das ist die moderne Art der Zubereitung: schonend, einfach und richtig zeitgemäß.

Beim Dämpfen bleiben die Nährstoffe im Gemüse, es bleibt knackiger, saftiger und voller Wirkstoffe. Man schmeckt die Frische, man spürt die Kraft – und das ist moderne Küche: bewusst, nährstoffschonend und so viel besser für Herz, Gefäße und unsere gesamte Gesundheit.

Gemüse: bunt und reich an gesunden Inhaltsstoffen

Fenchel liefert Kalium, Vitamin C, Ballaststoffe und Flavonoide. Er wirkt entzündungshemmend, verdauungsfördernd und gefäßstärkend. Die enthaltenen ätherischen Öle entlasten bei »stillen« Entzündungen und seine Phytoöstrogene sind besonders in der Menopause wertvoll für die Gefäßelastizität.

Rote Bete ist reich an Nitrat, das im Körper zu gefäßerweiterndem Stickstoffmonoxid umgewandelt wird. Sie verbessert die Durchblutung, senkt den Blutdruck, liefert Folsäure gegen Homocystein und wirkt dank Betanin und Polyphenolen antioxidativ.

Kürbis bringt Beta-Carotin, Kalium, Ballaststoffe und Vitamin E mit. Er schützt die Gefäßinnenhaut vor oxidativem Stress, wirkt blutdrucksenkend und stärkt Zellmembranen. Besonders gut schmeckt er in Kombination mit wärmenden Gewürzen.

Blumenkohl liefert Glucosinolate, die zu entzündungshemmenden Isothiocyanaten umgebaut werden. Er enthält Cholin, Vitamin C, Ballaststoffe, Kalium und Magnesium – alles Stoffe, die Leber, Darm und Gefäße gleichermaßen entlasten und stärken.

Brokkoli punktet mit Sulforaphan, einem starken Zellschutzstoff, der beim Schneiden entsteht. Nach 20 Minuten Ruhezeit vor dem Garen entfaltet er seine volle Wirkung. Brokkoli wirkt antioxidativ, entgiftend, entzündungshemmend und schützt die Endothelzellen.

Auberginen enthalten Nasunin, ein Anthocyan, in der Schale, das Nervenzellen und Gefäßmembranen schützt. Chlorogensäure senkt LDL-Cholesterin, Pektin verbessert die Verdauung, Kalium senkt den Blutdruck. Am besten wird Aubergine mit der Schale in Olivenöl zubereitet.

Grünes Blattgemüse, wie Rucola, Spinat oder Grünkohl, liefert Folsäure, Magnesium, Kalium, Vitamin K und Chlorophyll. Es schützt vor Bluthochdruck, senkt Homocystein, unterstützt die Gefäßelastizität und wirkt antioxidativ – eine tägliche Handvoll ist ideal.

Granatapfel bringt Punicalagin, Ellagsäure, Polyphenole, Nitratvorstufen und Phytoöstrogene auf den Teller. Diese Stoffe hemmen die Oxidation von LDL, fördern die Kollagenbildung und verbessern die Durchblutung. Ob als Saft, Kern oder Topping – er ist vielseitig und wirkungsvoll.

Nüsse: kernig und schützend

Auch Nüsse und Kerne sind tägliche Herzpflege. Eine Handvoll genügt, um den Körper mit gesunden Fetten, Eiweiß, Mineralstoffen und sekundären Pflanzenstoffen zu versorgen. Nüsse und Kerne sind kraftvolle Begleiter für die Gefäßgesundheit.

Walnüsse enthalten als einzige klassische Nuss die pflanzliche Omega-3-Fettsäure ALA. Sie senken LDL-Cholesterin, verbessern die Fließeigenschaften des Blutes und unterstützen die Endothelfunktion.

Cashewkerne liefern viel Magnesium und die Aminosäure Tryptophan. Beides stabilisiert den Blutdruck, stärkt den Herzrhythmus und wirkt beruhigend auf das Nervensystem, besonders in stressreichen Phasen.

Mandeln punkten mit einfach ungesättigten Fettsäuren, Vitamin E und Ballaststoffen. Sie stabilisieren den Blutzucker, senken das LDL-Cholesterin und beugen Ablagerungen in den Gefäßen vor.

Haselnüsse sind klassische Vitamin-E-Träger, schützen die Zellmembranen und wirken durch Flavonoide und einfach ungesättigte Fettsäuren antioxidativ und entzündungshemmend. Besonders günstig ist dieser Effekt bei beginnendem Bluthochdruck.

Pistazien verbessern durch Phytosterine die Cholesterinaufnahme im Darm, stärken das Endothel und liefern Carotinoide wie Lutein und Zeaxanthin, die auch für die feinen Gefäße in den Augen wichtig sind.

Kürbiskerne enthalten Zink, Magnesium und Phytosterine, die die Zellregeneration fördern und entzündungshemmend wirken. Sie stärken die Gefäßinnenhaut und eignen sich besonders gut für die männliche Herzgesundheit.

Tipp

Diese ausgewählten Gemüse- und Nusssorten wirken zusammen wie ein natürliches Schutzprogramm für Ihr Herz. In den Rezepten dieses Buchs finden Sie viele Möglichkeiten, sie kreativ und alltagstauglich in Ihre Ernährung zu integrieren – für mehr Energie, bessere Durchblutung und ein gutes Bauch- und Herzgefühl.

Flohsamenschalen: Ballaststoffe für Herz und Gefäße

Flohsamenschalen sind die Samenschalen der Pflanze *Plantago ovata* und zählen zu den wertvollsten löslichen Ballaststoffen. Sie quellen im Darm stark auf, bilden eine gelartige Masse und regen so die Verdauung an. Durch ihre Schleimstoffe und Saponine wirken sie sanft abführend, beruhigen die Darmschleimhaut und fördern eine gesunde Darmflora.

Für Herz und Gefäße sind Flohsamenschalen besonders interessant, weil sie überschüssiges Cholesterin binden und damit den Cholesterinspiegel senken können. Das entlastet die Gefäßwände, fördert ihre Elastizität und wirkt vorbeugend gegen Arteriosklerose. Gleichzeitig stabilisieren die löslichen Ballaststoffe den Blutzuckerspiegel und sorgen so für eine gleichmäßigere Energieversorgung, was Herz und Kreislauf zugutekommt.

Regelmäßig in Smoothies, Müslis oder als Bindemittel in Rezepten eingesetzt, sind Flohsamenschalen ein einfaches, natürliches Hilfsmittel für eine gute Verdauung, eine stabile Darmgesundheit und eine starke Herz-Kreislauf-Balance.

Leinsamen: Omega-3 für Herz und Gefäße

Leinsamen gehören wie Flohsamenschalen zu den ballaststoffreichen Samen, doch während Flohsamenschalen vor allem lösliche Ballaststoffe liefern, bringen Leinsamen zusätzlich wertvolle Fettsäuren mit – insbesondere Alpha-Linolensäure, eine pflanzliche Omega-3-Fettsäure. Diese wirkt entzündungshemmend, reguliert Blutfette und schützt so Herz und Gefäße.

Ihre Ballaststoffe fördern die Verdauung, binden Gallensäuren und tragen dazu bei, den Cholesterinspiegel zu senken. Die enthaltenen Schleimstoffe beruhigen den Darm, während Saponine das Immunsystem stimulieren. Besonders interessant sind die Lignane; es sind sekundäre Pflanzenstoffe mit antioxidativer Wirkung, die freie Radikale abfangen, die Gefäßwände elastisch halten und gleichzeitig hormonregulierend wirken können.

Damit vereinen Leinsamen gleich mehrere herzstärkende Effekte: Sie unterstützen die Gefäßelastizität, wirken positiv auf Blutdruck und Cholesterin, helfen bei einer gesunden Verdauung und liefern wertvolles pflanzliches Eiweiß. Ob im Müsli, im Brot oder frisch geschrotet im Smoothie – Leinsamen sind ein vielseitiger und regionaler Schatz für die Herz-Kreislauf-Gesundheit.

BEERENPOWER: KLEINE FRÜCHTE MIT WIRKUNG

Beeren sind nicht einfach nur fruchtige Farbtupfer auf dem Teller. Nein – sie sind echte kleine Bioaktivstoff-Bomben. Besonders für Herz und Gefäße zählen sie zu den kraftvollsten Helfern, die Mutter Natur zu bieten hat. Sie sehen aus wie harmlose Naschereien, aber unter der Schale steckt geballte Pflanzenpower. Ihre Polyphenole machen sie so besonders. Das sind sekundäre Pflanzenstoffe, also kleine pflanzliche Schutzmoleküle, die unsere Zellen wie ein Schild gegen oxidativen Stress verteidigen, Entzündungen beruhigen und die feinen Innenhäute unserer Blutgefäße geschmeidig halten.

Innerhalb der Polyphenole gibt es eine ganz besondere Untergruppe, die in Beeren den Ton angibt: die Flavonoide. Zu ihnen wiederum gehören die Anthocyane.

Wer mich und meine Kanäle *Ohlala & Solala* bei Social Media kennt, der weiß, dass die wunderbaren Anthocyane sozusagen mein Lebenselixier sind! Es gibt Dutzende von Videos und Stories darüber, weil diese famosen sekundären Pflanzenstoffe wirklich etwas bei uns bewirken – das kann ich aus eigener Erfahrung bestätigen.

Abgesehen von der Studienlage mache ich für meine Videos und Berichte immer sehr genaue Recherchen und Selbstversuche. So habe ich es auch mit dem schwarzen Holunder und der Sauerkirsche gemacht. Um die Ergebnisse einer intensiven Kur mit Beerenpower auch in Fakten festhalten zu können, lasse ich immer vor meiner Kur ein Blutbild bestimmen und wiederhole die Messung dann nach meiner Kur, also nach circa drei bis vier Monaten. Diese Blutbilder veröffentliche ich immer in meinen Videos. Bei der Kur mit einem puren Nahrungsergänzungsmittel aus schwarzem Holunderextrakt haben sich meine Leukozyten, also die weißen Blutkörperchen, enorm vermehrt. Meine Abwehr, mein Immunsystem, hat sich dadurch gestärkt und meine Entzündungswerte im Körper haben sich reduziert. Nach einer Kur mit einem puren Nahrungsergänzungsmittel aus der Sauerkirsche haben sich meine roten Blutkörperchen, also die Erythrozyten, deutlich vermehrt. Diese roten Blutkörperchen sind dafür zuständig, Sauerstoff von der Lunge in jede einzelne Zelle unseres Körpers zu transportieren und Kohlendioxid, also das »Abfallprodukt« des Stoffwechsels, wieder zurück zur Lunge zu bringen. Das bedeutet: Mehr rote Blutkörperchen verbessern die Sauerstoffversorgung im gesamten Organismus, entlasten Herz und Gefäße, fördern die Durchblutung und machen den Kreislauf insgesamt effizienter. Dadurch steigt die Leistungsfähigkeit, die Regeneration läuft besser, und Müdigkeit oder Erschöpfung können reduziert werden – ein echter Gewinn für unsere Herz- und Gefäßgesundheit.

Diese Polyphenole, deren Flavonoide und wiederum deren Anthocyane, sind Farbstoffe, die die Beeren tiefrot, violett oder blau machen. Und diese Farben machen das Essen für uns nicht nur schön und bunt, sondern eben auch sehr gesund für unser Herz und unsere Gefäße. Aber sie können noch viel mehr als schön aussehen. Sie wirken stark antioxidativ. Das bedeutet: Sie fangen freie Radikale ab – diese kleinen aggressiven Moleküle, die sonst unsere Zellwände schädigen würden. Diesen Schutz bieten sie auch in den Gefäßen. Und genau hier wird es spannend: Die innere Auskleidung der Gefäße, das sogenannte Endothel, spielt eine riesige Rolle für unsere Herz-Kreislauf-Gesundheit. Wenn das Endothel gesund ist, kann es den Blutdruck mitregulieren, die Gefäße weiten oder verengen und die Durchblutung fein abstimmen. Genau dort wirken Anthocyane: Sie schützen, beruhigen und stärken. Und das sieht man nicht, aber man spürt es. Auf Dauer können sie helfen, die Elastizität der Gefäße zu erhalten und vor Arteriosklerose zu schützen.

Aber Beeren liefern nicht nur Anthocyane, sondern auch andere Flavonoide, wie Quercetin oder Kaempferol. Diese sind ebenfalls entzündungshemmend, gefäßstärkend und unterstützen sogar die Blutgerinnung, den Cholesterinspiegel und den Blutdruck. Menschen, die regelmäßig Flavonoide aus Beeren und Co. essen, haben ein deutlich geringeres Risiko für Herz-Kreislauf-Erkrankungen. Also warum bringen wir nicht jeden Tag ein bisschen Beerenliebe auf den Teller?

Die **Wildheidelbeere** ist kleiner als die Kulturheidelbeere, dafür umso farbintensiver und die absolute Königin der antioxidativen Beeren. Ihre Wirkstoffe sitzen nicht nur in der Schale, sondern durchziehen auch das Fruchtfleisch. Neben Anthocyanen liefert sie Vitamin C, Vitamin K und Mangan. Sie unterstützt die feinsten Blutgefäße in Augen, Gehirn und Herz, wirkt entzündungshemmend und schützt die Gefäßinnenwände vor oxidativem Stress.

Die **Sauerkirsche** ist nicht nur ein Melatonin-Booster für besseren Schlaf, sondern auch ein echtes Herzfrüchtchen. Ihre Anthocyane und Quercetin wirken entzündungshemmend und entspannend auf die Gefäße. Sie kann helfen, den Blutdruck sanft zu regulieren und unterstützt die Regeneration nach Belastung – egal ob körperlich oder seelisch. Sie zeigt sich sogar positiv im Hinblick auf Cholesterinwerte.

Und der schwarze, intensive Holunder ist ein bisschen wild und vollgepackt mit Immun- und Herzstärkern. Neben Anthocyanen bringt er Flavonoide, Vitamin C, ätherische Öle und Phenolsäuren mit. Holunder wirkt stark antiviral und schützt die Gefäße besonders in Zeiten, in denen Infekte unser Herz belasten können.

Der **schwarze Holunder** *(Sambucus nigra)* ist somit ein starker Verbündeter für Herz, Blut und Gefäße. Seine Anthocyane halten die Gefäßwände elastisch, regulieren den Blutdruck, senken Entzündungen und stärken das Immunsystem. Sie stabilisieren sogar die weißen Blutkörperchen, unsere »Killerzellen«.

Seit Jahrhunderten gilt der Holunder als Hausapotheke, man sagte, ein Hof ohne Hollerbaum sei kein richtiger Hof. Aus den Beeren lässt sich im Dampfentsafter ein kraftvoller Saft oder ein aromatisches Gelee gewinnen – köstlich und zugleich wohltuend für Herz und Kreislauf.

Wichtig

Holunderbeeren dürfen nicht roh gegessen werden, denn sie enthalten Sambunigrin – ein leicht giftiger Stoff, der sich aber durchs Erhitzen verflüchtigt.

Auch bei den **Johannisbeeren** lohnt sich ein zweiter Blick, denn hier kommt Farbe mit Funktion. Die schwarze Johannisbeere ist am kraftvollsten: Sie beinhaltet extrem viel Vitamin C (mehr als Zitrusfrüchte!), Anthocyane, Kalium und sogar Gamma-Linolensäure in den Kernen. Sie wirkt gefäßstabilisierend, entzündungshemmend und durchblutungsfördernd. Die rote Johannisbeere punktet mit viel Pektin – super für den Cholesterinspiegel – und wirkt leicht harntreibend. Sie unterstützt den Lymphfluss und die Leber. Und die weiße Johannisbeere ist sanft, mild, weniger sauer, aber keineswegs schwach. Sie bringt Ballaststoffe und Antioxidantien mit und stärkt auf leise Art unseren Cholesterinstoffwechsel.

Die **Aroniabeere** ist sozusagen die Apothekerin unter den Beeren. Sie ist klein, dunkel, herb und medizinisch wirksam. Sie enthält enorme Mengen an Anthocyanen, Proanthocyanidinen, Quercetin, Eisen, Folsäure und Vitamin K. Ihr ORAC-Wert, ein Maß für ihre antioxidative Kapazität, gehört zu den höchsten aller bekannten Früchte. Sie schützt unsere Gefäße, hält sie elastisch, wirkt regulierend auf den Blutdruck und verbessert die Blutfettwerte. Geschmacklich ist sie pur recht herb, aber in Kombination mit Apfel oder milden Beeren ein echtes Erlebnis.

Der **Granatapfel** ist botanisch keine Beere, kann aber energetisch als Beere durchgehen. Seine Kerne liefern Punicalagin, ein ganz besonderes Polyphenol, das Entzündungen im Gefäßsystem hemmen, die Endothelfunktion schützen und sogar die Plaquebildung reduzieren kann. Zusammen mit Ellagsäure, Kalium und Vitamin C ist der Granatapfel ein wahres Geschenk für unser Herz-Kreislauf-System.

Die **Hibiskusblüte** ist ein kleiner Liebling aus dem Teeregal. Es ist keine Beere, aber eine anthocyanreiche Schönheit, die wunderbar in Getränke oder Gelees passt. Sie enthält Delphinidin und Cyanidin, Vitamin C und organische Säuren und wirkt blutdrucksenkend, gefäßentspannend, antioxidativ und leicht entwässernd. Hibiskusblüten sind also ideal in Kombination mit Sauerkirsche oder Aronia.

Die **Berberitze** *(Berberis vulgaris)* ist ein regionales Superfood, das in Deutschland und Österreich fast überall wächst. Ihre kleinen roten Beeren sind besonders reich an Vitamin C und gehören damit zu den stärksten heimischen Vitaminlieferanten. Vitamin C ist für die Herz- und Gefäßgesundheit unverzichtbar: Es stabilisiert die Gefäßwände, schützt vor oxidativem Stress und unterstützt die Bildung von Kollagen, das Grundgerüst für Elastizität und Spannkraft unserer Gefäße.

Die leicht säuerlichen Beeren lassen sich vielseitig nutzen. Frisch oder getrocknet geben sie Müslis, Salaten oder warmen Gerichten einen fruchtigen Kick. Eine kleine Handvoll getrockneter Berberitzen ist ein idealer Snack für zwischendurch und voller Vitamin C und Polyphenole, die Entzündungen dämpfen und die Durchblutung fördern. Damit ist die Berberitze ein unterschätztes, heimisches Kraftpaket für Herz und Gefäße.

REZEPTE

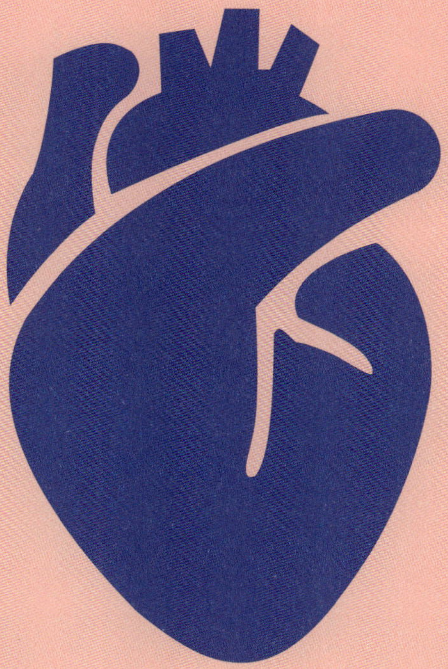

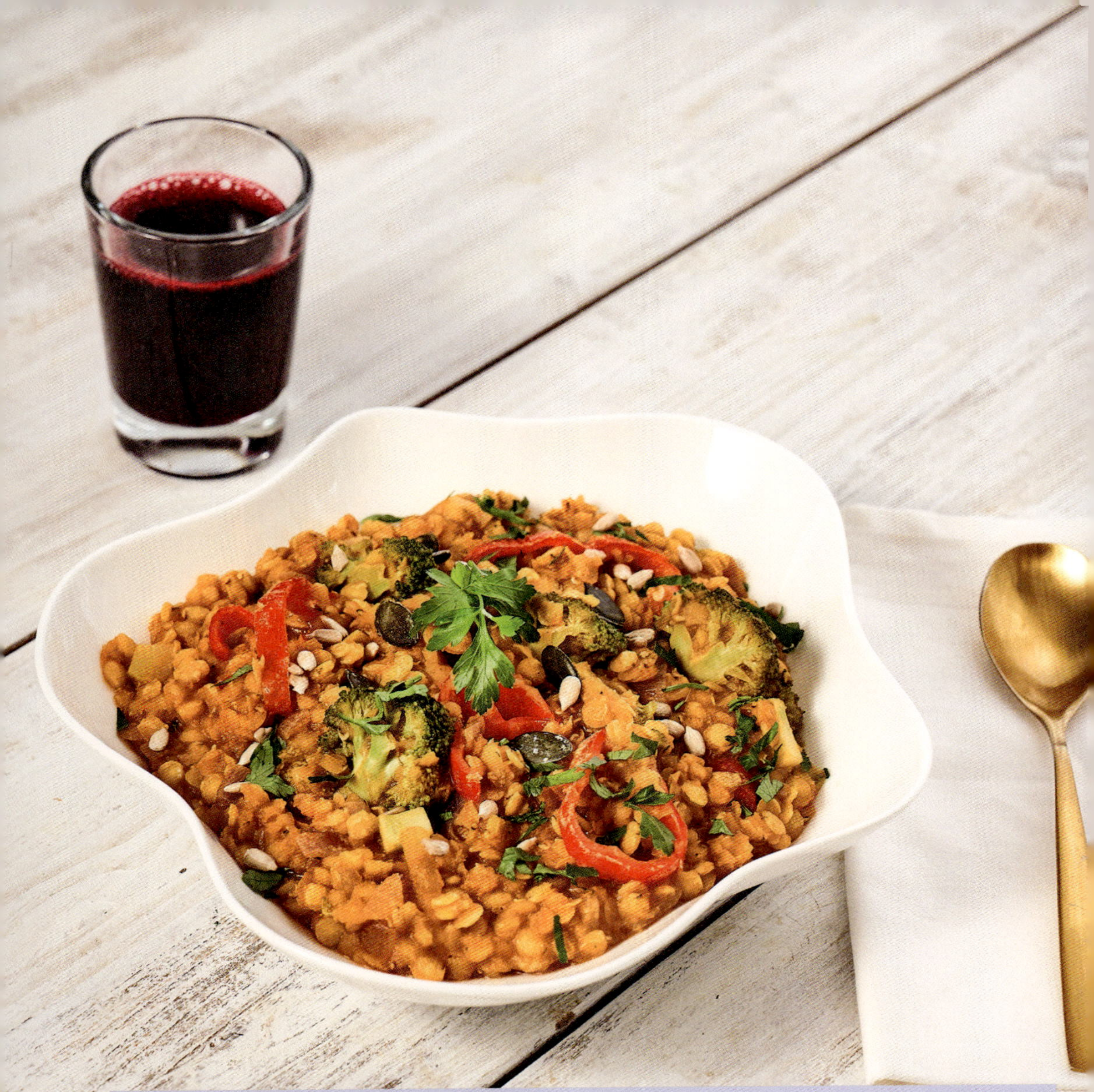

Brokkoli ist das grüne Schutzschild für Ihre Arterien

Brokkoli ist reich an Glucosinolaten, die sich beim Schneiden und Ruhen zu Sulforaphan umwandeln, einem sekundären Pflanzenstoff mit stark entzündungshemmender Wirkung. Sulforaphan schützt die Gefäßinnenwände vor freien Radikalen, fördert die körpereigene Entgiftung und unterstützt die Leber. Brokkoli ist also perfekt in Kombination mit ballaststoffreichen Linsen, die den Cholesterinspiegel regulieren und die Verdauung harmonisieren.

Gelbes Linsen-Dal mit Brokkoli: Sulforaphan für starke Gefäße

Diese Variante bringt die sanfte Wärme gelber Linsen mit dem grünen Powergemüse Brokkoli für ein harmonisches Gleichgewicht zwischen cremig und knackig, süßlich und würzig zusammen. Vor allem aber liefert sie gezielt Schutz vor oxidativem Stress, einem der Hauptverursacher für Arterienverkalkung und Herzinfarkt.

Zutaten

(für 2–3 Portionen)

- 1 Tasse gelbe Linsen
- 1 kleiner Brokkoli
- 1 rote Spitzpaprika
- 1 EL Kokosöl oder Olivenöl
- 1 TL Kreuzkümmel (ganz)
- 1 TL Kurkuma
- 1 TL Tamarindenpaste oder -pulver
- 1 TL frisch geriebener Ingwer
- 1 kleine Zwiebel, fein gehackt
- 2–3 kleine Tomaten oder 250 ml passierte Tomatensoße
- 400–500 ml Wasser oder Gemüsebrühe
- Kaliumsalz nach Geschmack
- Pfeffer nach Geschmack
- optional: etwas frischer Zitronensaft, frischer Koriander oder Petersilie zum Servieren
- als Topping: Kürbis- und Sonnenblumenkerne, 1 EL Kürbiskernöl

Zubereitung

1. Brokkoli vorbereiten: den Brokkoli in Röschen teilen, fein schneiden und 20 Minuten an der Luft stehen lassen, damit sich die Myrosinase aktivieren kann, die das enthaltene Glucoraphanin in wertvolles Sulforaphan umwandelt – ein echter Gefäßschutzwirkstoff.
2. Linsen gründlich waschen.
3. Pflanzenöl in einem Topf vorsichtig erhitzen, Kreuzkümmel kurz anrösten, dann Zwiebel, Ingwer, Kurkuma und Tomate dazugeben und alles leicht einköcheln lassen.
4. Linsen und Flüssigkeit einrühren, aufkochen und circa 20 Minuten köcheln lassen, bis alles weich ist.
5. Erst ganz zum Schluss die vorbereiteten Brokkoliröschen unterheben und noch 3–4 Minuten mitziehen lassen, nicht verkochen.
6. Mit Kaliumsalz, Pfeffer, Zitronensaft und Kräutern abschmecken.

Ofenzwiebel und Knoblauch auf Erbsenpüree mit Kurkuma-Quinoa

Knoblauch und Zwiebel sind weit mehr als Küchenbasics, sie gehören zu den ältesten bekannten Heilpflanzen überhaupt. Ihre schwefelhaltigen Verbindungen, wie Allicin (Knoblauch) und Quercetin (Zwiebel), wirken stark entzündungshemmend, gefäßerweiternd und cholesterinsenkend. Beide unterstützen den Abbau von überschüssigem LDL-Cholesterin, fördern die Durchblutung und können die Blutgefäße elastisch halten.

Die Zwiebel liefert zusätzlich sekundäre Pflanzenstoffe wie Saponine, Anthocyane (bei roten Sorten) und Flavonoide, die das Herz-Kreislauf-System auf mehreren Ebenen schützen. Wichtig: Allicin entsteht erst beim Schneiden oder Quetschen von Knoblauch und wird durch zu starkes Erhitzen wieder zerstört. Deshalb bereiten wir Knoblauch und die Zwiebel im Ofen zu. Dabei werden sie außerdem leicht süßlich und mild im Geschmack. In diesem Rezept ist die Zwiebel nicht nur ein Nebendarsteller, sondern hat die Hauptrolle.

Zutaten (für 2–3 Portionen)

- pro Person 1 große rote Zwiebel
- 3–4 Knoblauchzehen
- 1 EL Olivenöl (kaltgepresst, mild)
- 1 TL Zitronenabrieb (bio)
- etwas Kaliumsalz
- 1 EL Apfelessig nach dem Garen

Zubereitung Ofenzwiebel und Knoblauch

1. Zwiebeln und Knoblauch schälen, halbieren oder vierteln, grob hacken oder in Scheiben schneiden.
2. Etwas Olivenöl, Zitronenabrieb und Kaliumsalz in einer Schüssel vermengen und damit die Zwiebeln und den Knoblauch bestreichen.
3. In eine kleine Auflaufform geben und bei 160 °C ungefähr 25–30 Minuten garen, bis alles weich und leicht karamellisiert ist.
4. Wer mag, gibt nach dem Garen noch einen Spritzer Apfelessig für extra Gefäßwirkung über die Zwiebel.

▶ *Auf der nächsten Seite geht es weiter*

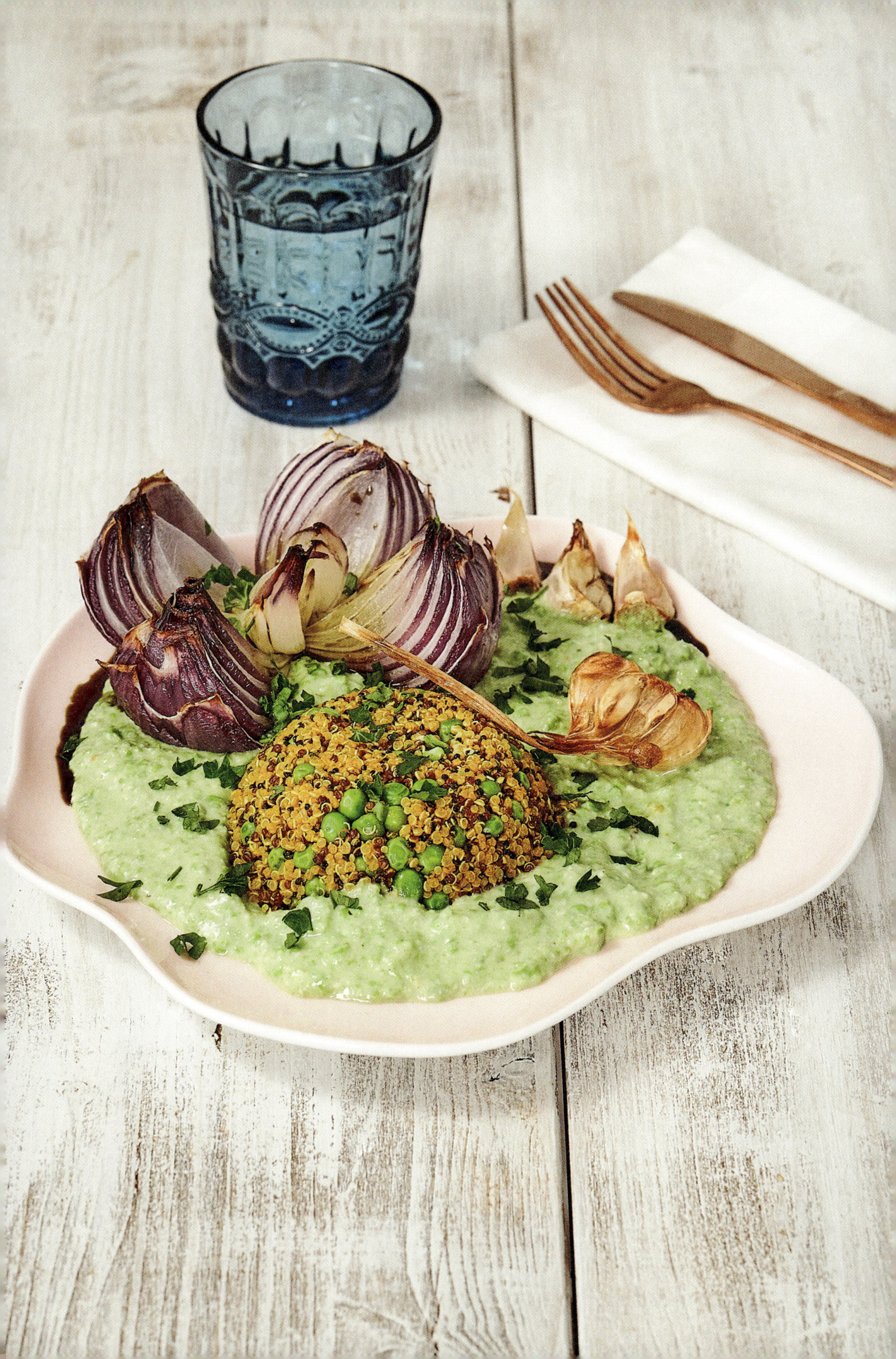

Zutaten (für 2–3 Portionen)

- 150 g Quinoa weiß oder bunt
- 300 ml Wasser
- 1 TL Kurkumapulver
- 300 g TK Erbsen (200 g fürs Erbsenpüree, 100 g fürs Quinoa)
- für das Erbsenpüree etwas Hirsebutter (Seite 204) und etwas Pflanzenjoghurt oder Kokosmilch
- 1 EL Kürbiskernöl
- frische Kräuter zur Garnierung

Zubereitung des Kurkuma-Erbsen-Quinoa

1. Den Quinoa gründlich unter fließendem Wasser abspülen, bis das Wasser klar bleibt.
2. Quinoa mit dem Wasser (Menge immer 1 zu 2) in einen Topf geben, aufkochen lassen, dann die Hitze reduzieren, den Deckel auflegen und etwa 12 Minuten köcheln lassen.
3. Wenn sich kleine Krater auf der Oberfläche zeigen, ist der Quinoa fertig. Herd ausschalten und 5 Minuten nachquellen lassen.
4. Das Kurkumapulver unterrühren, bis die Körnchen goldgelb leuchten.
5. Jetzt 100 Gramm TK-Erbsen direkt in den heißen Quinoa einrühren. Durch die Resthitze werden sie gar, bleiben aber knackig und frisch. (Wer mag, kann die Erbsen auch 20 Minuten vorher antauen lassen.)

Zubereitung Erbsenpüree

Für das Püree die TK-Erbsen leicht auftauen und mit etwas kochendem Wasser, ½ TL Gemüsebrühe, 1 EL Hirsebutter oder Joghurt und einem Schuss Kokosmilch zu Püree mixen.

Tipp

Mit etwas frischem Zitronensaft, frischem Pfeffer oder einem Klecks Olivenöl servieren, das hebt den Geschmack und macht die Kurkuminaufnahme noch besser.

Rotes Linsenbrot: ganz ohne Mehl, aber mit ganz viel Herz

Dieses Brot ist mehr als nur ein glutenfreier Sattmacher, es ist ein echtes Kraftpaket für Ihre Gefäße. Durch die lange Teigruhe entsteht eine natürliche Fermentation, die die Linsen besonders bekömmlich macht: Die enthaltenen Phytinsäuren werden abgebaut, wodurch Mineralstoffe wie Eisen besser aufgenommen werden können. Gleichzeitig entsteht ein mild-säuerliches Aroma, und zwar ganz ohne Hefe oder Sauerteigansatz.

Linsen liefern hochwertiges pflanzliches Eiweiß, das wichtig für den Aufbau und Erhalt der Gefäßwände ist. Besonders die feinen Muskelelemente der Arterien profitieren von einer guten Eiweißversorgung. Außerdem stecken in Linsen jede Menge lösliche und unlösliche Ballaststoffe, die nicht nur die Darmflora nähren, sondern auch den Cholesterinspiegel günstig beeinflussen. So wird das Risiko für Arteriosklerose gesenkt.

Das Beste

Dieses Brot hat rund 100 Kalorien weniger pro 100 Gramm als herkömmliche Brote, ohne dabei an Sättigung oder Geschmack einzubüßen. Es besteht weder aus Mehl, Hefe oder Zusatzstoffen, hat aber ganz viel Nährkraft für Herz und Kreislauf.

Zutaten (für eine Kastenform)

- 500 g rote Bio-Linsen
- 2–3 EL Brotgewürz (z. B. Fenchel, Kümmel, Koriander)
- 1–2 TL Weinsteinbackpulver
- 1 TL Kaliumsalz (je nach Geschmack)
- 1–2 TL Tomatenmark
- 1 TL Zucker (optional) oder Galaktose
- 300–400 ml Wasser

Zubereitung

1. Linsen einweichen: die roten Linsen gründlich mit Wasser bedecken und mindestens 4 Stunden oder über Nacht einweichen lassen.
2. Abspülen: nach dem Einweichen durch ein Sieb geben und mit frischem Wasser gut abspülen.
3. Ab in den Mixer: die eingeweichten Linsen zusammen mit Brotgewürz, Backpulver, Salz, Tomatenmark, Zucker und Wasser in einem Hochleistungsmixer fein pürieren.
4. Teigruhe: die Masse in eine Schüssel geben, abdecken (mit einem Teller oder feuchtem Tuch) und 12–20 Stunden bei Zimmertemperatur ruhen lassen. Dadurch entsteht eine milde Fermentation, die das Brot besonders gut verdaulich und aromatisch macht.
5. Backen: eine Kastenform mit Backpapier auslegen, den Teig einfüllen und im vorgeheizten Ofen circa 60 Minuten bei 180–200 °C Ober-/Unterhitze backen. Das Brot ist fertig, wenn es goldbraun ist und beim Klopfen hohl klingt.

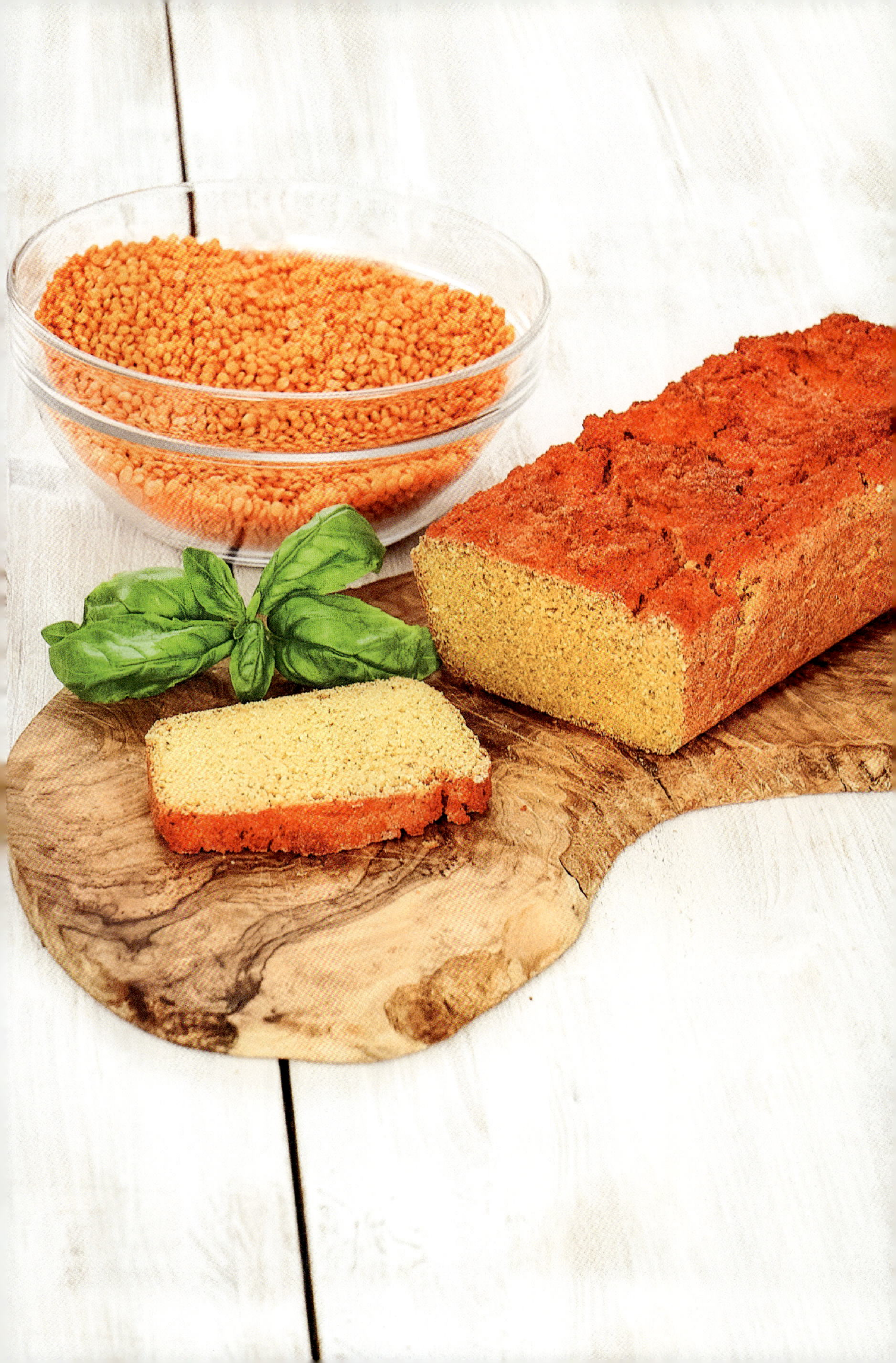

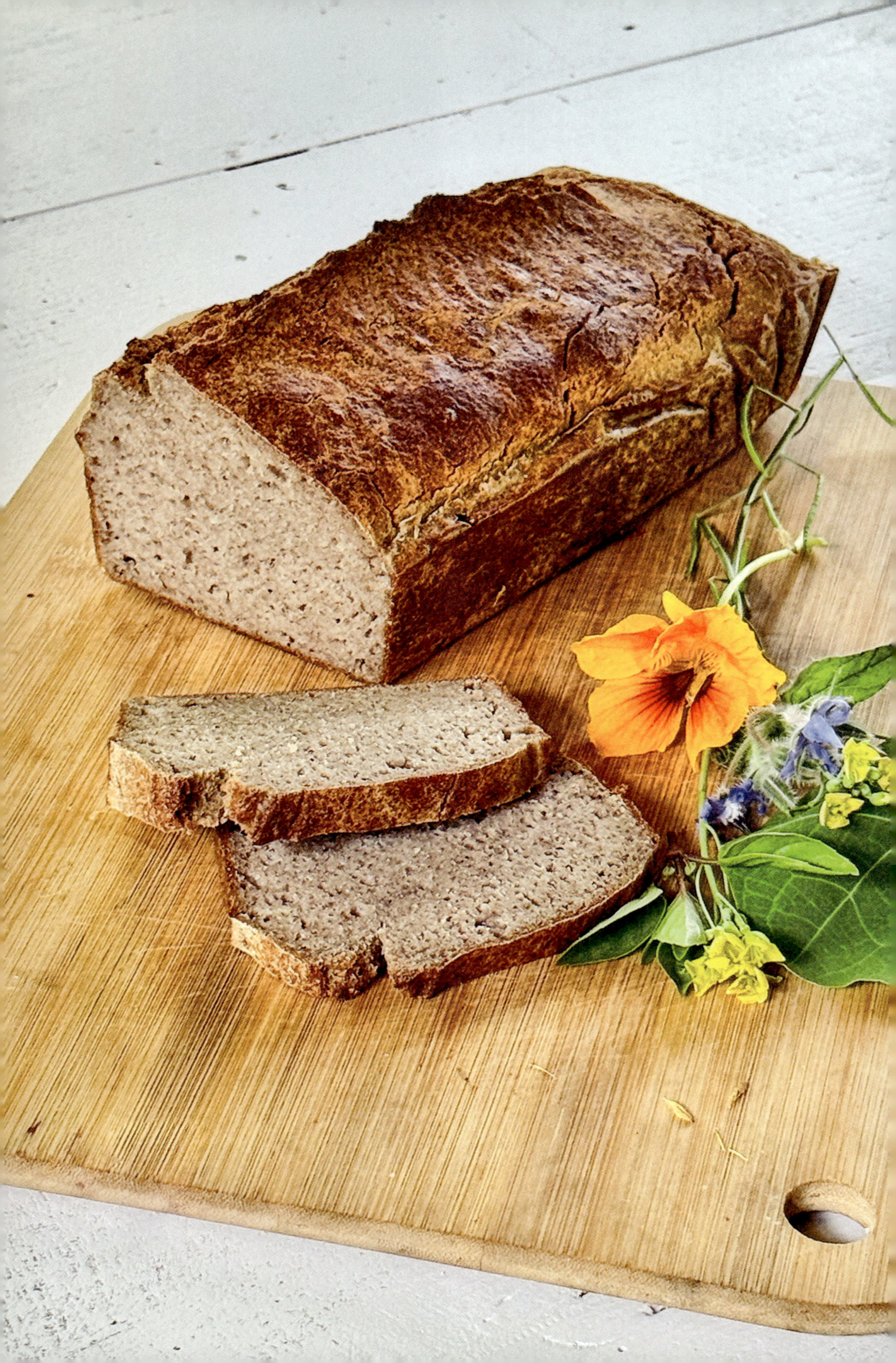

Buchweizenbrot

Meine acht unschlagbaren Argumente für Buchweizen habe ich ausführlich aufgezählt (Seite 166). Zudem steckt im Buchweizen noch das sogenannte Chiro-Inositol, eine Substanz, die den Blutzuckerspiegel positiv beeinflussen kann. Somit ist das Brot nicht nur für Feinschmeckerinnen und Freunde zu empfehlen, sondern auch für Menschen mit Diabetes, aber auch für alle, die der Stoffwechselstörung Diabetes mellitus frühzeitig entgegenwirken möchten.

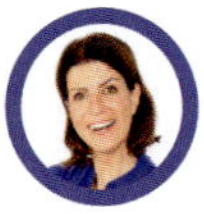

Ich sehe in der Praxis oft, wie hart Migräne zuschlagen kann. Da freut es mich natürlich, wenn der vermeintlich »simple« Buchweizen mit seinem Rutin Entspannung ins Nervensystem bringen kann. Ein kleines Korn mit großer Wirkung. Wer hätte das gedacht?

Zutaten
(für eine Kastenform)

- 500 g Buchweizen
- 200–250 ml Wasser
- 1,5 TL Kaliumsalz
- 1,5 TL Rohrohrzucker
- 2 TL Brotgewürz
- 1 gehäufter TL Weinsteinbackpulver

Zubereitung

1. 500 g Buchweizen in etwa 1,5 l Wasser einweichen, für 8–12 Stunden quellen lassen. Dann den entstandenen Buchweizenschleim gut abwaschen.
2. Die eingeweichten Buchweizenkörner in den Mixer geben, Wasser, Zucker, Kaliumsalz und Brotgewürz und das Weinsteinbackpulver dazugeben und alles gut zu einer cremigen Masse mixen.
3. Die cremige Masse nun wieder in eine Schüssel füllen und für 12–16 Stunden abgedeckt mit einem Handtuch bei Zimmertemperatur stehen lassen. Der Teig wird ganz fluffig und luftig und fermentiert an. Dann eine Kastenform mit angefeuchtetem Backpapier auslegen und den Teig einfüllen. Den Ofen auf 180 ° C Umluft vorheizen und das Brot für circa 40–50 Minuten backen.

Hirsebutter: der leichte Brotaufstrich fürs Herz

Butter und Margarine gehören für viele ganz selbstverständlich aufs Brot, leider bringen beide Varianten große Nachteile mit sich. Tierische Butter liefert gesättigte Fette, die den LDL-Cholesterinspiegel ansteigen lassen und damit das Risiko für Gefäßverkalkungen erhöhen. Margarine wiederum gilt oft als pflanzliche Alternative, enthält aber meist industriell verarbeitete Fette und kann sogar Transfette mitbringen, also regelrechte Herzfeinde. Genau hier setzt die Hirsebutter an: Sie ist frei von tierischen Fetten, kommt ohne industriell gehärtete Öle aus und liefert stattdessen wertvolle pflanzliche Nährstoffe. Hirse ist von Natur aus glutenfrei, mineralstoffreich und leicht bekömmlich, eine ideale Basis also für einen herzfreundlichen, cremigen Brotaufstrich. Deshalb lohnt es sich, Hirsebutter einfach selbst zu machen. Und das Beste: Sie lässt sich in unterschiedlichen Varianten genießen – von der klassischen Hirsebutter bis hin zum würzigen Hirseaufstrich fürs Brot.

Klassische Hirsebutter

Zutaten

- 100 g Hirse (Goldhirse, geschält)
- 300 ml Wasser
- 2 EL mildes Olivenöl, optional auch 1 EL Kokosöl (nativ, nicht gehärtet)
- 1 Prise Kurkuma
- ½ TL Kaliumsalzsalz
- 1 TL Zitronensaft
- 1–2 TL Hefeflocken

Zubereitung

1. Hirse gründlich mit heißem Wasser abspülen oder über Nacht einweichen (um Bitterstoffe zu entfernen).
2. Mit dem Wasser in einem kleinen Topf aufkochen und 15–20 Minuten weichgaren, bis die Flüssigkeit komplett aufgesogen ist. Wichtig: Die Hirse wird eigentlich zerkocht; wenn ich sie nicht für Butter zubereite, dann bleibt sie al dente!
3. Vom Herd nehmen, leicht abkühlen lassen.
4. Die gekochten Hirse mit einem Mixer, einer Küchenmaschine oder Pürierstab zusammen mit Öl, Salz, Zitronensaft, Hefeflocken und Kurkuma fein pürieren, bis eine cremige, streichfähige Konsistenz entsteht.
5. Abschmecken und in ein sauberes Glas füllen.

Im Kühlschrank hält sich die Hirsebutter circa 4–5 Tage.

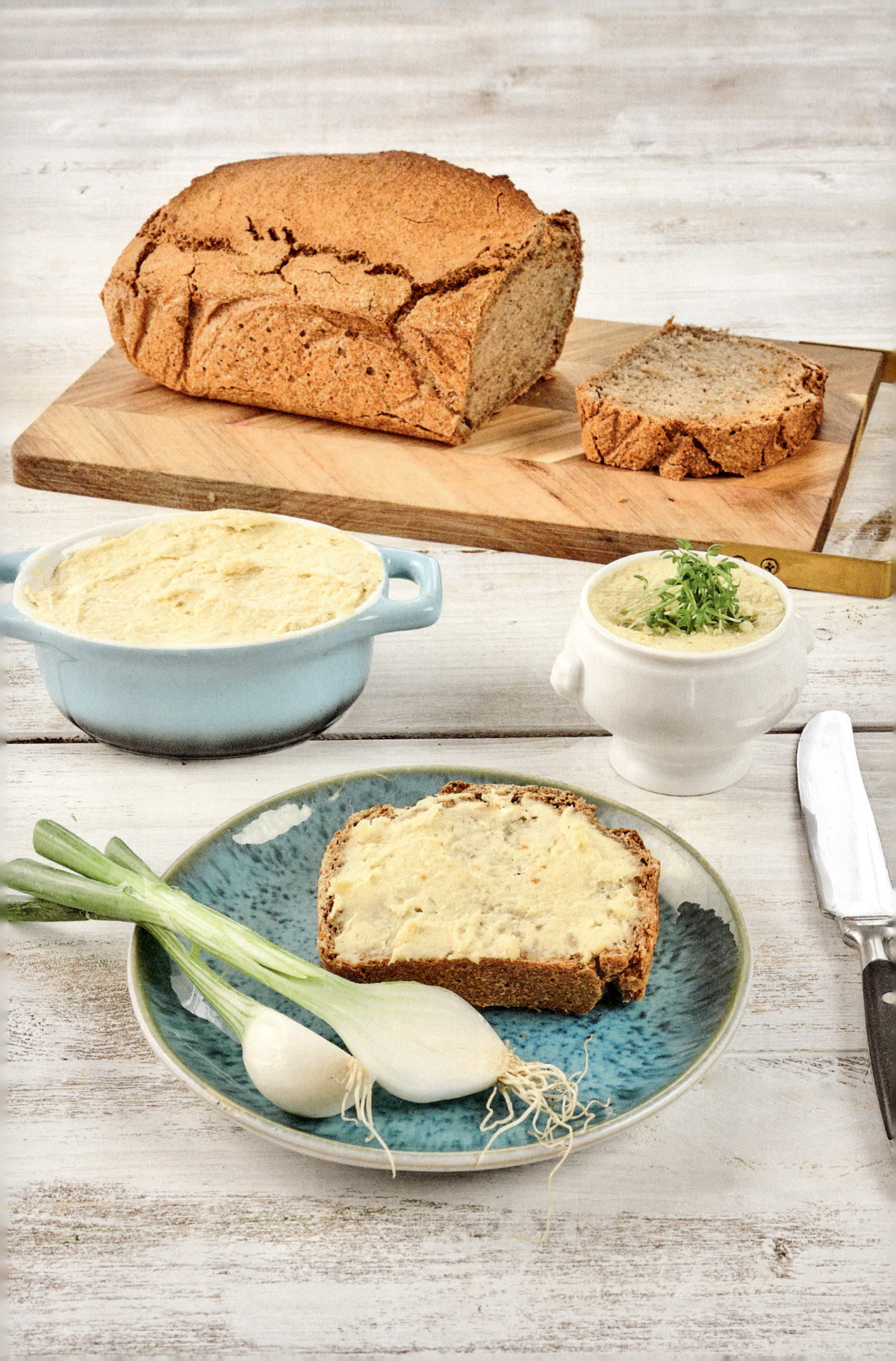

Tipp

Wer also auf seinen Butterstulle, wie ich das als Berlinerin so sage, oder auf sein Abendbrot allgemein nicht verzichten möchte, aber trotzdem sein Herz liebt, der bekommt hier einen Geheimtipp: meine hausgemachte Hirsebutter! Sie ist frei von Tierfetten, enthält keine Zusatzstoffe und bringt stattdessen komplexe Kohlenhydrate, Magnesium, Silizium, Eisen und gesunde Fettsäuren mit, alles Stoffe, die Herz, Gefäße und Nerven in Balance halten.

Herzhafter Hirseaufstrich fürs Brot

Diese Variante eignet sich auch wunderbar, um alle Soßen zu verfeinern.

Zutaten

- 100 g Goldhirse
- 300 ml Wasser
- 1 Knoblauchzehe
- 30 g getrocknete Tomaten
- 1 gehäufter EL Tomatenmark
- 2 EL Olivenöl
- 1 TL Zitronensaft
- 1 Prise Kaliumsalz
- ½ TL Paprikapulver
- 1 Messerspitze Kreuzkümmel

Zubereitung

1. Hirse gut waschen (damit sie nicht bitter schmeckt!) und im Wasser etwa 10–12 Minuten weichkochen. Das ist zwar fast zu lange, aber in diesem Fall dürfen wir die Hirse wirklich zerkochen, um die Cremigkeit zu erzielen. Dann abgedeckt 5 Minuten ausquellen lassen.
2. Währenddessen Knoblauch fein hacken oder pressen, getrocknete Tomaten klein schneiden.
3. Die gekochte, leicht abgekühlte Hirse in einen Mixer oder eine Küchenmaschine geben.
4. Tomatenmark, Knoblauch, Olivenöl, Gewürze, Zitronensaft und die getrockneten Tomaten hinzufügen.
5. Alles fein pürieren, bis eine streichfähige, glatte Masse entsteht. Bei Bedarf ein kleines bisschen Wasser oder Olivenöl zugeben, falls die Konsistenz zu fest ist.
6. Abschmecken – gegebenenfalls nachwürzen – und in ein sauberes Glas füllen.

Im Kühlschrank ist die Hirsebutter circa 5 Tage haltbar. Sie können auch einen Teil portionsweise einfrieren.

Gefüllte Auberginen mit Quinoa, Rote Bete, Tahine-Dressing, Granatapfelkernen und Petersilie

Dieses Gericht ist herzstärkend, entzündungshemmend und wunderschön! Es vereint gleich mehrere herzfreundliche Zutaten in einem warmen, wohltuenden Ofenrezept: Aubergine schützt mit Nasunin die Gefäßmembranen, Rote Bete bringt Nitrat für eine bessere Durchblutung, Quinoa liefert pflanzliches Eiweiß, und Tahine sowie Granatapfel runden das Ganze mit gesunden Fetten und antioxidativem Schutz ab.

Herzgesunde Wirkung

- **Aubergine:** Zellschutz durch Nasunin (in der Schale)
- **Rote Bete:** Gefäßerweiterung durch Nitrat
- **Quinoa:** Pflanzliches Eiweiß für elastische Gefäßwände
- **Tahine:** Calcium, Magnesium und gesunde Fette
- **Granatapfel:** Polyphenole gegen oxidative Gefäßschäden

Zutaten (für 2 Portionen)

- 2 mittelgroße Auberginen
- 160 g Quinoa
- 1 kleine Rote Bete, gegart und gewürfelt
- 1 Zwiebel, fein gehackt
- 1 Bund Petersilie, gehackt
- 1 TL Kurkuma
- 1 TL schwarzer Pfeffer, frisch gemahlen
- 50 g Tahine (Sesampaste)
- 2–3 EL Zitronensaft
- 4 EL Olivenöl
- Granatapfelkerne
- Kaliumsalz

Zubereitung

1. Ofen vorheizen auf 180 °C Ober-/Unterhitze oder 160 °C Umluft.
2. Auberginen vorbereiten: der Länge nach halbieren und das Fruchtfleisch rautenförmig einschneiden, aber nicht durch die Schale. Mit 2 EL Olivenöl bepinseln, leicht salzen und circa 30 Minuten im Ofen vorgaren, bis das Fruchtfleisch weich wird.
3. In der Zwischenzeit Quinoa kochen: gründlich spülen und nach Packungsangabe in Wasser garen (circa 15 Minuten).
4. Für die Quinoafüllung: die Zwiebel in Olivenöl glasig anrösten, alle restlichen Zutaten (gegarte Rote Bete, Kurkuma, Pfeffer, gehackte Petersilie) in die Pfanne dazugeben, nun das weiche Auberginenfleisch mit einem Löffel aus der Frucht lösen und unter die Masse heben. Damit die Auberginenhälften wieder befüllen und mit Granatapfelkernen bestreuen.
5. Tahine-Dressing: in einer Schale Tahine mit Zitronensaft und dem Olivenöl verrühren. Wer mag, schmeckt mit etwas Salz oder Knoblauch ab.

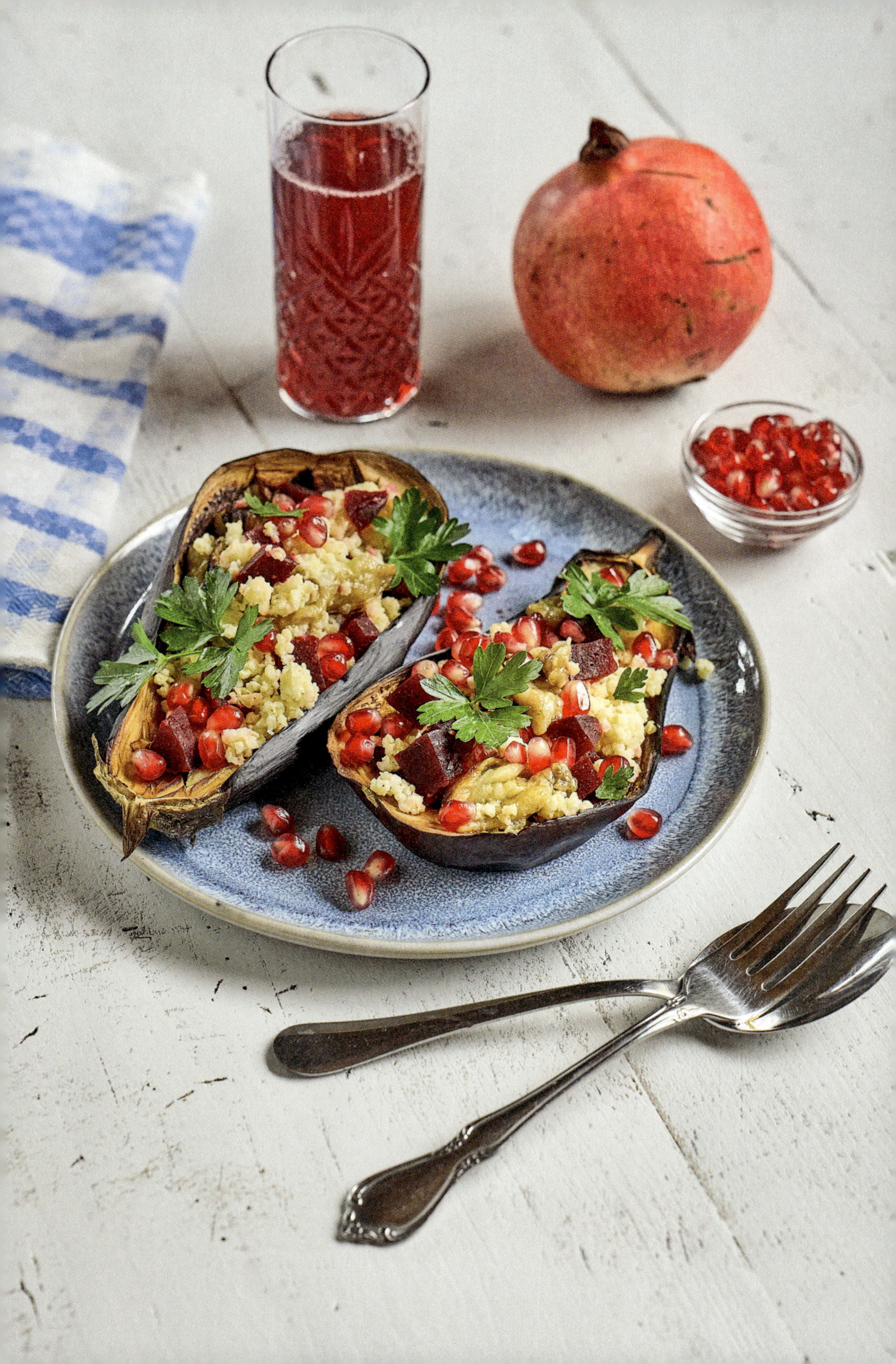

MEINE KLEINEN LIEBLINGSKÖRNER FÜR UNSERE VITALITÄT!

Hirse, Quinoa und Buchweizen bringen alles mit, was unser Herz liebt: Pflanzliches Eiweiß, entzündungshemmende Stoffe, gefäßpflegende Mineralien – und dabei sind sie unglaublich vielseitig, sättigend und leicht kombinierbar. Eine tägliche Portion davon? Eine liebevolle Investition in Ihre Herz- und Gefäßgesundheit.

Hirse, Quinoa und Buchweizen sind herzstärkende Pseudogetreide mit Eiweißpower: Obwohl sie botanisch nicht zu den klassischen Getreidesorten zählen, sind Hirse, Quinoa und Buchweizen echte Alleskönner und besonders für die Gefäß- und Herzgesundheit. Sie liefern komplexe Kohlenhydrate, Ballaststoffe, hochwertige pflanzliche Eiweiße und eine breite Palette an Mikronährstoffen, die das Herz-Kreislauf-System schützen und stärken.

Was sie alle gemeinsam haben:

- **Sie sind glutenfrei:** Das entlastet den Darm und reduziert stille Entzündungen.
- **Sie enthalten alle neun essenziellen Aminosäuren:** Diese sind wichtig für die Bildung von körpereigenem Eiweiß, zum Beispiel in Gefäßwänden und Herzmuskelzellen.
- **Sie liefern Magnesium, Eisen, Zink und B-Vitamine:** Dies ist wichtig für Zellschutz, Blutbildung und Nervenstärke.
- **Sie wirken basisch und entzündungsregulierend:** Das ist ideal bei chronischem Stress, erhöhtem Blutdruck oder hohem Cholesterin.

Hirse: der Silizium-Star für elastische Gefäße

Hirse enthält besonders viel Silizium (Kieselsäure) – ein Mineralstoff, der die Elastizität der Gefäße unterstützt und das Bindegewebe stärkt. Außerdem liefert sie Magnesium und Eisen, was die Blutbildung und den Herzrhythmus unterstützt. Hirse ist leicht verdaulich und ideal bei Nervosität, Müdigkeit oder Bluthochdruck.

Quinoa: die Proteinperle aus den Anden

Quinoa ist reich an Lysin, einer Aminosäure, die wichtig für den Aufbau von elastischem Kollagen in den Gefäßwänden ist. Sie enthält viele Polyphenole, Eisen, Magnesium und Ballaststoffe, die den Cholesterinspiegel senken und Entzündungen dämpfen. Quinoa unterstützt eine stabile Blutzuckerregulation; das entlastet das Herz langfristig.

Buchweizen: die Rutinquelle für starke Kapillaren

Buchweizen habe ich schon im Kapitel Tees und Kräuter auf Seite 166 beschrieben, ich finde aber, dass man dieses Pseudogetreide nicht oft genug erwähnen kann.

Buchweizen enthält das Flavonoid Rutin, das nachweislich die Wände kleiner Blutgefäße (Kapillaren) stärkt und gegen oxidativen Stress schützt. Rutin wirkt außerdem leicht blutdrucksenkend und kann Mikroentzündungen in den Gefäßen lindern. Buchweizen liefert hochwertiges Eiweiß, Magnesium und leicht verdauliche Stärke – ideal für die Herzmuskelversorgung.

Gefüllte Dampfkartoffel mit Avocado, Paprika, Limette und Kürbiskernen

Diese gefüllte Kartoffel ist einfach zuzubereiten, nährstoffreich und herzstärkend – das Kartoffelwohl mit Biss – und vereint gleich mehrere herzfreundliche Zutaten: kaliumreiche Knolle, antioxidative Paprika, gesunde Fette aus Avocado und ein Crunch aus Kernen und Kräutern. Die Frische der Limette hebt die Aromen und liefert zusätzlich einen Vitamin-C-Boost für Ihr Gefäßsystem.

Zutaten (für 2 Portionen)

- 2 große festkochende Bio-Kartoffeln
- 1–2 reife Avocado
- 1 kleine rote Paprika, sehr fein gewürfelt
- 1–2 Frühlingszwiebeln, in feinen Ringen
- Saft von ½ Limette (oder nach Geschmack)
- 1 EL Olivenöl oder Leinöl (optional)
- 1–2 EL gehackte Petersilie oder Koriander
- 1 TL Senf (mild oder körnig, optional)
- Kaliumsalz & Pfeffer nach Geschmack
- frische Gartenkresse zum Bestreuen
- 1 EL Kürbiskerne (geröstet)
- 1 EL Sonnenblumenkerne (roh oder angeröstet)
- optional: 1 EL Walnuss- oder Pistazienkerne, grob gehackt

Zubereitung

1. Kartoffeln gründlich waschen und in einem Dämpfeinsatz oder über Wasserdampf circa 20–30 Minuten dämpfen, bis sie weich sind.
2. In der Zwischenzeit Avocado mit einer Gabel zerdrücken, mit Limettensaft, Salz, Pfeffer und Senf abschmecken.
3. Paprika, Frühlingszwiebeln und Kräuter unterheben. Wer mag, gibt etwas Oliven- oder Leinöl dazu.
4. Kartoffeln mittig einschneiden, leicht öffnen und mit der Avocado-Gemüse-Masse füllen.
5. Mit Kresse, Kernen und gegebenenfalls Nüssen bestreuen.
6. Warm servieren – pur oder mit Salat und fermentiertem Gemüse.

Tipp

Noch gesünder wird es, wenn Sie die Kartoffeln bereits am Vortag zubereiten und abkühlen lassen. Dadurch werden circa 20 Prozent der Kohlenhydrate in eine hochwertige Art von Ballaststoffen – retrograde Stärke – umgewandelt, die unsere guten Darmbakterien optimal versorgt. Denn wer herzgesund leben möchte, hält auch seinen Darm gesund! Dasselbe gilt natürlich auch für Reis, Nudeln und Brot.

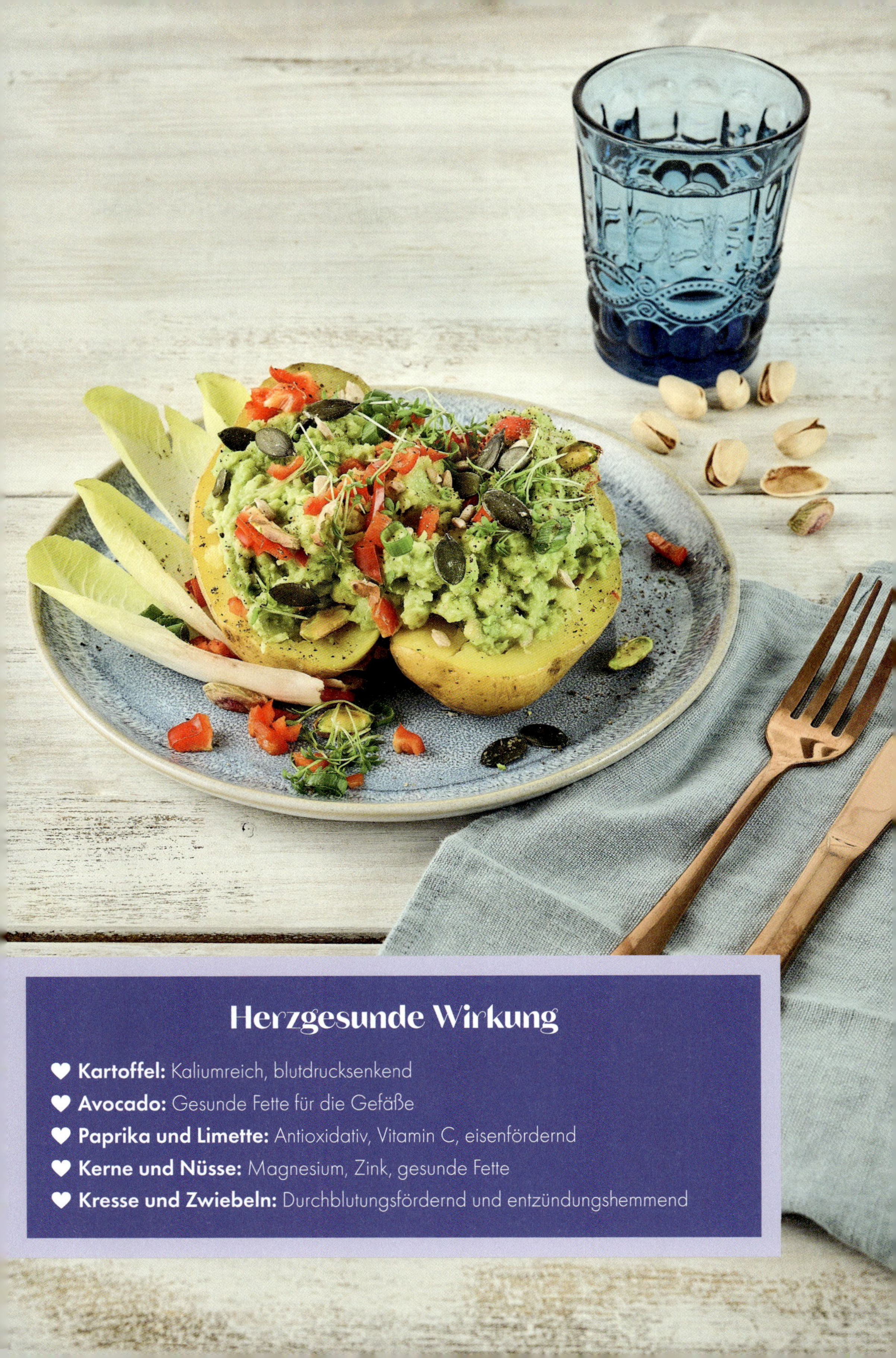

Herzgesunde Wirkung

- **Kartoffel:** Kaliumreich, blutdrucksenkend
- **Avocado:** Gesunde Fette für die Gefäße
- **Paprika und Limette:** Antioxidativ, Vitamin C, eisenfördernd
- **Kerne und Nüsse:** Magnesium, Zink, gesunde Fette
- **Kresse und Zwiebeln:** Durchblutungsfördernd und entzündungshemmend

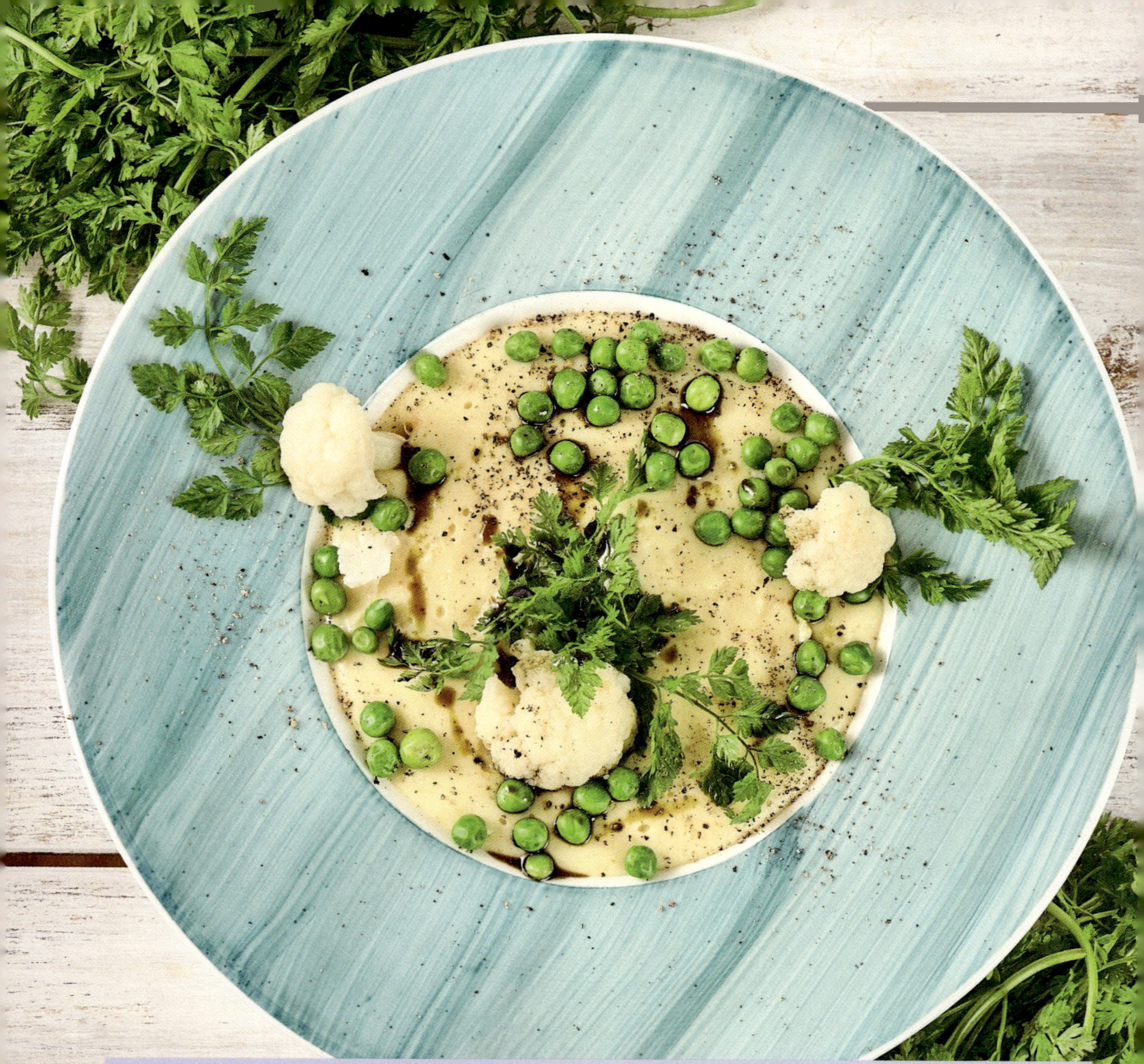

Herzgesunde Wirkung

- **Erbsen:** Eiweiß, Ballaststoffe, gefäßstärkend
- **Blumenkohl:** Entwässernd, basisch – entlastet den Kreislauf – sekundäre Pflanzenstoffe wie Glucosinolate wirken entzündungshemmend
- **Kerbel und Knoblauch:** Blutdrucksenkend und antioxidativ
- **Zitrone und Cayenne:** durchblutungsfördernd, entzündungshemmend
- **Kürbiskernöl:** Reich an Phytosterinen, Vitamin E und ungesättigten Fettsäuren – schützt Gefäßwände, senkt LDL-Cholesterin und unterstützt die hormonelle Balance – mega wichtig: Kürbiskernöl immer erst nach dem Kochen zugeben – so bleiben die Wirkstoffe erhalten!

Grüne Suppe mit Erbsen, Blumenkohl und Kerbel

Diese Suppe ist ein Gruß an Ihr Herz und das ganze Jahr über schnell zu machen mit TK-Erbsen, die man immer zu Hause haben kann. Grüne Erbsen liefern pflanzliches Eiweiß, Kerbel wirkt sanft blutdrucksenkend, und Zitrone und Cayenne fördern die Durchblutung. Das kaltgepresste Kürbiskernöl rundet alles ab, geschmacklich wie auch gesundheitlich.

Zutaten (für 2–3 Portionen)

- 200 g grüne Erbsen (TK oder frisch)
- 200–250 g Blumenkohl
- 1 kleine Zwiebel
- 1 Knoblauchzehe
- 1 EL Olivenöl
- 500 ml Gemüsebrühe
- 1 Handvoll frischer Kerbel (alternativ glatte Petersilie)
- Saft und Abrieb von ½ Bio-Zitrone
- 1 Prise Cayennepfeffer
- Kaliumsalz und schwarzer Pfeffer nach Geschmack
- 2 TL kaltgepresstes Kürbiskernöl (pro Portion ein paar Tropfen zum Servieren)

Zubereitung

1. Zwiebel und Knoblauch fein hacken, in Olivenöl glasig dünsten.
2. Blumenkohl und die TK-Erbsen für circa 5 Minuten dämpfen, dann in den Topf zu den Zwiebeln und dem Knoblauch geben. (Die Hälfte des Blumenkohls als Einlage für die Suppe aufbewahren.)
3. Mit Gemüsebrühe ablöschen, circa 10 Minuten köcheln lassen.
4. Vom Herd nehmen, Kerbel, Zitronensaft und -abrieb dazugeben.
5. Alles fein pürieren, mit Cayennepfeffer, Salz und Pfeffer abschmecken.
6. Heiß servieren – und vor dem Anrichten mit ein paar Tropfen Kürbiskernöl beträufeln.

Herz-Brownies mit Hokkaido-Kürbis und Kakao

Unglaublich, aber wahr: Der Teig dieser Brownies ist Mousse au Chocolat! Dieses Rezept ist schokoladig, nährend und herzstärkend; denn Kürbis kann mehr als Suppe!

Diese Brownies sind saftig, weich und haben durch den Hokkaido-Kürbis eine natürliche Süße und Bindung, die ganz ohne Ei, Butter oder Mehlmischung mit Gluten funktioniert. Der Kürbis liefert Beta-Carotin, das die Zellmembranen der Gefäße schützt, während Kakao mit Magnesium und Polyphenolen punktet. Für Struktur und Herzplus sorgen die Nüsse.

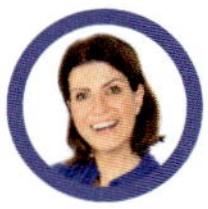

Andrea kennt meine Naschkatzen-Seite nur zu gut. Diese Kürbis-Brownies sind deshalb für mich ein kleiner, süßer Freundschaftsbeweis. Mittlerweile gehören sie fest zu meinen Lieblingsrezepten.

Zutaten (für eine Brownieform)

- 300 g gegarter Hokkaido-Kürbis (mit Schale)
- 100 ml Hafer- oder Mandeldrink
- 2 EL Mandelmus oder Tahine
- 3–4 EL Kokosblütenzucker
- 1 TL Vanille
- 1 Prise Kaliumsalz
- 2 EL Kakaopulver (ungesüßt, stark entölt)
- 1 TL Zimt
- 80 g Buchweizenmehl
- 1 TL Weinsteinbackpulver
- 1–2 EL Mandelblätter
- optional: 2 EL gehackte Walnüsse, Kürbiskerne oder dunkle Schokodrops

Zubereitung

1. Kürbis waschen, halbieren und die Kerne entfernen. Dann achteln, in einer Auflaufform im Ofen bei 170 °C etwa 25–30 Minuten backen, abkühlen lassen.
2. Den weichen Kürbis mit Pflanzendrink, Mandelmus, Süße, Vanille und Salz fein pürieren.
3. Kakaopulver, Zimt, Mehl, Mandeln und Backpulver unterrühren. Etwas Wasser dazugeben, aber nur so viel, dass es nicht zu flüssig wird. Die Masse soll schön cremig bleiben. Wer möchte, kann die Creme so als köstliches Schokoladenmousse genießen. Am besten schmeckt sie garniert mit frischen Früchten.
4. Für die Brownies: Teig in eine kleine Brownieform füllen, optional Nuss- oder Kürbiskerne drüberstreuen und bei 150 °C im vorgeheizten Ofen etwa 15 bis maximal 20 Minuten backen.
5. Die Brownies je nach Belieben auskühlen lassen oder lauwarm genießen.

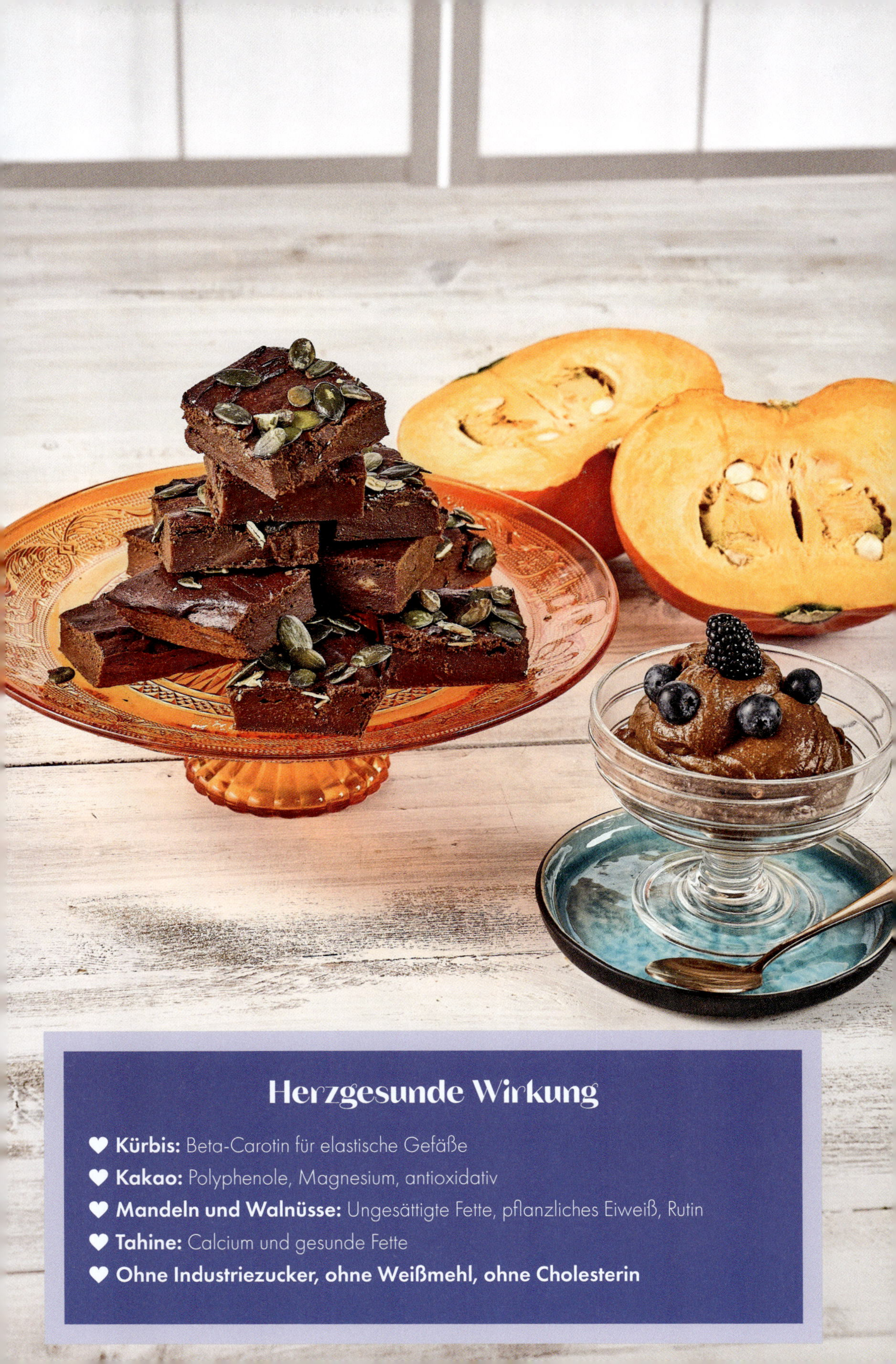

Herzgesunde Wirkung

- **Kürbis:** Beta-Carotin für elastische Gefäße
- **Kakao:** Polyphenole, Magnesium, antioxidativ
- **Mandeln und Walnüsse:** Ungesättigte Fette, pflanzliches Eiweiß, Rutin
- **Tahine:** Calcium und gesunde Fette
- **Ohne Industriezucker, ohne Weißmehl, ohne Cholesterin**

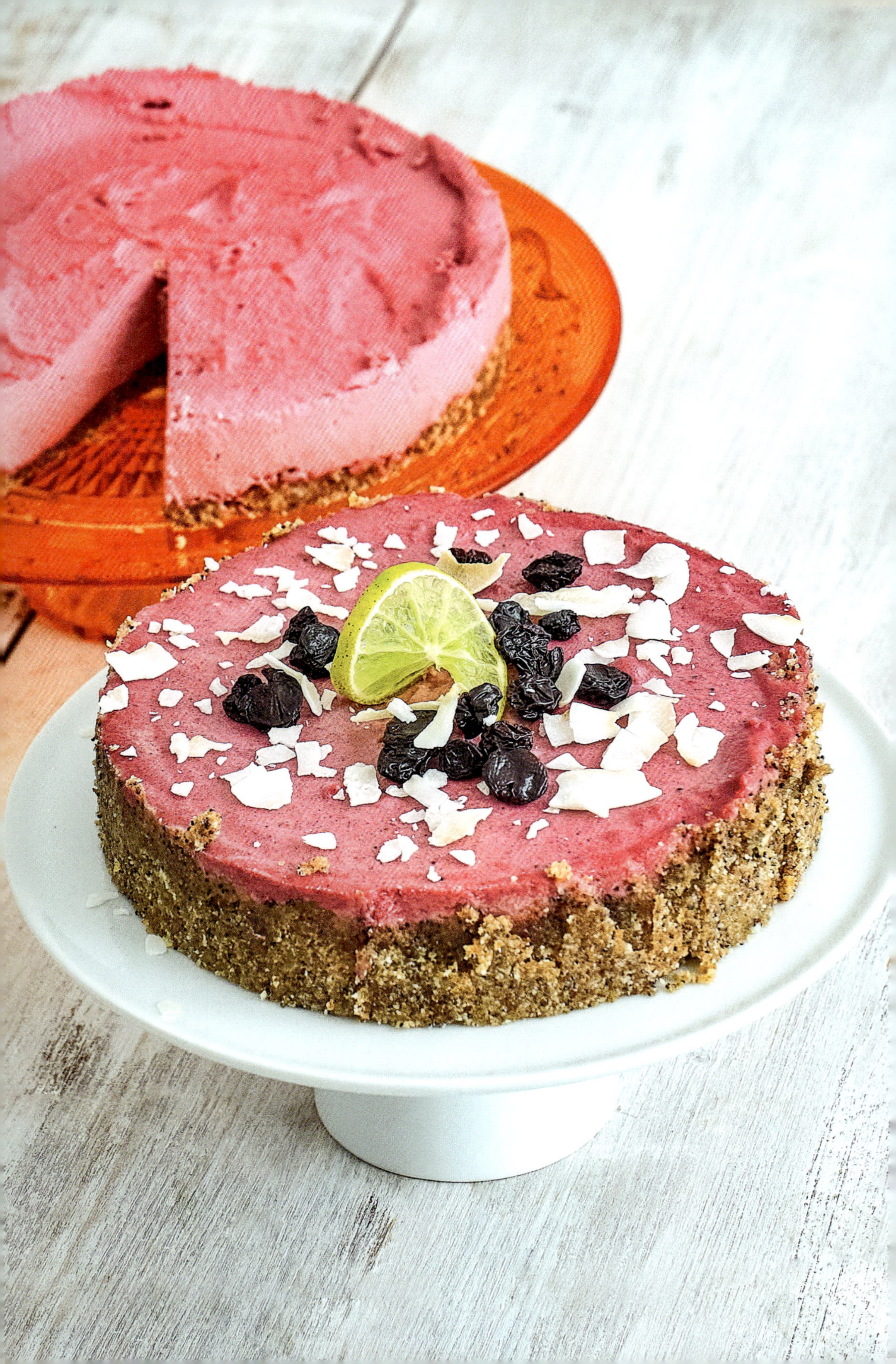

Rote-Bete-Rohkosttorte mit Cashewcreme, Rosenwasser und Kakaobutter

Diese Torte braucht keinen Ofen (No Bake), steckt voller Nährstoffpower und ist ein Geschenk für Herz und Gefäße.

Die pflanzliche Rohkosttorte ist weit mehr als ein schönes Dessert; sie ist ein echtes Herzstück in Sachen Gefäßgesundheit. Die Kombination aus guten Fetten, pflanzlichem Eiweiß, Ballaststoffen und antioxidativ wirkenden Pflanzenstoffen macht sie zu einem kleinen Nährstoffwunder, das nicht nur schmeckt, sondern auch wirkt. Als kleines Plus: Sie ist cremig, schnittfest und hat eine wunderschöne Farbe.

Zutaten (20–22 cm Springform)

Für den Boden

- 200 g Mandelkerne (mit oder ohne Haut – je nach Vorliebe)
- 1 EL Chiasamen
- 10–14 Datteln (weich & entsteint, Menge je nach Größe und Süßkraft)
- 2 EL Rosenwasser
- 1 TL Zitronenabrieb (unbehandelte Zitrone)
- 1 Prise Kaliumsalz

Am Vorabend

Cashewkerne in einer großen Schüssel mit reichlich Wasser bedecken und über Nacht (mindestens 8 Stunden) einweichen. Am nächsten Tag gründlich abspülen und abtropfen lassen.

Für den Tortenboden

1. Mandeln und Chiasamen in der Küchenmaschine zerkleinern – fein, aber nicht mehlfein.
2. Datteln, Rosenwasser, Zitronenabrieb und Salz dazugeben. So lange mixen, bis eine marzipanartige, geschmeidige Masse entsteht.
3. Springform mit Backpapier auslegen (nur den Boden) oder leicht einfetten.
4. Masse gleichmäßig auf dem Boden verteilen, gut andrücken – gerne auch einen kleinen Rand hochziehen.
5. Kühl stellen: mindestens 30 Minuten im Kühlschrank.

▶ *Auf der nächsten Seite geht es weiter*

Für die Cremefüllung

- 400 g Cashewkerne
- 120 g Kakaobutter
- 120–150 ml Rote-Bete-Saft (je nachdem, wie intensiv und flüssig gewünscht)
- 100–120 ml Ahornsirup oder Reissirup (nach Süßegefühl)
- ½ TL geriebene Tonkabohne
- Mark von ½ Vanilleschote oder 1 TL Vanilleextrakt
- 2 EL Zitronensaft
- 1 Prise Kaliumsalz

Für die Cremefüllung

1. Kakaobutter im Wasserbad bei sanfter Hitze schmelzen (nicht zu heiß!).
2. Cashewkerne mit Rote-Bete-Saft, Zitronensaft, Ahornsirup, Vanille, Tonka und Salz in einem Hochleistungsmixer zu einer cremigen Masse pürieren.
3. Die flüssige Kakaobutter während des Mixens langsam einfließen lassen.
4. Solange mixen, bis die Masse seidig-glatt und luftfrei ist, gegebenenfalls Rote-Bete-Saft oder Sirup leicht anpassen.
5. Noch einmal abschmecken – vielleicht ein Hauch mehr Tonka oder Vanille?

Nun wird die Torte zusammengesetzt

1. Creme auf den gekühlten Boden geben und glatt streichen.
2. Leicht rütteln oder auf die Arbeitsfläche klopfen, damit keine Luftblasen bleiben.
3. Torte für mindestens 4 Stunden, besser über Nacht, im Kühlschrank fest werden lassen. (Tiefkühlen für 1–2 Stunden geht auch – aber nicht komplett durchfrieren.)

Fruchtleder statt Frustgummi: die bessere Art zu snacken

»Herzfruchtleder« nenne ich gesunde Gummibärchen aus Beeren, die Ballaststoffe, Polyphenole und ganz viel Liebe für Ihre Gefäße enthalten. Diese einfache Zubereitung verwandelt frische, pürierte Beeren in eine konzentrierte, kaubare Fruchtrolle, die voller sekundärer Pflanzenstoffe, Ballaststoffe und Antioxidantien steckt – ganz ohne Zuckerzusatz oder Zusatzstoffe. Besonders geeignet dafür sind Beeren mit vielen Anthocyanen, wie Sauerkirsche, Blaubeeren oder Johannisbeeren – echte Schutzengel für unsere Gefäße.

Herzgesunde Wirkung

- **Anthocyane** (vor allem in Sauerkirsche, Johannisbeere, Heidelbeere) schützen die Gefäßinnenhaut vor oxidativem Stress, wirken blutdrucksenkend und entzündungshemmend.
- **Ballaststoffe** aus ganzen Früchten und Flohsamenschalen regulieren Blutzucker und Cholesterin, fördern die Darmgesundheit.
- **Zitronensaft** stärkt die Bioverfügbarkeit von Antioxidanzien und wirkt basisch.
- **Ganz ohne Industriezucker oder Zusatzstoffe** sind sie reine Frucht mit purer Wirkung, echt Ohlala!

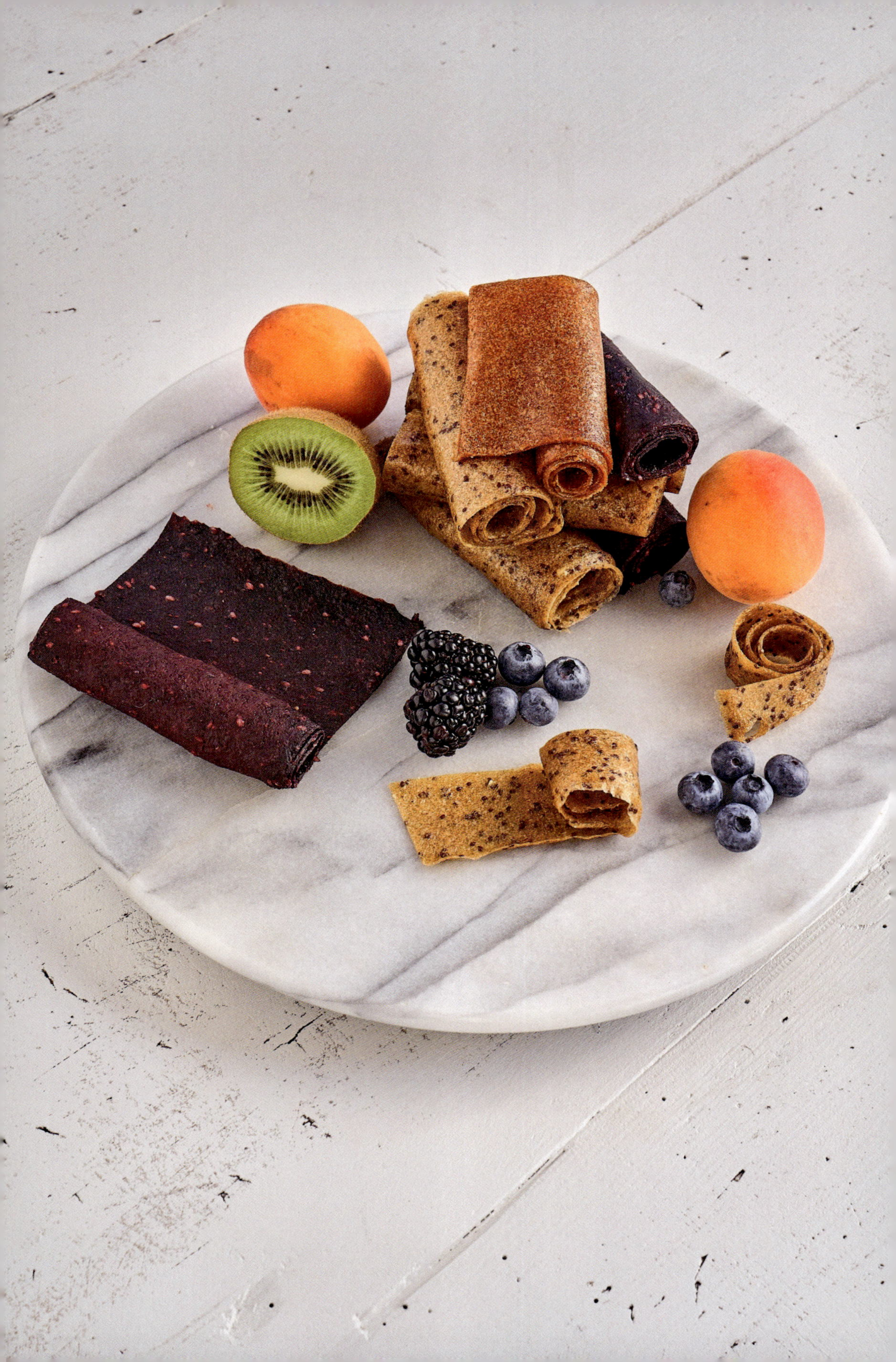

Zutaten

- 300–400 g Beeren nach Wahl (z. B. Sauerkirschen, Heidelbeeren, schwarze Johannisbeeren)
- 1–2 TL Flohsamenschalen (für die Bindung und Ballaststoffe)
- 1 TL Zitronensaft (für Haltbarkeit und Frische)
- optional: 1 TL fein gehackte Minze oder Basilikum für einen Frischekick

Zubereitung

1. Beeren waschen und gegebenenfalls entsteinen (Sauerkirsche).
2. Mit Zitronensaft und Flohsamenschalen im Mixer fein pürieren. Wer mag, fügt frische Kräuter oder ein wenig Vanille hinzu.
3. Auf einer Dörrfolie oder Silikonmatte circa 2–3 mm dünn ausstreichen.
4. Im Dörrautomaten bei circa 40–45 °C für 8–12 Stunden trocknen, bis die Masse lederartig, biegsam und nicht mehr klebrig ist.
5. In Streifen oder Rollen schneiden und kühl und trocken lagern.

Gefüllte Süßkartoffel auf Kartoffel-Basilikum-Spiegel und schwarzen Belugalinsen

Dieses Rezept ist echtes Herzfutter. Der Clou an der Süßkartoffel: Sie ist süß, aber keine Kartoffel, sondern ein Windengewächs mit geballten Nährstoffen. Ihr leuchtend orangefarbenes Fleisch steckt voller Beta-Carotin, Ballaststoffe und Kalium, die eine wunderbare Kombination für gesunde Gefäße und eine stabile Herzfunktion ergeben.

Wirkung für Herz und Gefäße

- **Süßkartoffel** liefert langkettige Kohlenhydrate, Ballaststoffe, Kalium und Beta-Carotin – gut für Blutdruck und Arterien.
- **Belugalinsen oder schwarze Bohnen** sind pflanzliches Eiweiß plus sekundäre Pflanzenstoffe mit antioxidativer Wirkung.
- **Walnüsse und Hanfsamen:** Omega-3-Booster für die Gefäße, senken Entzündungen.
- **Knoblauch und Zwiebel:** Natürlicher Blutverdünner, gefäßschützend durch Allicin und Schwefelverbindungen.
- **Basilikum** enthält Eugenol und weitere Polyphenole: Entzündungshemmend und herzfreundlich.
- **Apfelessig oder Zitronensaft** regulieren sanft den Blutzucker und verbessern die Mikrozirkulation.

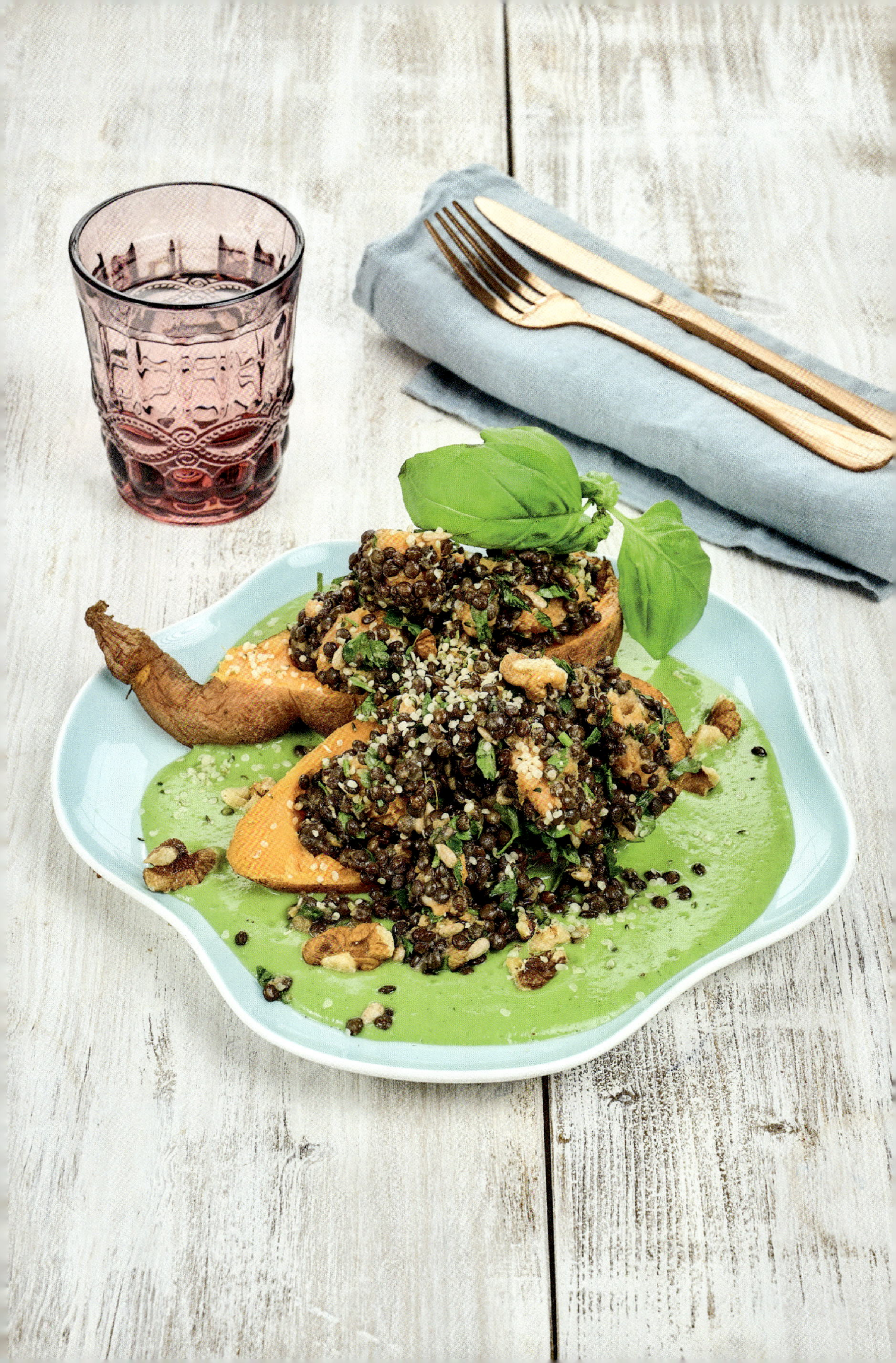

Zutaten (für 2 Portionen)

Für die Süßkartoffel

- 1 große Süßkartoffel (bio, ungeschält)
- 3 EL gekochte Belugalinsen oder schwarze Bohnen
- 1 kleine rote Zwiebel oder 2 Frühlingszwiebeln, fein gewürfelt
- 1 kleine Knoblauchzehe, gehackt
- 2 EL Walnüsse oder Hanfsamen, grob gehackt
- 1 TL Apfelessig oder frischer Zitronensaft
- 1 TL kaltgepresstes Leinöl oder Walnussöl
- frische Kräuter: Basilikum, Petersilie oder Rucola – fein gehackt
- Kaliumsalz, Pfeffer
- ½ TL Kreuzkümmel oder geräuchertes Paprikapulver

Für den Kartoffel-Basilikum-Spiegel

- 2 mittelgroße vorgekochte Kartoffeln
- 1 Handvoll frisches Basilikum
- 1 TL Senf (z. B. milder Estragon-Senf)
- 2 EL Hafer- oder Lupinenmilch
- 1 TL Apfelessig oder Zitronensaft
- 1 TL Olivenöl oder Hanföl
- Kaliumsalz, Pfeffer, Gemüsebrühe

Süßkartoffel dämpfen

1. Süßkartoffel gründlich waschen und ungeschält über Dampf garen (etwa 20–30 Minuten – sie sollte weich, aber noch formstabil sein).
2. Kurz abkühlen lassen, dann längs halbieren.
3. Mit einem Teelöffel etwas Fruchtfleisch aus der Mitte herauslösen (etwa 2–3 EL pro Hälfte) und in eine Schüssel geben.

Füllung zubereiten

1. Zum herausgelösten Süßkartoffelinneren kommen die gekochten Linsen oder Bohnen, Zwiebel, Knoblauch, Walnüsse oder Hanfsamen, Kräuter, Apfelessig, Öl und die Gewürze.
2. Alles gut vermengen und abschmecken.
3. Die Masse soll aromatisch und leicht nussig-säuerlich sein. Wer mag, kann für einen kleinen Kick noch etwas Zitronenabrieb hinzufügen.
4. Die Masse zurück in die ausgehöhlten Süßkartoffelhälften geben und leicht andrücken.
5. Optional noch ein paar Walnussstückchen oder frische Kräuter obendrauf streuen.

Kartoffel-Basilikum-Spiegel

1. Die vorgekochten Kartoffeln, heißes Wasser und etwas Gemüsebrühe mit dem Basilikum, Senf, Pflanzenmilch, Olivenöl, etwas Apfelessig, Kaliumsalz und Pfeffer in einem Mixer oder mit dem Pürierstab zu einer feinen Creme mixen.
2. Wer es glatter mag, gibt noch 1–2 EL Wasser dazu.

Gefüllte Hokkaido-Kürbisschiffchen mit Kartoffelstampf auf Rote-Bete-Spiegel

Der Hokkaido ist wirklich ein Schatz, gerade wenn man die Schale mitisst. Und genau dort sitzt ein Großteil der Powerstoffe für Herz und Gefäße:

- Ballaststoffe: stecken konzentriert in der Schale, halten den Blutzucker stabil, senken Cholesterin und fördern die Darmflora; das wirkt indirekt herzschützend.
- Carotinoide (Beta-Carotin, Lutein, Zeaxanthin): farbgebende Pflanzenstoffe mit starker antioxidativer Wirkung, die Gefäße vor oxidativem Stress schützen.
- Vitamine: Vor allem Vitamin-A-Vorstufen durch das Beta-Carotin, außerdem Vitamin E als Antioxidans und ein kleiner Anteil Vitamin C – allesamt wichtig, um Entzündungen und Gefäßschäden vorzubeugen.
- Mineralstoffe: Kalium wirkt blutdrucksenkend, Magnesium unterstützt Herzrhythmus und Gefäßentspannung, Eisen fördert die Blutbildung.
- Sekundäre Pflanzenstoffe: Polyphenole in der Schale wirken entzündungshemmend und gefäßschützend.

Wirkung für Herz und Gefäße

- **Hokkaido-Kürbis** enthält Beta-Carotin, Kalium und Ballaststoffe: Gut fürs Herz und den Blutdruck.
- **Linsen** bringen pflanzliches Eiweiß, Eisen und sekundäre Pflanzenstoffe mit – Entzündungshemmung inklusive.
- **Rote Bete** ist dank Nitrat, Betain und Polyphenolen ein Gefäß-Booster und unterstützt dadurch die Elastizität der Gefäßwände.
- **Kartoffeln** liefern Kalium und komplexe Kohlenhydrate: Sanft für den Blutzucker, gut für die Nerven.
- **Walnüsse, Leinöl und Co** versorgen mit Omega-3-Fettsäuren und antioxidativer Power.

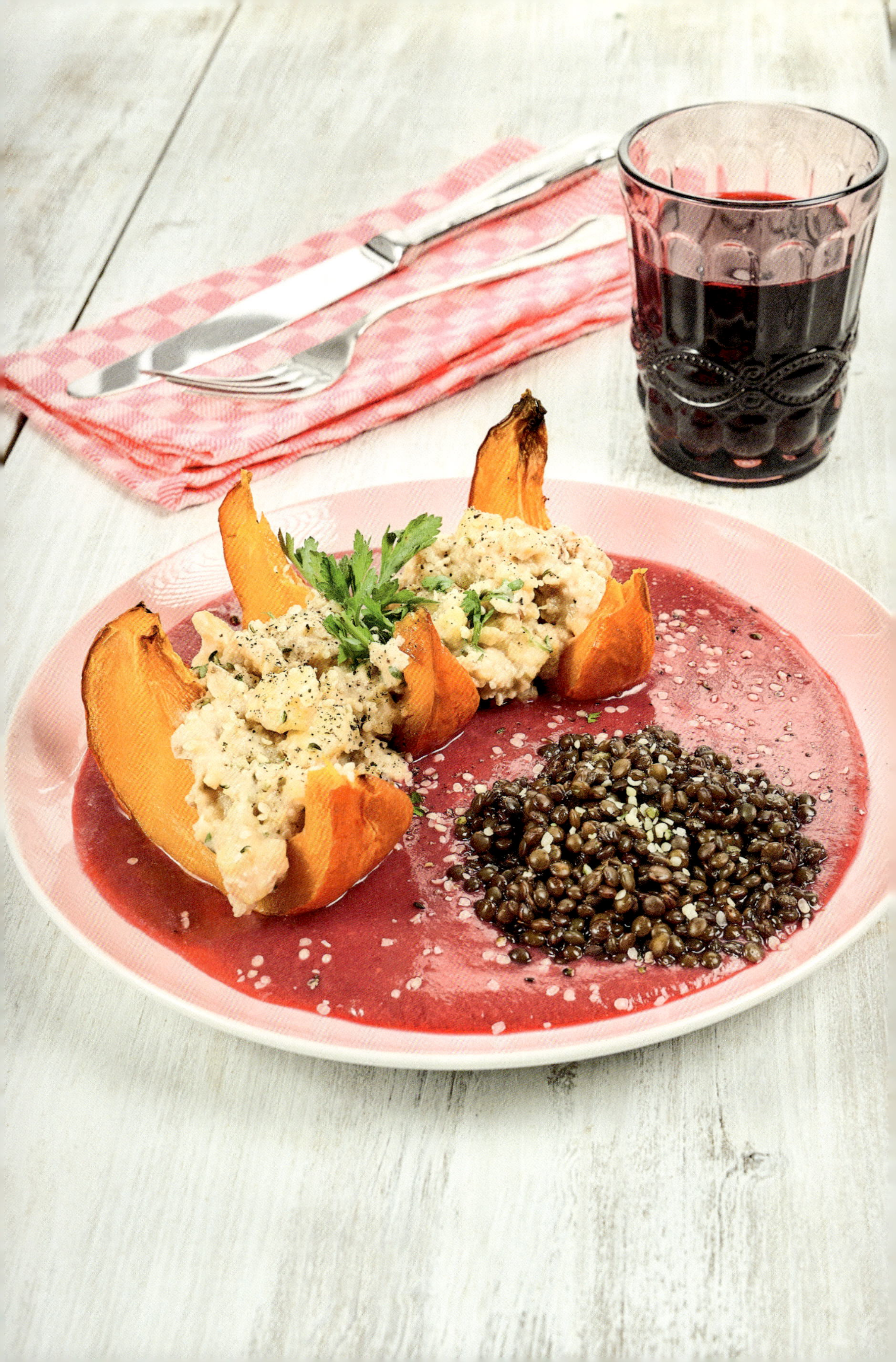

Zutaten (für 2–3 Portionen)

Für die Kürbisschiffchen

- 1 kleiner Hokkaido-Kürbis (ca. 800 g, bio)
- 100 g gekochte grüne Linsen oder Belugalinsen
- 1 kleine rote Zwiebel
- 1 kleine Knoblauchzehe
- 1 TL Tomatenmark
- 1 Handvoll gehackte Walnuss- oder Sonnenblumenkerne
- 1 TL Olivenöl
- 1 TL Senf
- 1 EL frische Petersilie oder Thymian
- 1 Prise Zimt oder Kreuzkümmel
- Kaliumsalz, Pfeffer

Für den Kartoffelstampf

- 400–500 g mehligkochende Kartoffeln
- 1 Schuss Hafermilch
- 1 TL Olivenöl oder Leinöl
- 1 Prise Muskat
- Kaliumsalz
- optional: 1 EL fein gehackte Kräuter und Walnüsse

Für den Rote-Bete-Spiegel

- 1 kleine Rote Bete, vorgegart oder frisch gekocht
- 1 TL Apfelessig
- 1 TL Senf (z. B. Dijon oder Estragon)
- 1 TL Leinöl oder Hanföl
- Kaliumsalz, Pfeffer
- evtl. ein kleines Stück Apfel oder ein Schuss Hafermilch für eine feinere Konsistenz

Kürbis vorbereiten

1. Hokkaido gut waschen, halbieren, entkernen und jede Hälfte nochmals halbieren, sodass vier Schiffchen entstehen.
2. Mit etwas Olivenöl einreiben, salzen, aufs Backblech legen und bei 200 °C Ober-/Unterhitze etwa 20 Minuten vorgaren.

Füllung zubereiten

1. Zwiebel und Knoblauch fein hacken und in einer Pfanne in etwas Öl anschwitzen, Tomatenmark zugeben und kurz mitrösten.
2. Dann die gekochten Linsen, Senf, gehackte Nusskerne, Gewürze und Kräuter unterrühren.
3. Mit Salz und Pfeffer abschmecken. Die Masse darf ruhig schön herzhaft sein!

Kürbisschiffchen füllen

Die Kürbisviertel aus dem Ofen nehmen, mit der Linsenmasse füllen und nochmals circa 10–15 Minuten im Ofen garen, bis alles schön duftet und leicht gebräunt ist.

Kartoffelstampf

1. Kartoffeln mit Schale dämpfen und mit Hafermilch, Öl, Muskat und Kaliumsalz zu einem groben Stampf verarbeiten – nicht zu fein, ein bisschen Struktur darf bleiben.
2. Wer mag, mischt etwas gehackte Kräuter und Walnüsse unter.

Rote-Bete-Spiegel

1. Rote Bete mit Essig, Senf, Öl, Salz und Pfeffer fein pürieren – wer's fruchtiger mag, gibt noch ein kleines Stück Apfel dazu. Es entsteht ein pures Rubinrot!
2. Für extra Cremigkeit etwas Hafermilch einmixen.

Gedämpfter Fenchel auf Kürbis-Kartoffel-Spiegel mit Quinoa, Pistazien und Granatapfel

Fenchel ist ein echtes Herz-Gefäß-Wunder: Seine ätherischen Öle fördern die Durchblutung, die enthaltenen Kaliumsalze wirken sanft entwässernd und entlasten so das Herz-Kreislauf-System. Gedämpft ist er besonders zart, bekömmlich und überrascht mit einem feinen, ungewohnt milden Aroma.

Wirkung für Herz und Gefäße

- **Fenchel** enthält herzstärkendes Kalium, verdauungsfördernde ätherische Öle wie Anethol und antioxidative Flavonoide.
- **Quinoa** liefert hochwertiges pflanzliches Eiweiß, Magnesium und Ballaststoffe – perfekt zur Blutdruckregulation.
- **Kürbis und Kartoffel** sorgen für langkettige Kohlenhydrate, Beta-Carotin für sättigende Sanftheit ohne Blutzuckerchaos.
- **Kürbiskernöl und Pistazien** schenken wertvolle Fette, sekundäre Pflanzenstoffe und entzündungshemmendes Vitamin E.
- **Granatapfel** ist ein Klassiker für die Gefäße! Polyphenol-Power pur – besonders gut für die Endothelfunktion.

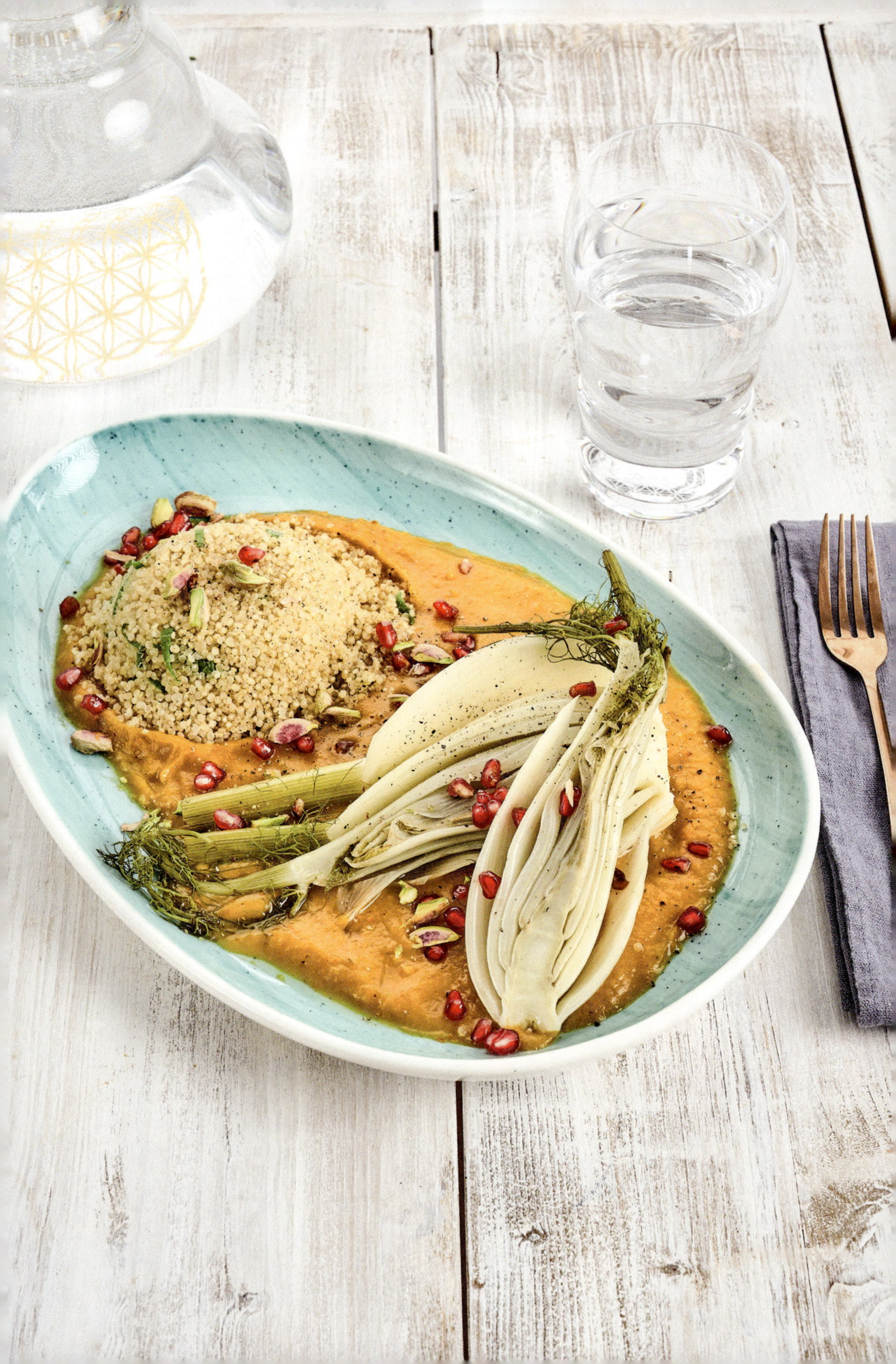

Zutaten (für 2 Portionen)

Für den Fenchel

- 1 große Fenchelknolle
- 1 TL Zitronensaft oder Apfelessig
- 1 Prise Kaliumsalz

Für den Quinoa-Ring

- 100 g Quinoa (weiß oder bunt), gut gewaschen
- 1 Prise Kreuzkümmel oder gemahlener Koriander
- 1 TL Olivenöl
- Kaliumsalz
- optional: 1 EL frische Kräuter (z. B. glatte Petersilie, Basilikum, Minze)

Für den Kürbis-Kartoffel-Spiegel

- 150 g Hokkaido-Kürbis (mit Schale)
- 100 g mehligkochende Kartoffeln (vorgekocht)
- circa 100 ml Gemüsebrühe
- 1 TL Zitronensaft oder milder Apfelessig
- 1 TL Senf (z. B. Estragon oder Dijon)
- 1 EL Olivenöl oder Hanföl
- Kaliumsalz, Pfeffer
- optional: 1 Prise Muskat oder Kurkuma

Für das Topping

- 2 TL Kürbiskernöl
- 1 EL Pistazien (ungesalzen, grob gehackt)
- 2 EL Granatapfelkerne
- frische Kräuter oder Fenchelgrün zum Garnieren

Fenchel vorbereiten

1. Fenchel halbieren, Strunk keilförmig herausschneiden, aber die Hälften ganz lassen.
2. In Zitronenwasser etwa 10–15 Minuten dämpfen, bis er weich, aber noch leicht bissfest ist.
3. Etwas salzen.

Quinoa-Ring kochen

1. Quinoa mit der doppelten Menge Wasser und einer Prise Salz aufkochen, 15 Minuten leise köcheln lassen.
2. Dann ziehen lassen, mit Kreuzkümmel, Olivenöl und frischen Kräutern abschmecken.
3. In einen Servierring oder eine kleine Tasse drücken, stürzen und beiseitestellen.

Kürbis-Kartoffel-Spiegel

1. Kürbis in kleine Würfel schneiden und mit etwas Brühe weich kochen (circa 10 Minuten).
2. Zusammen mit den vorgekochten Kartoffeln, Öl, Zitronensaft, Senf, Salz, Pfeffer und optional etwas Kurkuma oder Muskat in den Mixer geben.
3. Zu einer samtigen Creme pürieren.
4. Wenn's zu dick ist, noch etwas Brühe oder Hafermilch zufügen.

Anrichten

Nun alles zusammen auf einem Teller anrichten und mit Kürbiskernöl, Pistazien, Granatapfelkernen und frischen Kräutern nach Belieben garnieren.

Fenchelsalat mit Feige und cremigem Miso-Sesamöl-Dressing

In diesem Rezept trifft die Power des Fenchels auf ein lebendiges Miso-Sesam-Dressing, das mit seinen natürlichen Milchsäurebakterien den Darm stärkt, die Abwehr aktiviert und so über den »Hintereingang« zu gesunden Gefäßen und einem starken Herz beiträgt.

Wirkung für Herz und Gefäße

- **Fenchel** bringt Kalium, Ballaststoffe und antioxidative Flavonoide wie Anethol mit und wirkt gefäßentspannend, leicht entblähend und entzündungshemmend.
- **Feigen** liefern viele Ballaststoffe, die den Cholesterinspiegel senken und so die Gefäße schützen. Sie enthalten Kalium, das den Blutdruck reguliert und die Herzfunktion unterstützt. Außerdem bringen sie Polyphenole und Antioxidantien mit, die entzündungshemmend wirken und die Gefäßwände stabilisieren. Kurz gesagt: Feigen sind süß, aber trotzdem herzfreundlich.
- **Kartoffeln** stabilisieren den Blutzucker, sättigen angenehm und bringen Kalium für den Blutdruck mit.
- **Olivenöl und Nüsse** liefern gute Fette, Vitamin E und schützen die Zellmembranen.

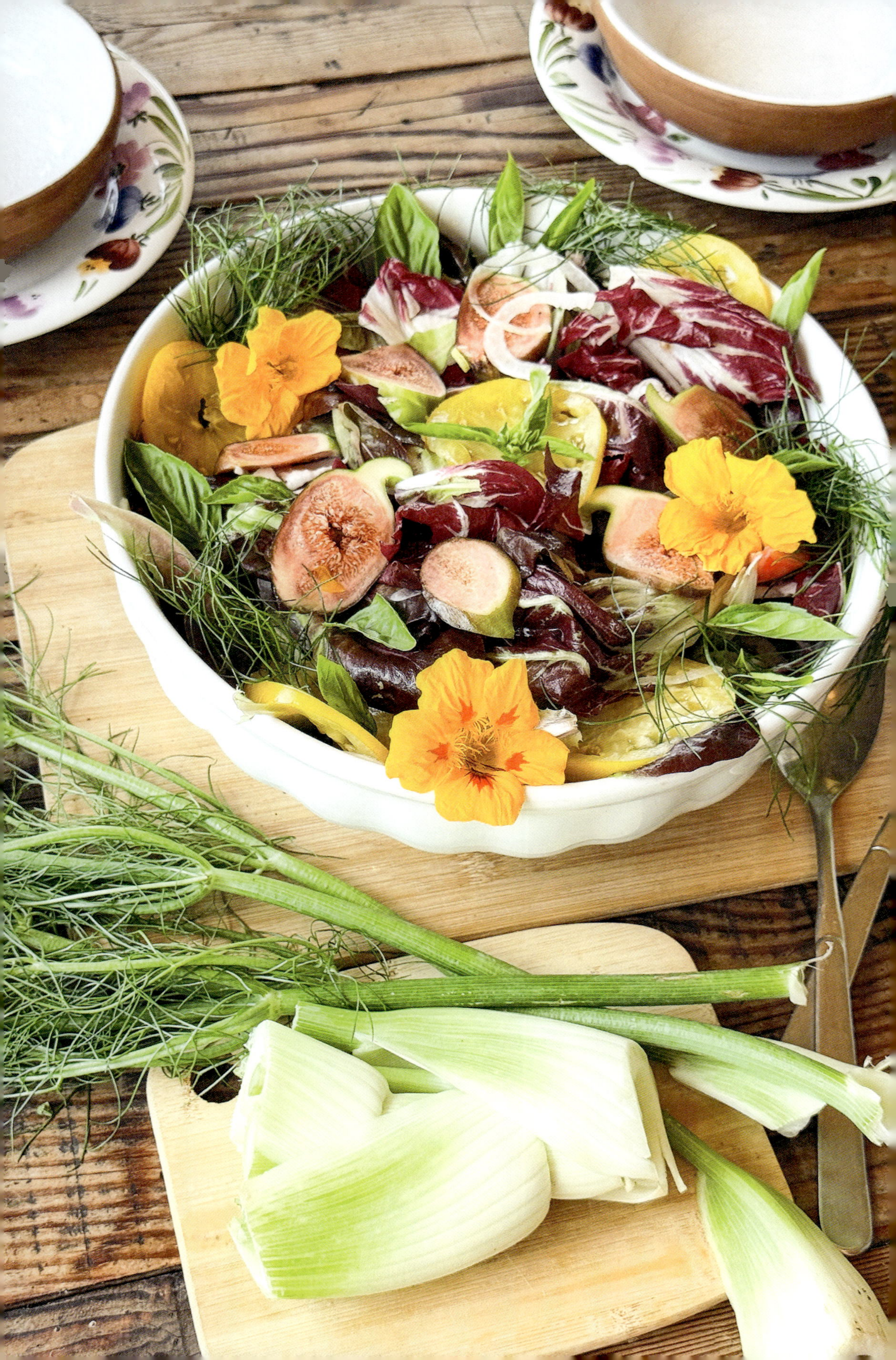

Zutaten (für 2 Portionen)

Für den Salat
- 1 große Fenchelknolle
- 1–2 reife Feigen (je nach Größe) oder ½ Birne oder 1 Pfirsich je nach Saison
- 1 Handvoll Radicchio oder Chicorée (optional)
- 1–2 gelbe oder rote Tomaten
- etwas frischen Basilikum
- etwas Fenchelkraut (frisch von der Knolle)
- 1 TL gehackte Pistazien oder Cashewnüsse (optional für Crunch)

Für das Miso-Sesam-Dressing
- 3 EL Sesamöl
- 6 EL Wasser
- 1 EL Zitronensaft
- 1 EL Miso Paste raw, Shiro-Miso-Qualität und bio
- 1 EL Olivenöl
- Kaliumsalz, Pfeffer

Zubereitung

1. Fenchel hobeln: Fenchel waschen, Strunk keilförmig entfernen und mit dem Gemüsehobel oder einem scharfen Messer in hauchdünne Scheiben schneiden oder hobeln. Wer mag, nutzt auch etwas vom Fenchelgrün zum Garnieren.
2. Frucht vorbereiten: Feigen, Birne oder Pfirsich in dünne Spalten schneiden, mit etwas Zitronensaft beträufeln, damit sie nicht braun wird. Wer mag, kann sie ganz kurz in der Pfanne anrösten oder einfach frisch verwenden.
3. Dressing mixen: Alle Zutaten für das Dressing in einer Schüssel zu einer cremigen, seidigen Soße pürieren. Es darf ruhig richtig samtig sein – aber bei Bedarf mit ein paar Tropfen Wasser oder Apfelsaft strecken, bis die Konsistenz passt. Abschmecken.
4. Salat anrichten: Radicchio, Basilikum, Fenchelkraut, geschnittene Tomaten, Fenchel und Frucht in einer Schüssel mit dem Dressing vermengen, vorsichtig durchheben. Auf Tellern anrichten oder in kleinen Schalen servieren. Selbstverständlich können hier noch Toppings drauf wie getrocknete Sauerkirschen oder Walnusskerne.

Goldene Hirse-Bowl mit Apfel, Fenchel und Zimt in Kokoswasser gekocht

Die goldene Hirse-Bowl ist entwässernd, wärmend und verdauungsfördernd und damit perfekt für den Morgen; mit ihr kann der Tag nur gut werden: Die basische, glutenfreie Hirse liefert alle essentiellen Aminosäuren und versorgt den Körper schon am Morgen mit langanhaltender Energie. In Kokoswasser gekocht wirkt sie isotonisch und erfrischend, während Apfel und Fenchel Leichtigkeit und feine Süße hineinbringen. Zimt rundet das Ganze warm und duftend ab, und die Sauerkirschen schenken eine Extraportion Polyphenole für Herz, Gefäße und gute Laune. So startet der Tag kraftvoll, leicht und rundum genährt.

Zutaten (für 1 Portion)

- 60 g Hirse
- 200 ml Kokoswasser
- ½ kleiner Apfel (gerieben oder gewürfelt)
- 1 kleines Stück Fenchel (fein gewürfelt oder hauchdünn gehobelt)
- 1 EL getrocknete Sauerkirschen
- ¼ TL Kurkuma
- 1 Prise Zimt
- 1 TL Leinsamen (geschrotet)
- 1 TL Mandelmus oder Tahine
- 1–2 TL Zitronensaft
- optional: frische Minze als Topping

Zubereitung

1. Hirse mit Fenchel und Apfel in Kokoswasser circa 15 Minuten weich köcheln.
2. Sauerkirschen, Kurkuma, Zimt, Leinsamen, Zitronensaft und Mandelmus einrühren.
3. Mit Kräutern toppen und warm genießen.

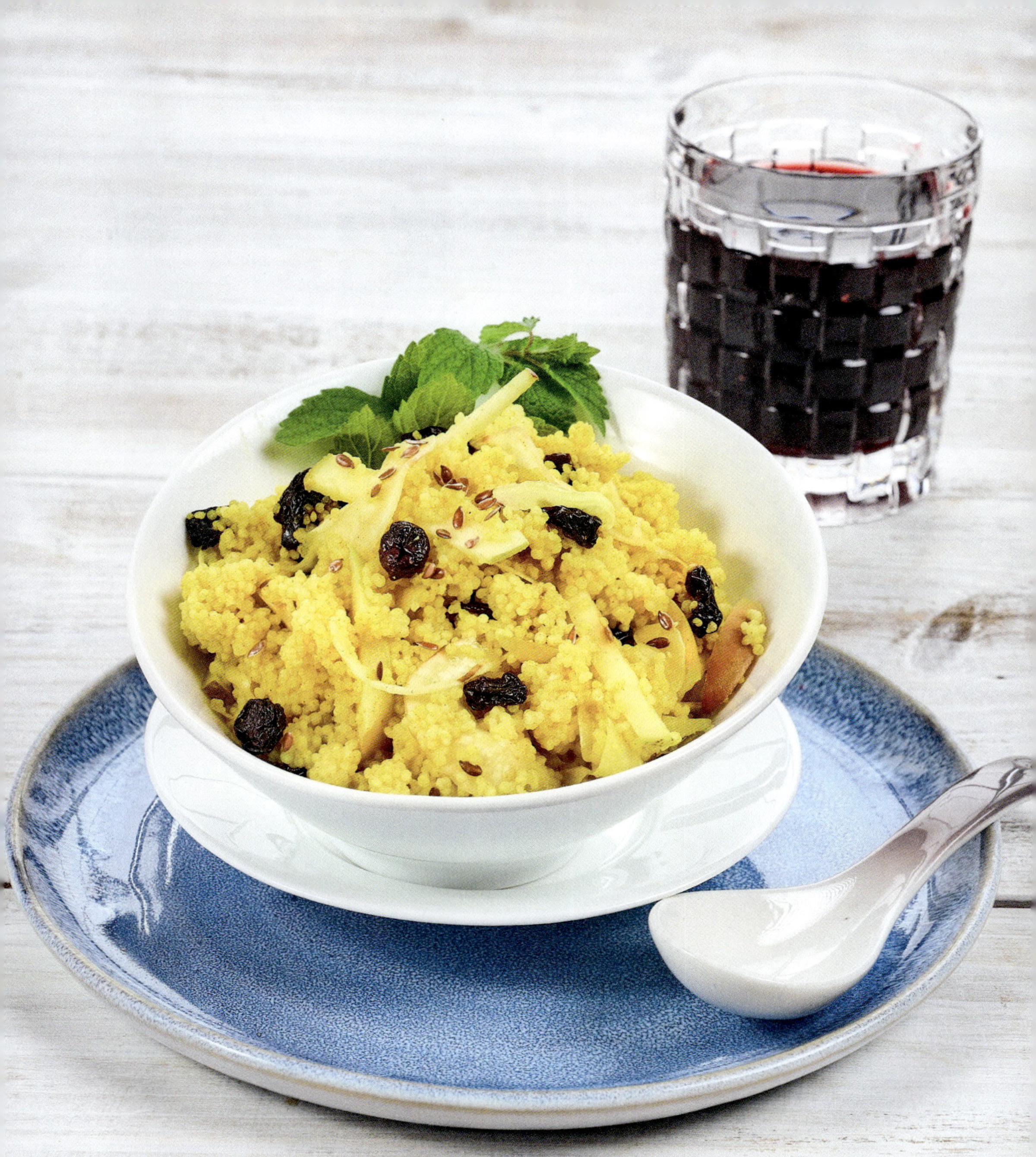

Herzgesunde Wirkung

- **Fenchel und Zimt:** Verdauungsfördernd und entblähend
- **Leinsamen:** Ballaststoffreich, binden Stoffwechselreste
- **Kurkuma:** Antientzündlich, mild lymphstimulierend
- **Getrocknete Sauerkirschen (optional):** Herz- und gefäßsstärkend mit vielen Mineralstoffen und Antocyanen

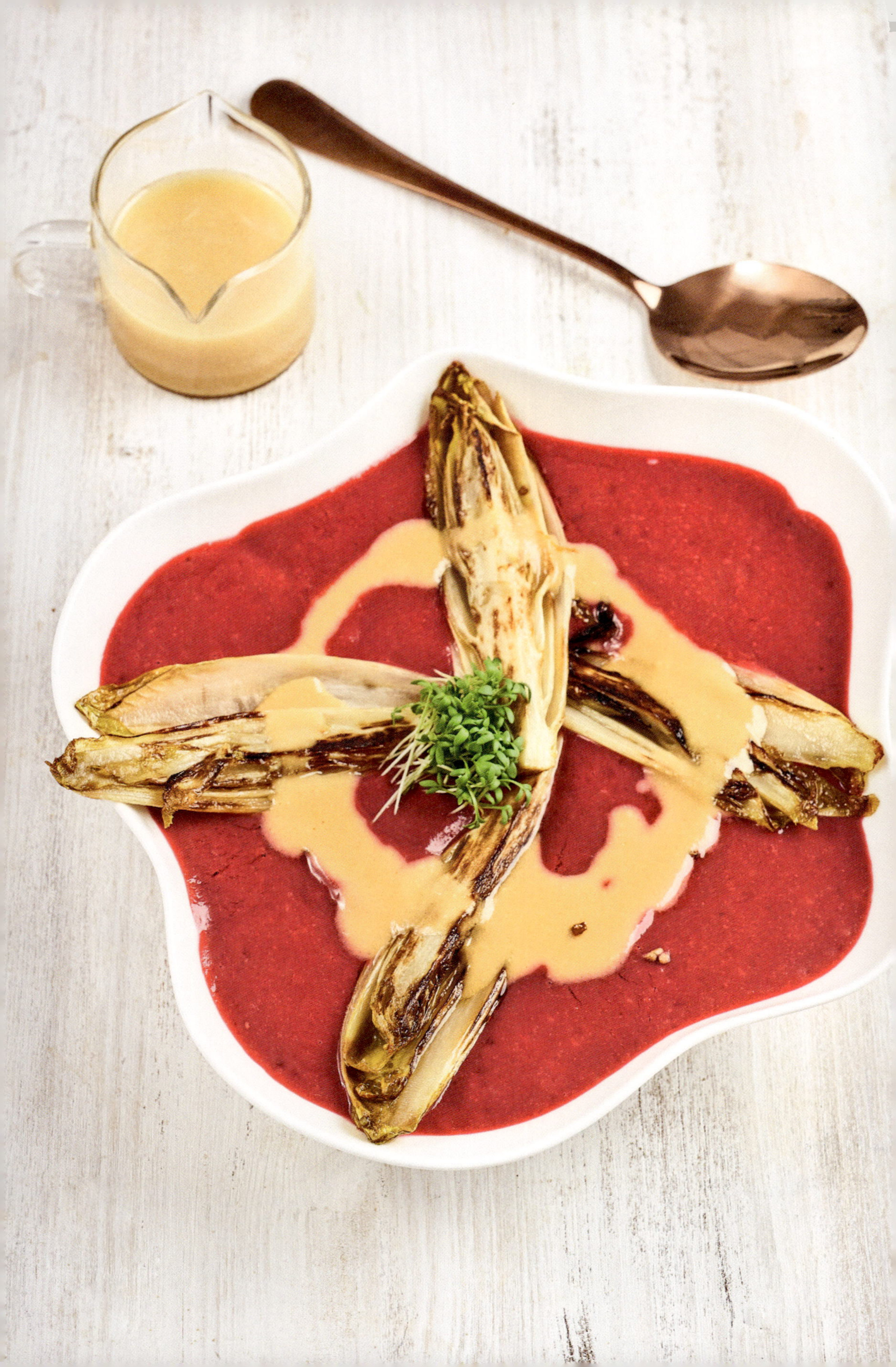

Rote-Bete-Suppe mit gebratenem Chicorée und Miso-Topping

Diese Suppe vereint die herzstärkenden Nitrate aus der Roten Bete mit den Bitterstoffen des Chicorées, die Leber und Verdauung unterstützen. Die Kombination aus erdig, süßlich, cremig und leicht bitter macht sie zu einem runden, herzfreundlichen Hauptgericht – abends angenehm leicht und beruhigend, mittags trotzdem sättigend.

Die Rote Bete stärkt das Herz durch ihre Nitrate, die im Körper zu Stickstoffmonoxid werden – einem natürlichen »Gefäßweitmacher«, der den Blutdruck senkt und die Durchblutung verbessert. Ihre kräftige rote Farbe verdankt sie antioxidativen Betalainen, die unsere Gefäße vor Schäden schützen.

Der Chicorée bringt mit seinen Bitterstoffen Leber und Verdauung in Schwung, wirkt entzündungshemmend und stabilisiert den Blutzucker. Zusammen bilden sie ein herzfreundliches Duo: cremig, sättigend und dabei leicht – ideal, um den Körper abends zu entlasten und ihm sanfte Pflanzenkraft zu schenken.

Der absolute Überflieger ist bei dieser Kombination die Miso-Soße, denn mit ihr bekommen wir alles, was wir für einen gesunden Darm brauchen; und ein gesunder Darm ist wie erwähnt ganz wichtig für unser Herzgesundheit! Miso, in Bezug auf den Geschmack Umami, ist ein fermentiertes Lebensmittel, das lebendige Milchsäurebakterien enthält. Deshalb darf es nicht über 38 Grad Celsius erhitzt werden. Mein Geheimtipp ist deshalb: Miso auch als Soße, Dip oder Dressing kalt verwenden!

Zutaten (für 4 Portionen)

Für die Rote-Bete-Suppe

- 500 g frische Rote Bete (vorgegart geht auch, frische gibt mehr Aroma)
- 2 mittelgroße Karotten
- 2 mittelgroße Pastinaken
- 1 rote Zwiebel
- 2 Knoblauchzehen
- 1 kleiner Apfel (säuerlich, z. B. Boskoop oder Elstar)
- 1 Stück Ingwer (ca. 2 cm)
- 1 EL Olivenöl (fürs Anbraten)
- 1 TL Kreuzkümmel, gemahlen
- Koriandersamen
- 1 TL Kurkuma
- 1 l Gemüsebrühe (hergestellt mit Kaliumsalz)
- 200 ml Kokosmilch (ungesüßt)
- Saft von ½ Zitrone
- frisch gemahlener schwarzer Pfeffer
- optional: ein Hauch Chili für mehr Wärme

Rote-Bete-Suppe

1. Die Rote Bete (falls roh) schälen und in Würfel schneiden.
2. Karotten, Pastinake, Zwiebel, Knoblauch, Ingwer und Apfel ebenfalls schälen und grob würfeln.
3. In einem großen Topf das Olivenöl erhitzen. Zwiebel, Knoblauch und Ingwer kurz anrösten, bis sie duften.
4. Dann Karotten, Pastinaken und Apfel hinzufügen, kurz mitrösten.
5. Rote Bete dazugeben, mit Kreuzkümmel, Koriander und Kurkuma würzen und alles gut umrühren.
6. Mit der Gemüsebrühe ablöschen und die Suppe bei mittlerer Hitze circa 25–30 Minuten köcheln lassen, bis das Gemüse weich ist.
7. Die Suppe mit dem Pürierstab oder im Mixer fein pürieren.
8. Kokosmilch einrühren und mit Zitronensaft, Kaliumsalz und Pfeffer abschmecken.
9. Wer mag, kann noch eine kleine Prise Chili für Wärme hinzufügen.
10. Die Konsistenz sollte cremig-samtig sein – bei Bedarf mit etwas mehr Brühe oder Kokosmilch anpassen, aber nicht zu dünn machen, da sie sättigen soll.

Für den Chicorée

- 2–3 Chicorées
- Kresse
- 1–2 EL Olivenöl
- etwas Kaliumsalz
- schwarzer Pfeffer

Für das Miso-Topping

- 3 EL Miso Paste raw, Shiro-Miso-Qualität und bio
- 6 EL Sesamöl
- 2 EL frisch gepressten Zitronensaft

Chicorée

1. Den Chicorée längs halbieren und dann vierteln.
2. In einer Pfanne das Olivenöl erhitzen und die Chicorée-Viertel von allen Seiten kräftig anbraten, bis sie leicht gebräunt sind.
3. Mit etwas Kaliumsalz, Pfeffer würzen.
4. Alternativ im Ofen bei 200 °C Ober-/Unterhitze circa 15–20 Minuten in einer Auflaufform garen, bis sie weich und leicht karamellisiert sind.

Miso-Topping

Alle Zutaten für das Topping miteinander in einer kleinen Schüssel verrühren. Die Suppe in tiefen Tellern oder Schalen anrichten, den gebratenen Chicorée obenauf platzieren. Und dann das Topping, also die Misocreme, darauf verteilen.

Rote-Bete-Carpaccio mit Avocado, Rucola und Miso-Kürbiskernöl-Dressing

Dieses Rezept verbindet gleich mehrere Herzhelden: Die gefäßaktiven Nitrate der Roten Bete, gesunde Fette aus Avocado, Walnüssen und Kürbiskernen, entzündungshemmende Bitterstoffe aus dem Rucola und die fermentierte Miso-Paste, die das Mikrobiom stärkt. So wird das Carpaccio zu einem frischen, bunten und gleichzeitig kraftvollen Hauptgericht oder auch zu einer festlichen Vorspeise.

Zutaten (für 4 Portionen)

Für den Salat

- 2–3 Rote Bete (roh, sehr fein gehobelt, oder vorgegart in dünnen Scheiben)
- 1 Avocado
- 1 Handvoll Rucola
- 1 Karotte, sehr fein geraspelt
- 2 EL Kürbiskerne
- 2 EL Walnüsse, grob gehackt

Für das Dressing

- 3 EL Kürbiskernöl
- 1 TL helle Miso-Paste (raw, bio, Shiro Miso)
- 1 EL Apfelessig
- etwas Kaliumsalz
- frisch gemahlener schwarzer Pfeffer
- dazu 2 Gläser Rote-Bete-Saft (naturbelassen)

Zubereitung

1. Die Rote Bete sehr fein hobeln oder in dünne Scheiben schneiden und fächerförmig auf Tellern auslegen.
2. Avocado in feine Scheiben schneiden und darüberlegen.
3. Karotte ganz fein raspeln und zusammen mit Rucola, Kürbis- und Walnusskernen über das Carpaccio streuen.
4. Für das Dressing die Miso-Paste mit dem Apfelessig glatt rühren, dann das Kürbiskernöl langsam einrühren, bis eine cremige Soße entsteht.
5. Mit Kaliumsalz und Pfeffer abschmecken. Über das Carpaccio träufeln und sofort servieren.
6. Dazu passt ein Glas naturtrüber Rote-Bete-Saft, der das Gericht ideal abrundet und die herzstärkende Wirkung zusätzlich unterstützt.

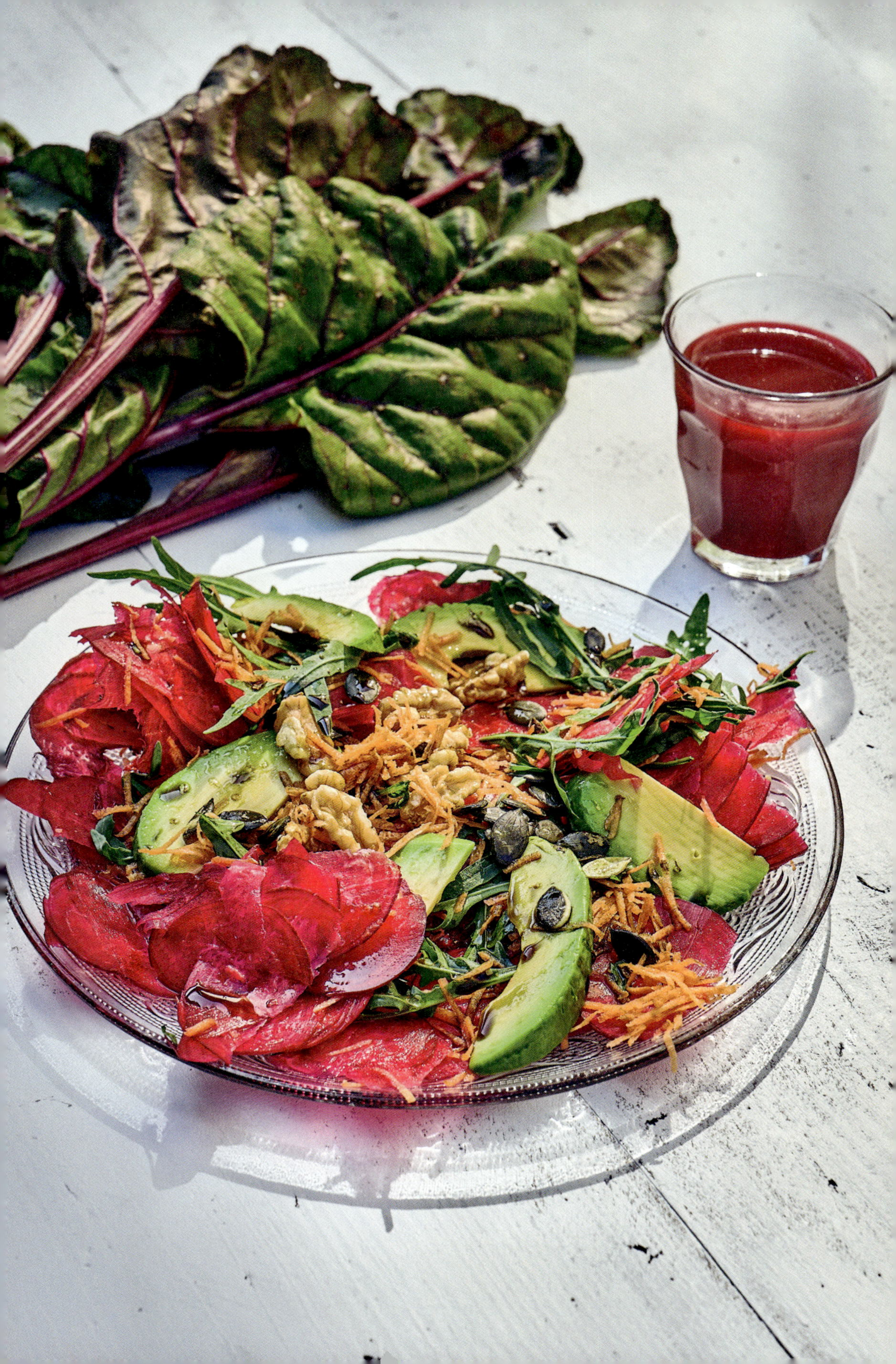

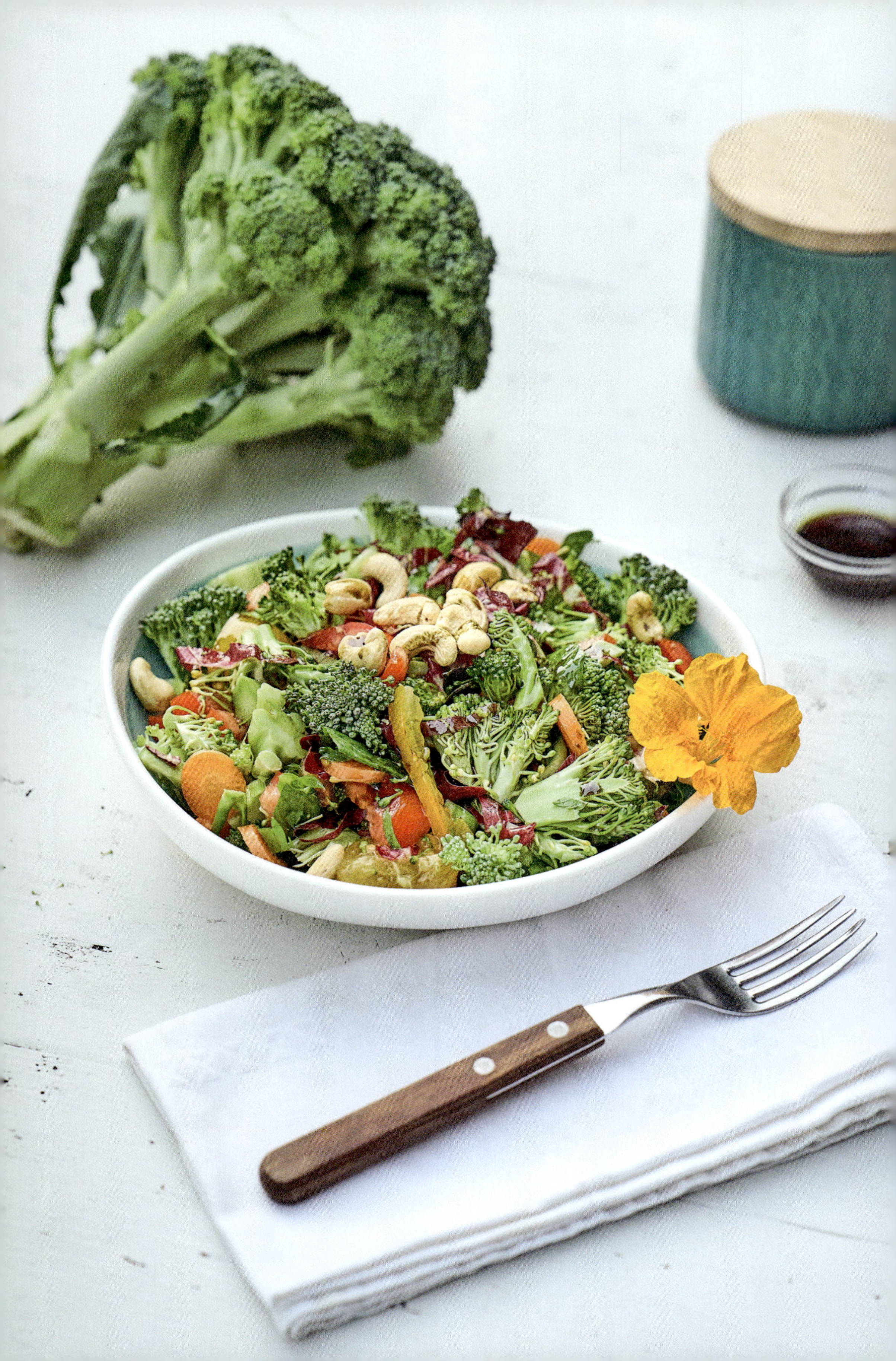

Knackiger Rohkost-Brokkoli-Salat mit Cashews und Miso-Dressing

Brokkoli ist ein echtes Schutzschild für Herz und Gefäße. Roh gegessen entfaltet er seine volle Kraft: Wird er fein aufgeschnitten und kurz stehen gelassen, aktiviert das Enzym Myrosinase die Bildung von Sulforaphan. Dieser sekundäre Pflanzenstoff schützt die Gefäße vor Entzündungen und unterstützt die Entgiftung in den Zellen.

Die Cashews liefern gesunde ungesättigte Fettsäuren und Mineralstoffe, die den Blutdruck sanft regulieren können. Radicchio bringt mit seinen Bitterstoffen Leber und Verdauung in Schwung, während Paprika mit reichlich Vitamin C das Gefäßgewebe stärkt. Die Kapuzinerkresse ergänzt das Ganze mit ihren Senfölglykosiden, die antibakteriell wirken und ebenfalls entzündungshemmend sind.

Zutaten (für 4 Portionen)

- 1 Brokkoli
- 1 kleine Karotte, fein geraspelt
- ½ Radicchio, in feine Streifen geschnitten
- 1 rote Paprika, gewürfelt
- 1–2 Tomaten, gewürfelt (optional)
- 1 Handvoll Cashewkerne, grob gehackt
- einige Kapuzinerkressenblüten zum Garnieren

Für das Dressing

- 3 EL Olivenöl
- 1 TL helle Miso-Paste (raw, bio, Shiro Miso)
- 1 EL Apfelessig
- etwas Kaliumsalz
- frisch gemahlener schwarzer Pfeffer

Zubereitung

1. Den Brokkoli in sehr feine Röschen schneiden oder hobeln und unbedingt 20 Minuten stehen lassen. In dieser Zeit wird durch das Enzym Myrosinase die Bildung des wertvollen Sulforaphans angeregt.
2. Das vorbereitete Gemüse, Karotte, Radicchio, Paprika und optional Tomate, in eine große Schüssel geben, Brokkoli dazu und alles vorsichtig vermengen.
3. Mit Cashewkernen bestreuen.
4. Für das Dressing die Miso-Paste mit dem Apfelessig verrühren, dann das Olivenöl einrühren und mit Kaliumsalz und Pfeffer abschmecken.
5. Das Dressing über den Salat geben und gut durchmischen.
6. Mit den Kapuzinerkressenblüten garnieren und servieren.

Brokkoli-Suppe mit Cashewkernen

Die herzstärkende Brokkoli-Kartoffel-Suppe mit Cashew-Topping steckt voller Herz- und Gefäßkraft: Kalium unterstützt die Blutdruckregulation, die Ballaststoffe stärken Darm und Cholesterinhaushalt und das hitzestabile Glucoraphanin – die Vorstufe der Senföle – bleibt beim Kochen erhalten und kann mit etwas rohem Brokkoli oder Senfsamen als Topping nachträglich aktiviert werden.

Zutaten (für 4 Portionen)

- 500 g Brokkoli (mit Stiel)
- 300 g Kartoffeln (festkochend oder vorwiegend festkochend)
- 1 Zwiebel
- 2 Knoblauchzehen
- 1 EL Olivenöl
- 800 ml Gemüsebrühe (mit Kaliumsalz statt herkömmlichem Salz)
- 150 ml ungesüßte Hafer- oder Mandelmilch
- 1 Prise Muskatnuss
- schwarzer Pfeffer aus der Mühle
- Saft von ½ Zitrone
- Topping: 2 EL Cashewkerne, grob gehackt und in der Pfanne ohne Fett angeröstet

Zubereitung

1. Brokkoli in Röschen teilen, den Stiel schälen und würfeln. Kartoffeln schälen und in Stücke schneiden.
2. Zwiebel und Knoblauch schälen, fein hacken und im Olivenöl glasig anschwitzen.
3. Kartoffeln und Brokkoli zugeben, kurz mitdünsten.
4. Mit Gemüsebrühe ablöschen und etwa 15–20 Minuten köcheln lassen, bis alles weich ist.
5. Mit Pflanzenmilch, Muskat und Zitronensaft pürieren, bis eine cremige Suppe entsteht.
6. Mit Pfeffer abschmecken.
7. In Schalen füllen und mit den gerösteten Cashewkernen und frischen Kräutern bestreuen.

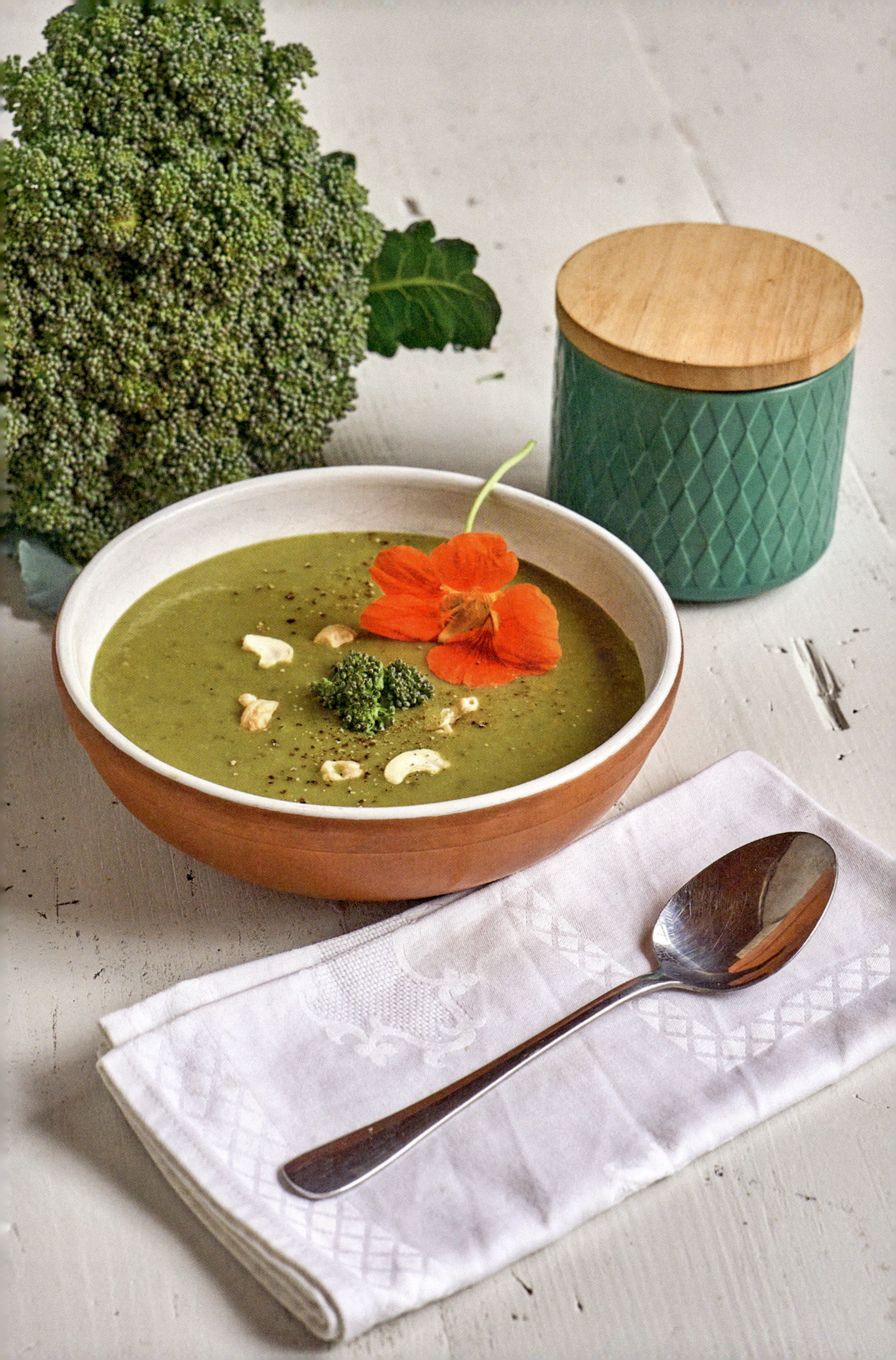

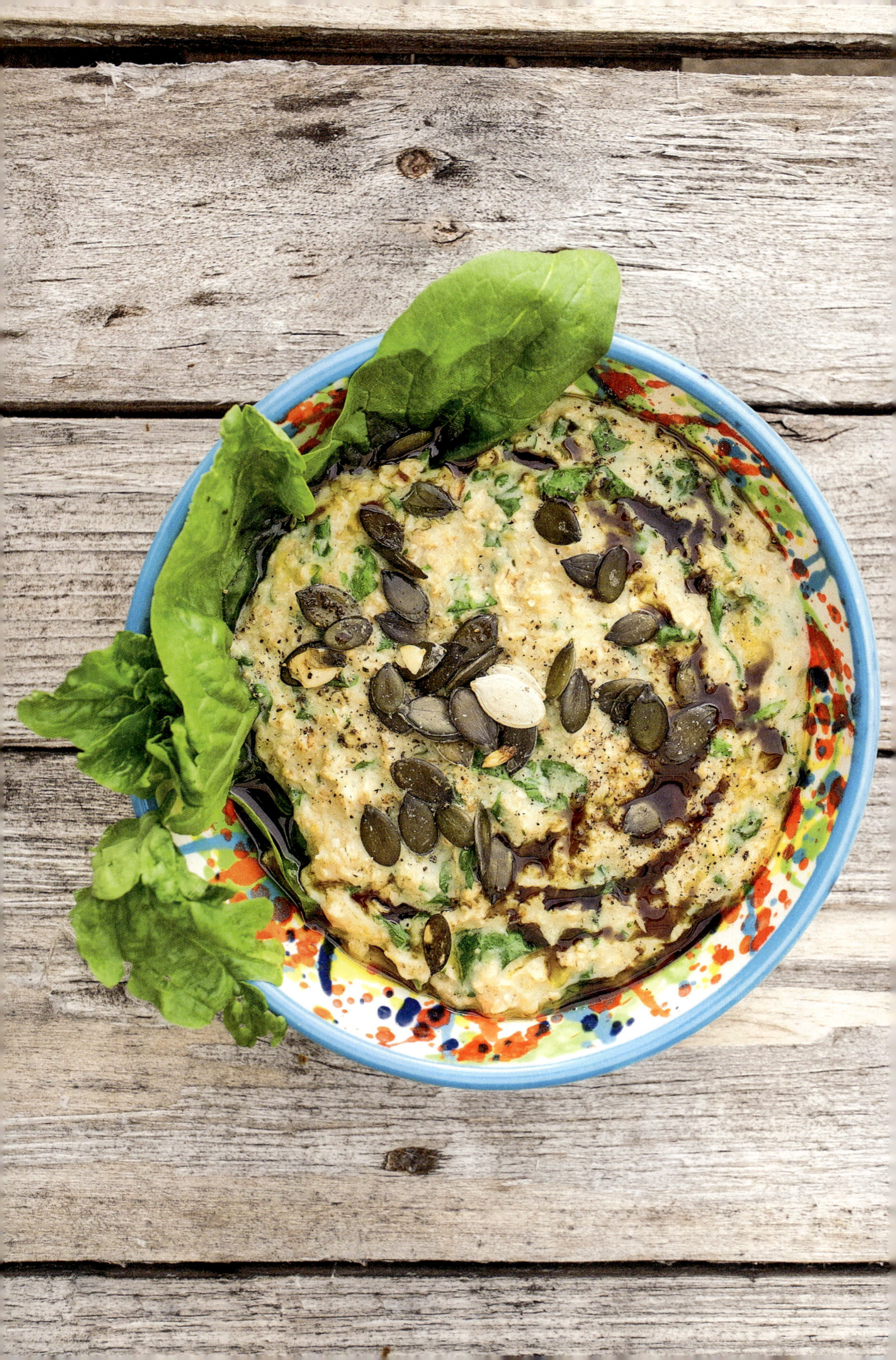

Herzhaftes Porridge mit Babyspinat

Haferflocken sind kleine Alleskönner für Herz und Gefäße. Sie liefern lösliche Ballaststoffe, die sogenannten Beta-Glucane, die den Cholesterinspiegel senken und entzündungshemmend wirken. Gleichzeitig stabilisieren sie den Blutzucker, was die Gefäße langfristig schützt.

Übrigens: Beta-Glucane sind lösliche Ballaststoffe aus dem Hafer, die im Darm wie ein Schwamm wirken. Sie binden Gallensäuren, die aus Cholesterin hergestellt werden, und sorgen so dafür, dass der Cholesterinspiegel im Blut sinkt. Damit tragen sie ganz direkt zur Herz- und Gefäßgesundheit bei.

Spinat bringt Eisen und Chlorophyll mit, die für eine gute Sauerstoffversorgung und eine kräftige Durchblutung sorgen. Die Kombination aus Kürbiskernen und Kürbiskernöl ergänzt das Ganze mit gesunden Fetten, Magnesium und herzfreundlichen Pflanzenstoffen.

Dieses herzhafte Porridge ist eine wohltuende, sättigende Mahlzeit – perfekt auch am Abend. Anders als die süße Variante entlastet es den Körper, beruhigt das System und versorgt ihn gleichzeitig mit einer Fülle an Vitalstoffen. Ich liebe die Kombination aus cremigem Hafer, frischem Spinat und dem nussigen Aroma von Kürbiskernen und Kürbiskernöl – ein echtes Wohlfühlgericht für Herz und Seele.

Zutaten (für 2 Portionen)

- 100 g Haferflocken (zart oder kernig)
- 250 ml ungesüßte Pflanzenmilch
- 250 ml Gemüsebrühe (bio oder mit Kaliumsalz)
- 2 Handvoll Babyspinat
- 2 EL Kürbiskerne
- 1 EL Kürbiskernöl
- optional eine kleine Handvoll Walnüsse oder Mandeln
- frisch gemahlener schwarzer Pfeffer

Zubereitung

1. Die Haferflocken mit Pflanzenmilch und Gemüsebrühe in einem Topf aufkochen und bei mittlerer Hitze etwa 5–7 Minuten quellen lassen, bis eine cremige Konsistenz entsteht.
2. Mit Pfeffer abschmecken.
3. Den Babyspinat waschen, abtropfen lassen und kurz unter das warme Porridge heben, sodass er leicht zusammenfällt.
4. Das Porridge in Schalen füllen, mit Kürbiskernen bestreuen und mit Kürbiskernöl beträufeln.

Rohköstlicher Buchweizenbrei mit Beerenpower

An alle, die meine Rezepte ausprobieren: Manche werdet ihr sofort lieben, bei anderen braucht es vielleicht ein bisschen Anlauf. Aber dieses Frühstück ist keine Option, sondern ein Muss. In diesem Buchweizenbrei treffen gleich mehrere pflanzliche Superkräfte aufeinander: Buchweizen liefert mit seinem Rutin wertvolle sekundäre Pflanzenstoffe für stabile Gefäße und die Sauerkirsche ist mein absoluter Superstar. Ihre intensiven Anthocyane stärken Herz und Kreislauf, fördern Regeneration und Leistungsfähigkeit. So entsteht ein mild-nussiger, frischer Brei, der nicht nur den tierischen Joghurt ersetzt, sondern ihm geschmacklich und gesundheitlich weit überlegen ist – ein perfekter Start in den Tag für Herz, Gefäße und Energie. Nicht umsonst setzen selbst Tour-de-France-Teams auf ihren Wirkstoff. Dieses Frühstück ist Power, Schutz und Genuss in einer Schale.

Beim Essen wird alles miteinander vermengt – so verbinden sich die nussige Milde des Buchweizens und die intensive Beerenfrische zu einem harmonischen Ganzen.

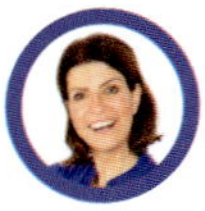

Ein Frühstück, das schmeckt und dabei alle acht essenziellen Aminosäuren für die Gefäßgesundheit mitbringt. Genau so stelle ich mir einen guten Start in den Tag vor.

Zutaten (für 2 Portionen)

- 100 g Buchweizen
- 1 Banane
- 100 g Wildheidelbeeren oder Sauerkirschen (frisch oder TK)
- 1–2 Datteln
- 1 EL Leinsamen oder Chiasamen

Zubereitung

1. Den Buchweizen über Nacht in reichlich Wasser mit einem Spritzer Zitrone einweichen.
2. Am nächsten Tag gründlich abspülen, bis der Schleim vollständig entfernt ist.
3. Den Buchweizen mit der Banane im Mixer zu einem cremigen Brei pürieren und in Schalen füllen.
4. Für das Beerentopping die Beeren zusammen mit den Datteln und den Lein- oder Chiasamen mixen.
5. Diese fruchtige Creme in die Mitte des Buchweizenbreis geben.

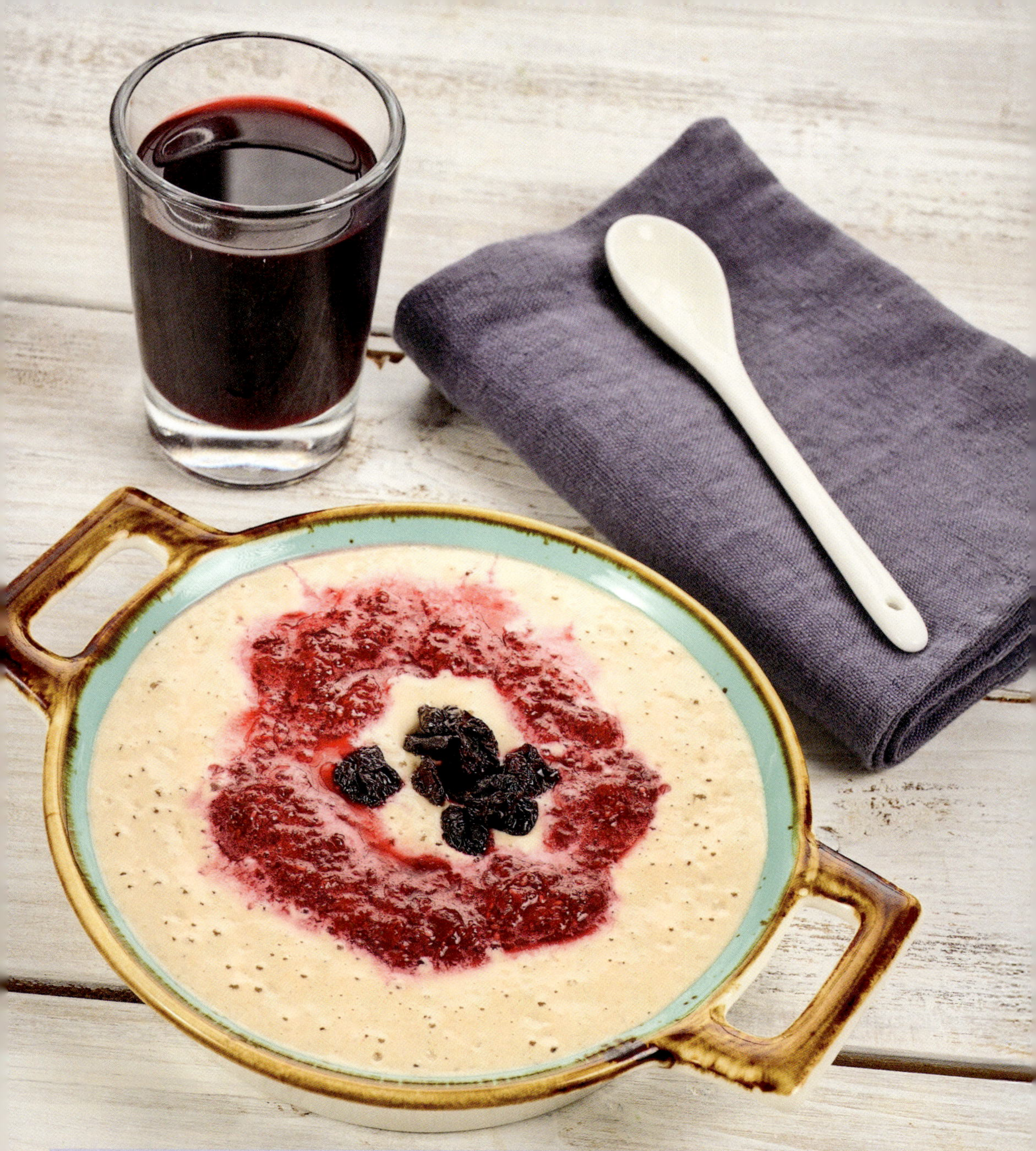

Gesunde Gefäße

Rutin aus dem Buchweizen stärkt die Gefäßwände, macht sie elastischer und schützt die feinen Kapillaren, sodass die Durchblutung verbessert und das Herz entlastet wird. Gemeinsam mit den Anthocyanen aus den Beeren entsteht eine kraftvolle Kombination: Diese natürlichen Farbstoffe verleihen Heidelbeeren oder Sauerkirschen ihr tiefrotes bis violettes Leuchten, wirken stark antioxidativ, hemmen Entzündungen und schützen Herz und Gefäße vor freien Radikalen.

DIE FÜNF WERTVOLLSTEN GETRÄNKE FÜR HERZ UND GEFÄẞE

Manchmal braucht es gar keine komplizierten Rezepte, um dem Herzen etwas Gutes zu tun. Schon mit den richtigen Getränken können wir die Gefäße stärken, den Blutdruck in Balance halten und den Körper frisch durchspülen. Hier kommen meine fünf Favoriten für gesunde Herz-Drinks.

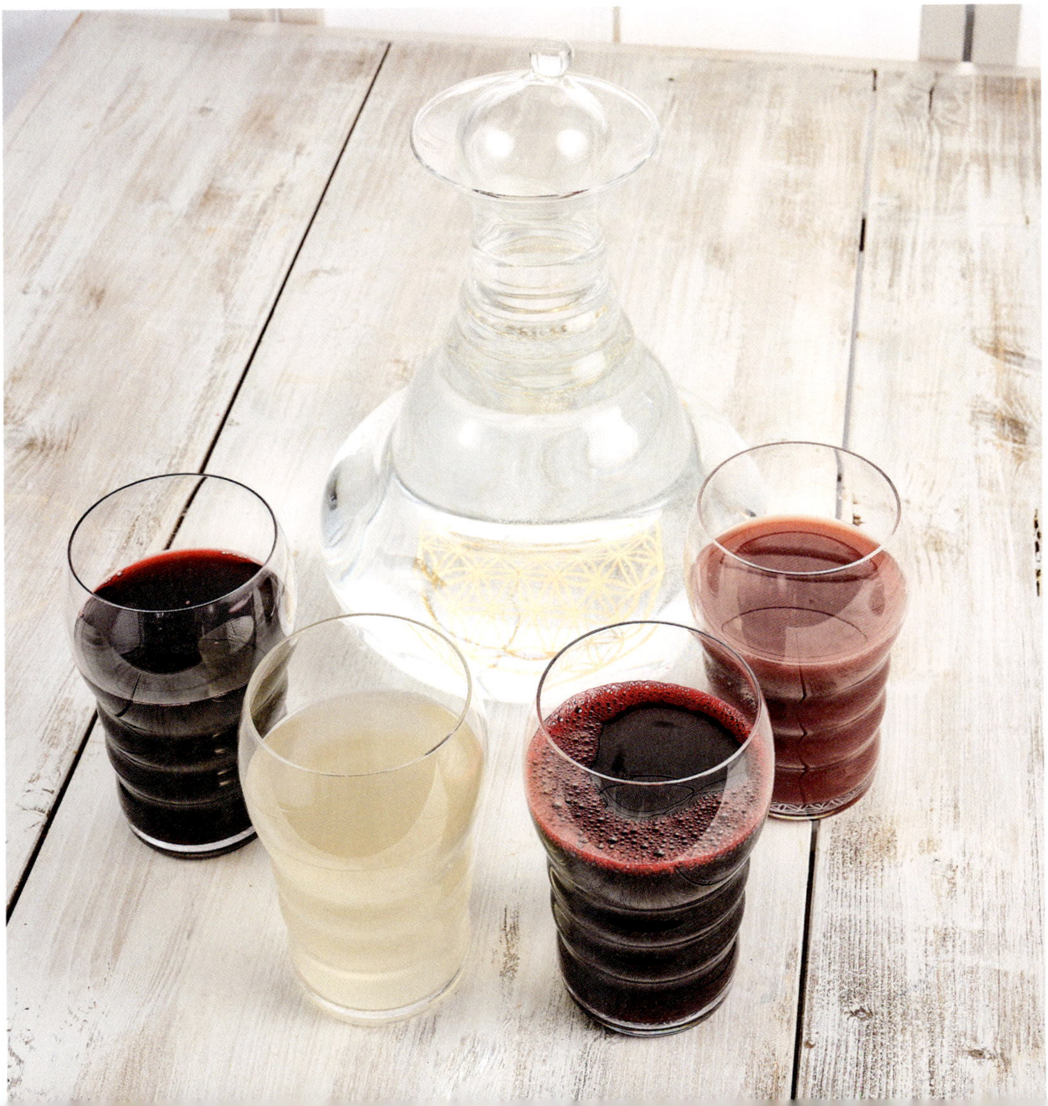

Rote-Bete-Saft

Die Rote Bete ist eine echte Powerknolle für das Herz. Ihr tiefroter Farbstoff steckt voller Nitrate, die im Körper in Stickstoffmonoxid umgewandelt werden. Dieses kleine Wundermolekül entspannt die Gefäßwände, erweitert sie und sorgt so für eine bessere Durchblutung. Rote-Bete-Saft kann den Blutdruck senken und die Sauerstoffversorgung in Muskeln und Herz verbessern. Außerdem ist er reich an Folat, Eisen und Kalium – also ein echter Rundumschmeichler für Herz und Kreislauf.

Kokoswasser

Kokoswasser ist ein natürliches isotonisches Getränk, denn es enthält Mineralstoffe wie Kalium und Magnesium, die Herzrhythmus und Blutdruck positiv unterstützen. Wichtig ist, nur Fairtrade und Bio zu wählen, denn das schützt die Bauern, die Umwelt und garantiert bessere Anbau- und Arbeitsbedingungen. Außerdem gibt es inzwischen ein Zertifikat, das GAP Monkey-Free Plus, ausgegeben vom thailändischen Landwirtschaftsministerium, das bestätigt, dass bei der Kokosnussernte keine Affen eingesetzt werden. In Maßen getrunken ist Kokoswasser somit ein feiner Unterstützer für Herz und Kreislauf – aber bitte schlürfen Sie das Kokoswasser nicht literweise, ohne auf Herkunft und Siegel zu achten.

Sauerkirschsaft

Die Sauerkirsche ist eine kleine Königin unter den Herzfrüchten. Ihr Saft steckt voller Anthocyane, also Farbpigmente aus der Gruppe der Polyphenole, die stark antioxidativ wirken. Sie schützen unsere Gefäße vor freien Radikalen, wirken entzündungshemmend und können so langfristig Herz und Kreislauf stärken. Gleichzeitig unterstützt Sauerkirschsaft die Regeneration nach Belastung und fördert erholsamen Schlaf, was indirekt wiederum das Herz entlastet. Ein Glas am Abend ist also fast wie ein natürlicher Herz-Kuss.

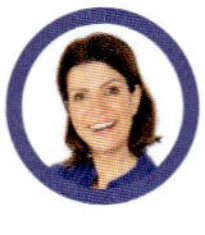

Es gibt so viele leckere Alternativen zu süßen Getränken und Sauerkirschsaft gehört für mich ganz klar dazu. Pur, fruchtig und voller natürlicher Power. Limonaden? Geschichte.

Granatapfelsaft

Der Granatapfel gilt seit Jahrhunderten als Symbol für Lebenskraft. Sein Saft ist reich an Polyphenolen und Punicalagin, einem besonders wirksamen Antioxidans. Diese Stoffe schützen die Gefäßinnenwände, senken oxidativen Stress und können den Blutdruck regulieren. Doch wie bei allen hochkonzentrierten Säften gilt: Weniger ist mehr. Am besten wird Granatapfelsaft verdünnt getrunken – so erhält man die wertvollen Inhaltsstoffe, ohne den Körper mit Fruchtsäuren und Zucker zu überlasten. Als Schorle ist er ein herrlich erfrischender, herzfreundlicher Begleiter.

Klares Wasser

So simpel es klingt, so essenziell ist es: Reines Wasser ist und bleibt das Herzstück für unsere Gesundheit. Es hält das Blut dünnflüssig, damit es leichter durch die Gefäße fließt. Es versorgt jede Zelle mit Nährstoffen und spült Stoffwechselreste über Lymphe und Nieren wieder hinaus. Wer regelmäßig Wasser trinkt, unterstützt die Durchblutung, die Nierenleistung und damit auch das gesamte Herz-Kreislauf-System. Am besten naturbelassen, still oder leicht mineralhaltig – Hauptsache rein.

ERNÄHRUNG BEI LYMPHÖDEM

Ein Lymphödem entsteht, wenn die feinen Lymphbahnen im Gewebe nicht mehr ausreichend Flüssigkeit abtransportieren können. Es kommt zu Stau, Schwellungen und einem unangenehmen Spannungsgefühl, oft in Armen oder Beinen. In der Ernährung geht es nun vor allem darum, das Gewebe zu entlasten, die Entzündungsneigung zu senken und den Körper bei der sanften Entgiftung zu unterstützen.

Für Menschen mit Lymphödem ist nicht entscheidend, weniger zu essen, sondern anders zu essen: viel Gemüse, wenig Salz, sanfte Gewürze, kein Zucker, keine tierischen Fette regelmäßig essen, warm beginnen, kleine Mengen über den Tag verteilen.

Folgende Nahrungsmittel und Mahlzeitenroutinen tun dem Lymphsystem gut.

Entzündungshemmende Ernährung

Stille Entzündungen fördern Wassereinlagerungen. Eine pflanzenbasierte, bunte Kost mit vielen Antioxidanzien kann hier aktiv gegensteuern. Besonders günstig sind: Beeren, dunkles Blattgemüse, Brokkoli, Kürbis, rote Zwiebeln Kurkuma, Ingwer, Zimt, Petersilie kaltgepresste Öle mit Omega-3-Fettsäuren (zum Beispiel Leinöl, Algenöl), fermentierte Lebensmittel (zum Beispiel Sauerkraut, Kimchi, Supermikroben).

Eiweiß in guter Qualität – bevorzugt pflanzlich

Das Lymphsystem braucht Eiweiß, um die Flüssigkeitsverteilung zu regulieren. Doch zu viel tierisches Protein kann säurebildend wirken. Ideal sind: Hülsenfrüchte, Tofu, Tempeh, Lupinen, Quinoa, Hirse, Buchweizen, Nüsse und Samen in moderaten Mengen.

Salz nur bewusst verwenden

Zu viel Salz kann Wassereinlagerungen verstärken. Besser ist es, salzarm zu würzen und mit Kräutern oder Zitronensaft Geschmack zu geben. Tipp: Wenn Sie Salz verwenden, dann sollte es hochwertig sein und Sie sollten es bewusst verwenden, zum Beispiel naturbelassenes Steinsalz in kleiner Menge oder das von mir sehr empfohlene Kaliumsalz.

Ballaststoffe für die Entlastung

Ein gesunder Darm ist die Voraussetzung für einen funktionierenden Lymphfluss. Ballaststoffe fördern die Ausleitung über den Stuhl und binden Stoffwechselreste. Empfehlenswert sind Flohsamenschalen, Leinsamen, Vollkornpseudogetreide (zum Beispiel Hirse, Quinoa), Gemüse in jeder Form, auch gedünstet oder fermentiert.

Flüssigkeit – aber richtig

Zu wenig trinken kann den Lymphfluss bremsen, zu viel auf einmal kann aber auch überlasten. Ideal sind kleine Portionen über den Tag verteilt, stilles Wasser, Kräutertees, verdünnte Säfte. Unterstützend wirken Tee aus Brennnessel, Birkenblättern, Schachtelhalm oder Löwenzahn.

Was bei Lymphödem eher belastet

Industriezucker und Weißmehlprodukte, Transfette (zum Beispiel aus Margarine, frittierten Produkten), tierische Fette und Wurstwaren, Alkohol und Softdrinks, stark verarbeitete Fertigprodukte sind bei Lymphödem zu meiden.

Extratipp für Ihr Lymphsystem

Ein warmes Frühstück mit Porridge aus Hirse, Chia und Zimt, dazu gedämpftes Obst – das wärmt, nährt und bringt den Stoffwechsel in Gang.

Lymphtee: sanfte Entlastung für Gewebe und Gefäße

Diese Kräutermischung bringt das Lymphsystem ins Fließen, sie ist mild, wirksam und wohltuend.

Wenn das Lymphsystem überfordert ist, kann es helfen, den Körper sanft bei der Ausleitung von Wasser und Stoffwechselresten zu unterstützen. Dieser Tee wirkt entwässernd, entzündungshemmend und gefäßstärkend – ganz ohne aggressive Reize. Daher ist er ideal bei Lymphstau, Lip- und Lymphödem oder einfach als tägliche Pflege von innen.

Zutaten für circa 100 Gramm Teemischung – luftdicht aufbewahren

- 30 g Brennnesselblätter (entwässernd, mineralstoffreich)
- 20 g Birkenblätter (harntreibend, stoffwechselaktivierend)
- 15 g Schachtelhalmkraut (hoher Siliziumgehalt, gefäßstärkend)
- 15 g Zitronenverbene (mild beruhigend, krampflösend, angenehm im Geschmack)
- 10 g Löwenzahnwurzel oder -blätter (leberanregend und galletreibend)
- 10 g Pfefferminze oder Melisse (für Frische und Magenruhe)

Zubereitung

1. 1–2 TL der Mischung mit 250 ml heißem Wasser übergießen, abgedeckt 8–10 Minuten ziehen lassen. Nach Belieben mit etwas Zitronensaft abrunden (verstärkt die Wirkung).
2. 1–3 Tassen täglich – am besten morgens oder zwischen den Mahlzeiten.

Zwei Tassen dieses Lymphtees sanft über den Tag verteilt trinken – am besten lauwarm, zwischen den Mahlzeiten. Er unterstützt die natürliche Entwässerung ganz ohne Stress für den Körper.

ERNÄHRUNG BEI LIPÖDEM

Keine Diät, sondern Ernährung als Selbstfürsorge ist der Schlüssel beim Lipödem.

Ein Lipödem ist eine chronisch-entzündliche Fettverteilungsstörung, bei der sich krankhaft vermehrtes Fettgewebe besonders an den Beinen, Hüften oder Armen ansammelt. Typisch sind Druckschmerzen, Schweregefühl, schnell entstehende blaue Flecken und eine ungleiche Proportion zwischen Ober- und Unterkörper. Die Ernährung kann hier nicht heilen, aber enorm zur Schmerzlinderung, Entzündungshemmung und besseren Mikrozirkulation beitragen. Folgende Nahrungsmittel und Ernährungsroutinen tun dem Körper bei Lipödem gut.

Entzündungshemmende, ballaststoffreiche Ernährung

Lipödem ist mit »stillen Entzündungen« im Gewebe verbunden. Ziel ist es, die Ernährung möglichst entzündungsarm zu gestalten und die Gewebeabwehr zu stärken. Empfohlen werden grünes Blattgemüse, Brokkoli, Kürbis, Zwiebeln, frische Kräuter (zum Beispiel Petersilie, Kurkuma, Basilikum, Rosmarin), Omega-3-Quellen: Leinöl, Algenöl, Walnüsse, Beeren (Sauerkirsche, Johannisbeeren, Blaubeeren), Granatapfel, fermentierte Lebensmittel (Sauerkraut, Supermikroben).

Blutzuckerstabile Mahlzeiten

Ein konstanter Blutzuckerspiegel beugt Heißhunger vor und reduziert hormonelle Schwankungen, die bei Lipödem oft stark spürbar sind. Gut geeignet sind komplexe Kohlenhydrate wie Quinoa, Hirse, Buchweizen, Hülsenfrüchte (zum Beispiel rote Linsen, Kichererbsen), Gemüsegerichte mit gesunden Fetten und Proteinen. Es tut gut, regelmäßig zu essen und lange Pausen zu vermeiden.

Eiweiß in Balance – für das Bindegewebe

Protein ist wichtig für die Kollagenbildung und die Reparaturprozesse im Gewebe. Geeignete pflanzliche Eiweißquellen sind Tofu, Tempeh, Lupinen, Linsen, Hirse, Nüsse und Samen (besonders Hanf, Kürbiskern, Chia) sowie Pflanzenjoghurt mit Proteinbonus.

Fett bewusst wählen: Omega-3- statt Omega-6-Fettsäuren

Zu viele Omega-6-Fettsäuren fördern Entzündungsprozesse, zum Beispiel aus Sonnenblumenöl, Margarine, Fertigprodukten. Bevorzugt sollten Leinöl, Walnüsse, Algenöl, Avocado, Tahine und kaltgepresstes Olivenöl verwendet werden.

Hormonfreundlich und darmstärkend

Da das Lipödem hormonell getriggert ist (Östrogendominanz), ist eine Leber- und Darmpflege wichtig. Bitterstoffe und Ballaststoffe unterstützen die körpereigene Hormonregulation. Empfohlen werden Bittergemüse (Rucola, Chicorée, Endivie), Artischocke, Grapefruit, Apfelessig, Fermente, Flohsamen, Leinsamen und Supermikroben.

Belastend versus wohltuend

Das belastet den Körper bei Lipödem:

- Zucker und Weißmehl (fördert Entzündungen und Heißhunger)
- Tierisches Fett und Wurst (stark entzündungsfördernd)
- Alkohol (belastet Leber und Mikrozirkulation)
- Frittierte Speisen und Transfette
- Fertigprodukte mit verstecktem Zucker und Stabilisatoren

Das tut dem Körper bei Lipödem gut:

- **Aubergine:** basisch, bitterstoffreich, leicht entwässernd
- **Weiße Bohnen:** ballaststoffreiches pflanzliches Eiweiß
- **Tahine und Zitrone:** hormonfreundlich, entzündungshemmend
- **Kreuzkümmel und Majoran:** fördern Verdauung und Gewebedurchblutung

Granatapfel-Sauerkirsch-Smoothie mit Flohsamen

Dieser Smoothie ist fruchtig, hormonfreundlich und lymphentlastend und lässt sich morgens oder zwischendurch genießen.

Herzgesunde Wirkung

- **Granatapfel und Sauerkirsche:** Reich an Polyphenolen, entzündungshemmend
- **Flohsamen und Leinsamen:** Für die Darmregulation und Entgiftung
- **Zitronensaft:** Aktiviert die Leber
- **Rucola oder Spinat**: Sanfte Bitterstoffe für Hormonbalance
- **Dattel oder Mandelmus:** Sorgt für angenehme Textur ohne Zuckercrash

Zutaten (für 1 großes Glas)

- 100 ml Granatapfelsaft (100 % Direktsaft, ungesüßt)
- 100 g entsteinte Sauerkirschen (TK oder frisch)
- 1 TL geschrotete Leinsamen oder Flohsamenschalen
- 1 TL Zitronensaft
- 1 kleine Handvoll Spinat oder Rucola (optional für Bitterstoffe)
- 100 ml stilles Wasser oder ungesüßter Kräutertee (z. B. Brennnessel oder Verbene)
- 1 kleine Dattel oder 1 TL Mandelmus (optional für Cremigkeit)

Zubereitung

Alles in einem Mixer fein pürieren und 5 Minuten quellen lassen. Am besten lauwarm oder zimmerwarm trinken.

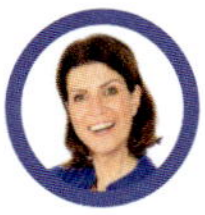

Beeren sind keine Deko, Beeren sind echte Wirkstoffe. Wildheidelbeere, Sauerkirsche, schwarze Johannisbeere bringen Polyphenole, Anthocyane und Flavonoide mit, also sekundäre Pflanzenstoffe, die unsere Gefäße elastisch halten, Entzündungen runterfahren und das Herz entlasten. Das ist Zellschutz zum Löffeln! Wer regelmäßig Beeren isst, füttert nicht nur den Gaumen, sondern auch die Gefäßinnenwände. Und genau dort beginnt echte Herzgesundheit.

REZEPTE ZUR ENTSCHLACKUNG UND ENTWÄSSERUNG

Das Geheimnis dieser Smoothies sind die Polyphenole aus Beeren, die den Körper bei der Entschlackung und Entwässerung unterstützen.

Beeren-Entgiftungs-Smoothie

Zutaten (für 2 Gläser)

- 1 Handvoll Blaubeeren
- 1 Handvoll Sauerkirschen
- 1 Handvoll Erdbeeren
- 200 ml Wasser oder Kokoswasser
- 1 TL Zitronensaft
- 1 TL Flohsamenschalen

Zubereitung

Alle Zutaten in einem Mixer zu einem Smoothie pürieren.

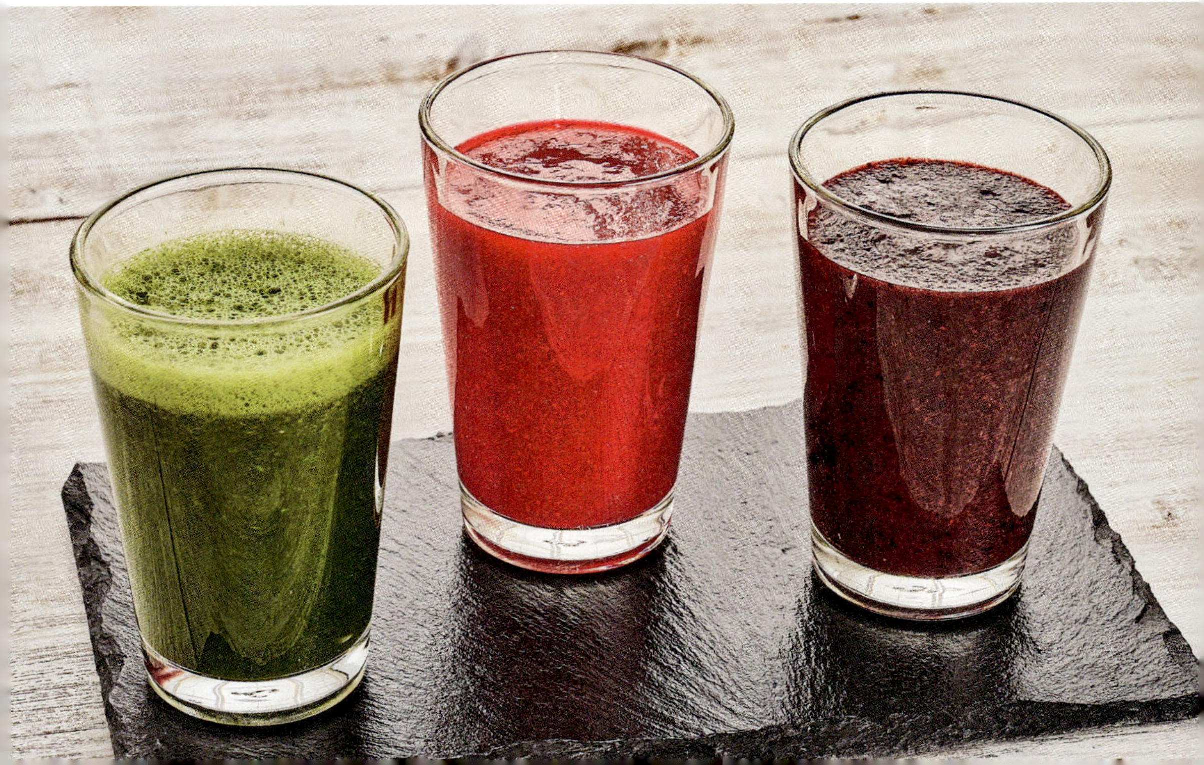

Grüner Entwässerungs-Smoothie

Zutaten (für 2 Gläser)

- 1 kleine Bio-Gurke mit Schale
- 1 Handvoll frischer Stangensellerie
- 1 Handvoll frischer Petersilie (glatt oder kraus)
- 1 Handvoll frischer Spinat oder Babygrünkohl
- ½ Bund frische Minze
- 1 Bio-Apfel mit Schale
- Saft von ½ Zitrone
- 1 kleines Stück frischer Ingwer (ca. 1 cm)
- 300 ml Wasser oder ungesüßter grüner Tee (z. B. Brennnesseltee für die Extraentwässerung)

Zubereitung

1. Alle Zutaten gründlich waschen, Apfel entkernen und in Stücke schneiden.
2. Gemeinsam mit Wasser oder Tee in den Mixer geben.
3. 1–2 Minuten cremig mixen.
4. Sofort frisch genießen.

Unterstützende Entwässerung

Die Gurke bringt viel Wasser und Kalium mit, was die natürliche Entwässerung unterstützt. Sellerie wirkt mild harntreibend und gleichzeitig blutdrucksenkend. Petersilie liefert reichlich Vitamin C und Flavonoide, die die Gefäße stärken. Minze und Ingwer regen die Durchblutung an und machen den Smoothie angenehm frisch. Der Apfel sorgt für eine leichte Süße und Ballaststoffe, die gleichzeitig den Blutzucker stabilisieren.

Dunkelblauer Wildheidelbeer-Smoothie für starke Gefäße

Zutaten (für 2 Gläser)

- 150 g Wildheidelbeeren (TK oder frisch, ungesüßt)
- 1 kleine Banane
- 1 Handvoll frischer Feldsalat oder Babyspinat
- 1 EL geschrotete Leinsamen oder Chiasamen
- ½ Avocado
- Saft von ½ Orange
- 200 ml Wasser oder ungesüßte Hafermilch

Zubereitung

1. Alle Zutaten in den Mixer geben.
2. 1–2 Minuten cremig pürieren.
3. Direkt genießen – für die volle Anthocyan-Power.

Für gesunde elastische Gefäße

Die tiefblauen Anthocyane der Wildheidelbeeren sind starke Antioxidanzien, die Gefäßwände schützen und die Elastizität erhalten. Feldsalat oder Spinat liefern zusätzlich Folsäure, die Homocystein senkt – ein wichtiger Faktor für die Herzgesundheit. Leinsamen bringen Omega-3-Fettsäuren, die entzündungshemmend wirken, und die Avocado macht den Smoothie schön cremig und stabilisiert den Blutzucker. Banane und Orange runden ihn leicht süß-säuerlich ab und liefern Kalium, das den Blutdruck reguliert.

LIFESTYLE-CHECKLISTE FÜR EIN STARKES HERZ UND EIN GESUNDES LEBEN

Täglich kleine Impulse für große Wirkung – zum Abhaken, Notieren, Wiederkommen.

Ernährung

- ☐ Heute habe ich mindestens 3 verschiedene Gemüsesorten gegessen.
- ☐ Ich habe ausreichend getrunken – Wasser oder ungesüßten Tee.
- ☐ Ich habe bewusst und ohne Ablenkung gegessen – mindestens eine Mahlzeit.
- ☐ Ich habe auf mein Sättigungsgefühl geachtet.

Bewegung

- ☐ Ich war mindestens 20 Minuten in Bewegung – am Stück oder verteilt.
- ☐ Ich habe mich regelmäßig aufgerichtet oder gedehnt.
- ☐ Ich habe etwas gemacht, das mir körperlich gutgetan hat.
- ☐ Ich habe eine »Mini-Übung« gemacht (zum Beispiel Zehenspitzenstand, Fußkreisen, Wandpresse).

Stress und Entspannung

- ☐ Ich hatte mindestens 1 bewusste Pause ohne Bildschirm.
- ☐ Ich habe tief geatmet, meditiert oder einfach still gesessen.
- ☐ Ich habe mich nicht schuldig gefühlt, weil ich mich um mich gekümmert habe.
- ☐ Ich habe etwas gemacht, das mir Freude oder Ruhe gebracht hat.

Schlaf und Rhythmus

- ☐ Ich war mindestens 7 Stunden im Bett – mit der Absicht zu schlafen.
- ☐ Ich habe nach dem Aufwachen nicht direkt zum Handy gegriffen.
- ☐ Ich habe mein Schlafzimmer angenehm gestaltet (ruhig, kühl, dunkel).
- ☐ Ich habe meine innere Uhr respektiert – so gut es ging.

Beziehungen und Emotionen

- ☐ Ich hatte Kontakt zu einem Menschen, der mir guttut.
- ☐ Ich habe über etwas gelacht, geschmunzelt oder gestaunt.
- ☐ Ich habe mir einen liebevollen Gedanken über mich selbst erlaubt.
- ☐ Ich war heute mit mir selbst in Kontakt – wenigstens kurz.

Haltung und Selbstfürsorge

- ☐ Ich habe auf meinen Körper gehört.
- ☐ Ich habe mir eine Kleinigkeit gegönnt, die mir Energie gibt.
- ☐ Ich war freundlich zu mir selbst.
- ☐ Ich habe etwas gefeiert – auch wenn's nur ein kleiner Fortschritt war.

SCHLUSSWORT

Herzlich willkommen am Ende dieses Buches. Schön, dass Sie hier angekommen sind. Wir hoffen, Ihr Herz schlägt jetzt schon ein wenig höher. So wie unseres, als wir dieses Buch geschrieben und ihm den Titel *Gefäßgeflüster* gegeben haben. Weil wir mit Ihnen nach innen horchen wollten. Hören Sie jetzt Ihr Herz, spüren Sie Ihr Blut pulsieren? Dann haben wir genau das erreicht, was wir wollten: dass Sie Ihren Körper neu entdecken.

Lassen Sie uns gemeinsam noch mal zusammenfassen, was wir Ihnen mit auf den Weg geben wollen: Wissen, das stärkt. Zusammenhänge, die verständlich werden. Rezepte, die schmecken und Ihren Gefäßen guttun. Und vor allem das gute Gefühl, dass Sie Ihrem Körper nicht hilflos ausgeliefert sind, sondern jeden Tag liebevoll und wirksam für ihn sorgen können.

Unser Herz ist ein Symbol der Liebe. Aber nicht nur der Liebe für andere Menschen, sondern auch der Liebe für uns selbst. Und damit für den Respekt, den wir diesem einzigartigen Organ und unserem Körper entgegenbringen. Unsere Gefäße sind dabei keine stillen Statisten, sondern Hauptdarsteller. Sie begleiten uns ein Leben lang, tragen uns durch jede Bewegung, jeden Atemzug, jeden Herzschlag. Wenn wir gelernt haben, ihnen zuzuhören, ihre Signale ernst zu nehmen und ihnen Aufmerksamkeit zu schenken, entsteht etwas Wertvolles: Vertrauen in den eigenen Körper und die Freude daran, Verantwortung für sich selbst zu übernehmen.

Dieses Buch soll genau das sein: eine Einladung zum SELBSTbewusstsein. Keine strenge Anleitung, kein erhobener Zeigefinger. Sondern ein liebevoller Impuls, genauer hinzuschauen, bewusster zu leben und die eigenen Gefäße als das zu begreifen, was sie sind: Grundlage für Energie, Lebensfreude und Freiheit – für ein langes, vitales und selbstbestimmtes Leben. Wir hoffen, dass Sie aus dem *Gefäßgeflüster* Freude, Inspiration, neues Wissen und viel Motivation mitnehmen.

ANHANG

HERZLICHEN DANK

Für all das, was dieses Buch erst möglich gemacht hat, möchten wir an dieser Stelle noch einen ganz persönlichen Dank aussprechen.

Ein erster Dank gilt uns gegenseitig, denn dieses Buch wäre ohne unsere Zusammenarbeit nicht möglich gewesen.

Liebe Andrea, mit dir an diesem Buch arbeiten zu dürfen, ist ein großes Geschenk. Deine Energie und dein herzliches Lachen stecken immer an, dein Blick auf das Leben ist offen, warm und neugierig. Dein großes Herz schlägt für Menschen und Tiere gleichermaßen, du bist wahnsinnig großzügig, teilst dein Wissen, deine Zeit, deine Gedanken und versuchst immer, dort zu helfen, wo du kannst. Und du bist absolut authentisch, vor und hinter der Kamera. Man trifft dich privat genauso, wie dich deine Follower kennen: herzlich, unverstellt und immer echt Andrea. Was ich an dir besonders liebe, ist deine Art, wie du dein Wissen lebendig machst. Du bringst Ernährung, Genuss und Lebensweise mit Leichtigkeit und Humor in den Alltag. So, dass man Lust bekommt, deine Tipps direkt umzusetzen, zu genießen und dem eigenen Körper damit etwas Gutes zu tun. Menschen fühlen sich bei dir verstanden, ernst genommen und gleichzeitig ermutigt. Genau darin liegt deine große Wirkung. Unser *Gefäßgeflüster* trägt deinen einzigartigen Stil, deinen Humor und deine Wärme in sich. Es lebt von deiner Energie, deinem Wissen und deiner Leidenschaft. Und dass du dabei auch noch Geduld mit mir hattest – selbst dann, wenn ich es dir nicht immer leicht gemacht habe –, macht diesen gemeinsamen Weg umso wertvoller. Liebe Andrea, für all das herzlichen Dank!

Liebe Kerstin, mit dir zu arbeiten bedeutet, Medizin in ihrer schönsten Form zu erleben. Du bist Gefäßchirurgin und Phlebologin mit jeder Faser, der OP ist dein Zuhause, das Denken in Zusammenhängen deine Sprache. Menschen aufzuklären, sie mitzunehmen, ihnen ihren Körper verständlich zu machen, ist für dich keine Pflicht, sondern echte Freude, Leidenschaft und spürbarer Spaß an der Sache. Und genau das macht es so besonders, dir bei deiner Arbeit zuzusehen: Du liebst, was du tust. Ich schätze unsere Zusammenarbeit zutiefst, weil ich dir fachlich wie menschlich vollkommen vertraue. Dein Engagement für eine Gesellschaft, die Prävention lebt, die gar nicht erst krank wird oder durch Wissen und alltagstaugliche Umsetzung Krankheiten lindert oder sogar überwindet, ist inspirierend und zutiefst wirksam. Darüber hinaus bist du für mich ein Mensch von großer Klarheit, Frische und innerer Ruhe, mit einer reinen, offenen Seele. Die Zeit mit dir ist kostbar, nährend und ehrlich. Dieses Buch zeigt deine medizinische Präzision, deine Haltung und deine Leidenschaft in jeder Zeile. Dafür danke ich dir von Herzen.

Wir danken außerdem dem großartigen Fotografen Martin Nink, dessen unermüdlicher Einsatz, sein Engagement und sein Auge für besondere Momente unser Buch mit eindrucksvollen Bildern bereichert hat. Lieber Martin, erst deine wunderbaren Fotos haben die Momente unsere Zusammenarbeit auf den Seiten eingefangen und transportieren damit unsere Botschaften. Danke, lieber Martin!

Die Illustrationen von Michael Pfitzner machen komplexe medizinische Inhalte lebendig und zugänglich. Danke, lieber Michael, für unsere super Zusammenarbeit und die sehr gelungenen Zeichnungen.

Unser Dank gilt auch unserem Agenten Jens Puppe von JP Publishing International, der unsere Buchidee erfolgreich vermittelt und unsere gemeinsamen Interessen engagiert vertreten hat.

Wir danken unserem Verlag, dem riva Verlag. Ganz besonders unserer Lektorin Raphaela Fingado, die mit großem Engagement unsere Ideen lebendig gemacht hat, und der Programmleiterin Katharina May für die organisatorische Gestaltung und den sicheren Blick fürs Ganze. Ihr beide habt dafür gesorgt, dass aus unserer Vision dieses Buch geworden ist, dafür sind wir euch von Herzen dankbar.

Und nicht zuletzt danken wir Ihnen. Dafür, dass Sie dieses Buch gelesen haben. Dass Sie sich Zeit nehmen für sich selbst, für Ihren Körper, für Ihr eigenes, inneres Gefäßgeflüster. Vielleicht haben Sie beim Lesen an der ein oder anderen Stelle genickt, gelächelt oder neu gedacht. Wenn dieses Buch Sie dazu ermutigt hat, auch nur einen kleinen Schritt bewusster zu gehen, dann hat es seinen Zweck erfüllt. Hören Sie weiter hin. Bleiben Sie neugierig. Und vor allem: bleiben Sie gut zu sich selbst. Und nehmen Sie Ihr Herz in die Hand.

Von ♥

Andrea Sokol und Kerstin Schick

SACHREGISTER

REZEPTÜBERSICHT

Bibliografische Information der Deutschen Nationalbibliothek
Die Deutsche Nationalbibliothek verzeichnet diese Publikation in der Deutschen Nationalbibliografie. Detaillierte bibliografische Daten sind im Internet über https://dnb.de abrufbar.

Für Fragen und Anregungen
info@m-vg.de

Wichtiger Hinweis
Dieses Buch ist für Lernzwecke gedacht. Es stellt keinen Ersatz für eine individuelle medizinische Beratung dar und sollte auch nicht als solcher benutzt werden. Wenn Sie medizinischen Rat einholen wollen, konsultieren Sie bitte einen qualifizierten Arzt. Der Verlag und die Autorinnen haften für keine nachteiligen Auswirkungen, die in einem direkten oder indirekten Zusammenhang mit den Informationen stehen, die in diesem Buch enthalten sind.

Ausschließlich zum Zweck der besseren Lesbarkeit wurde auf eine genderspezifische Schreibweise sowie eine Mehrfachbezeichnung verzichtet. Alle personenbezogenen Bezeichnungen sind somit geschlechtsneutral zu verstehen.

Originalausgabe
1. Auflage 2026

Türkenstraße 89
80799 München
Tel.: 089 651285-0

Redaktion: Susanne Meinrenken
Umschlaggestaltung: Karina Braun
Umschlagabbildung: Martin Nink; shutterstock/yabluko_draws
Abbildungen im Innenteil: alle Bilder von Martin Nink; alle Illustrationen von Michael Pfitzner
Creative Direction, Konzept und Styling: Andrea Sokol
Layout: Manuela Amode
Satz: Andreas Linnemann
Druck: Florjancic Tisk d.o.o., Slowenien
Printed in the EU

ISBN Print 978-3-7423-2885-4
ISBN E-Book (EPUB, Mobi) 978-3-7453-2563-8

Weitere Informationen zum Verlag finden Sie unter
www.rivaverlag.de
Beachten Sie auch unsere weiteren Verlage unter www.m-vg.de